# 精神心理疾病
## 临床诊疗与康复

沈益民等 ◎主编

吉林科学技术出版社

**图书在版编目（CIP）数据**

精神心理疾病临床诊疗与康复 / 沈益民等主编 . —

长春：吉林科学技术出版社，2023.11

ISBN 978-7-5744-0466-3

Ⅰ.①精… Ⅱ.①沈… Ⅲ.①心理疾病—诊疗 Ⅳ.①R395.2

中国国家版本馆CIP数据核字（2023）第105644号

# 精神心理疾病临床诊疗与康复

| | | |
|---|---|---|
| 主　　编 | 沈益民等 | |
| 出 版 人 | 宛　霞 | |
| 责任编辑 | 许晶刚 | |
| 封面设计 | 吴　迪 | |
| 制　　版 | 吴　迪 | |
| 幅面尺寸 | 185mm×260mm | |
| 开　　本 | 16 | |
| 字　　数 | 360 千字 | |
| 印　　张 | 14.25 | |
| 印　　数 | 1-1500 册 | |
| 版　　次 | 2023年11月第1版 | |
| 印　　次 | 2024年2月第1次印刷 | |

出　　版　吉林科学技术出版社

发　　行　吉林科学技术出版社

地　　址　长春市福祉大路5788号

邮　　编　130118

发行部电话/传真　0431-81629529 81629530 81629531
　　　　　　　　　　81629532 81629533 81629534

储运部电话　0431-86059116

编辑部电话　0431-81629518

印　　刷　三河市嵩川印刷有限公司

书　　号　ISBN 978-7-5744-0466-3

定　　价　104.00元

# 《精神心理疾病临床诊疗与康复》编委会

## 主　编

沈益民　江阴市人民医院
孟剑波　大同煤矿集团公司总医院
王海渊　太原市精神病医院
杨　琴　广州市民政局精神病院
蔡丽莉　广州市民政局精神病院
田　甜　天津市安定医院

## 副主编

秦　雯　云南省传染病医院
王佳薇　宁夏回族自治区宁安医院
张晓明　池州市第三人民医院
王惠玲　大理州第二人民医院
杨德才　池州市第三人民医院
钱　俊　昆明理工大学附属安宁市第一人民医院
郭宇鑫　宁夏回族自治区宁安医院
于海涛　北京市西城区平安医院
于名超　淮安市第三人民医院

## 编　委

侯永梅　广东医科大学

# 前 言

随着生活节奏的加快和社会竞争的加剧,患心理障碍和精神疾病的人越来越多。精神疾病的患病人数甚至将超过以前一直占主导地位的生理疾病,严重干扰着人们的正常工作、生活和学习,影响家庭的和睦和稳定。这不能不引起人们的高度重视。据资料统计,我国精神疾病发病数量已超过了心血管疾病,跃居疾病发生率的首位。目前,心理卫生越来越受到人们的重视,心理卫生知识将得到普及,心理卫生的概念会进一步深入人心,人们对心理卫生服务的利用会逐渐增加。同时,心理卫生也面临巨大挑战:既有固有的偏见与歧视,又有社会需求和卫生改革提出的新问题。为满足人民群众对心理卫生知识的需求,以及广大精神疾病领域临床工作者的工作需求,我们特组织编写了《精神心理疾病临床诊疗与康复》一书。

本书是一部专门介绍精神心理疾病临床诊疗与康复的专著,涉及精神疾病的症状学、诊断学及治疗学,旨在指导精神科医师做出正确临床诊断,减少诊疗失误,全面提高诊疗技术和防治水平。本书首先介绍了心理咨询和心理治疗的相关内容,然后针对常见精神疾病进行了介绍,包括精神分裂症、双相障碍、神经症性障碍、心理因素相关生理障碍、人格障碍、创伤后应激障碍,以及儿童常见精神疾病。最后介绍了精神卫生、突发公共卫生事件的心理干预等内容。本书适合临床精神心理科医务人员、精神疾病患者与家属及心理压力过大的人群阅读。

由于编写时间仓促,加之编者水平和经验有限,书中难免有不尽完善之处,祈盼广大读者批评指正。

编 者

# 目　录

# 第一章　心理咨询

## 第一节　心理咨询概述

### 一、心理咨询的概念

心理咨询是指对来访者发展方面的问题或适应方面的困难给予指导和帮助的过程。通过心理咨询与指导，心理学或健康教育工作者（以下均称咨询者）可以为来访者（或称求询者）解决心理上的疑难问题，或心身疾病的心理致病因素，摆脱心理上的苦恼和困扰，改善其情绪状态和人际关系，提高其主动适应或应对社会环境变化的能力，促进身心健康发展。

咨询的对象主要是不同年龄阶段、不同阶层的正常人。他们存在着一些影响心身健康的心理问题，这些问题又难以自己解决，希望通过心理咨询得到缓解。因此，咨询的主要任务是挖掘来访者的潜能，促进成长，为发展清除障碍，重点在于预防。其所涉及的问题极为广泛，小到一个人某方面知识缺乏，大到树立正确人生观、世界观的指导。

提到了心理咨询，就不得不讲一讲心理治疗。心理治疗是在建立良好关系的基础上，由经过专业训练的治疗师，运用有关的心理治疗理论与技术，对来访者进行帮助的过程。其目的是激发来访者的动机与潜能，以消除和缓解心理问题和障碍，促进人格成长。由此可见，心理咨询与心理治疗不能截然分开，有经验的咨询师或多或少都在心理咨询过程中应用心理治疗的方法，有助于咨询效果的巩固。

### 二、心理咨询在健康教育中的应用

1.心理卫生知识的传播与指导　许多来访者遭遇的问题实际是无知造成的，如一位艾滋病恐惧症患者，其发病是因为穿了一件从韩国流入国内的旧连衣裙，听人讲外国人有艾滋病之后，开始出现一系列的表现，直至整天换洗所有的衣物，但还是不放心而影响正常的生活和工作。

2.心理咨询本身就是一种健康教育的形式　通过知和信，达到实现行的目的，即实现认知、情感、行为的干预，从而促进健康或疾病的康复，延年益寿。

3.心理咨询能促进人们自我保健意识的提高　通过心理指导使人们逐渐掌握心理的自我调节、生活方式的自我控制和人际关系的自我调整方法与技能，以便更好地适应和应对变化的社会环境。

4.心理咨询与指导贯穿于身心疾病的防治与康复过程的始终，发挥着不可低估的干预和治疗作用，否则，任何防治措施的效果都将大打折扣。

5.心理咨询是心理健康教育的主要方法之一　心理健康教育如果没有了心理咨询这种基本方法的话，将是难以想象的一个过程。

### 三、心理咨询的种类和形式

咨询种类繁多,按咨询内容可分为健康咨询、法律咨询、管理咨询、政策咨询、信息咨询和职业咨询等。其中健康咨询包括心理和性健康咨询。

1.个别咨询　这是一种最常用的心理咨询形式。即咨询者与求询者之间进行的一对一的咨询活动。这种咨询活动既可以采用面谈的方式,也可以通过电话、信函等其他途径进行。个别咨询具有保密、易于交流、触及问题深刻、便于个案积累和因人制宜等优点,但是这种咨询形式费时、效率低、社会影响面小。

2.团体咨询　是与个别咨询相对而言,是将具有同类问题的求询者分成若干小组或较大的团体而进行共同商讨、指导或矫治等的一种咨询形式,即所谓的团体咨询。其在节省咨询的人力和时间、扩大社会影响,尤其对那些有害羞、孤独等社会适应不良的人,更具有特殊功效。因为,团体制造的宽容情境可以提供尝试与他人交流,分享他人经验,得到启示,获得支持、接纳、援助,增进相互之间的关系,有利于求询者的自我了解,自我鼓励及自我发展,提高社会适应性,促进人格成长。因此,其既是一种有效的教育活动,又是一种有效的心理治疗过程。当然,团体咨询对主持者的素质要求较高,不但要求咨询者有积极的人格魅力,而且要求具有全面的知识结构和丰富的社会阅历,同时要求敏锐的观察力和驾驭团体中每个成员情绪发展的能力。

3.通信咨询　通信咨询一般是由求询者来信提出问题,然后由咨询人员就所提出的问题进行解答。其优点是能打破空间距离的束缚,不受居住地域的限制,也能避免因不善言语或过于拘谨造成的信息不全或尴尬局面,从而做到畅所欲言。缺点是难以全面了解情况,特别是当求询者字迹难辨、叙述含糊时,更不容易获得必要的信息。同时书信往来周期也过长,难以及时反馈,因而心理咨询易浮于表面。

目前由于网络业的快速发展,心理咨询也开始积极地利用网络的优势,其以同步性、互动性、开放性、广泛性、虚拟性、快捷性等特征,使网络心理咨询迅速发展,成为心理咨询业的一匹黑马。

4.电话咨询　电话咨询是利用电话与求询者通话交流对其存在的心理问题进行解答、解释、劝慰、鼓励、忠告、支持并提供解决问题的指导建议,或对求询者的急性心理危机进行紧急干预,以预防其轻生。其优点是方便迅速,能及时解决问题,且不抛头露面,甚至不必说出姓名,因而心理压力较轻,更重要的是能够防止急性心理危机可能导致的自杀等恶性事件。因为当急性心理危机的求询者拿起电话时,本身就起了缓冲作用,使其迈出了脱离危机的第一步。待稳定求询者的情绪后,咨询者既可以指导教师、家长等知情人及时做好求询者的监护和处理工作,也可以直赴现场直接解决求询者的心理危机。国内这类热线较多,如"爱心热线""心理咨询热线""健康热线""干预热线"等均具有类似的作用。

5.现场咨询　指心理咨询人员深入到基层或求询者的家庭,为他们提供特定的心理需求的咨询形式。如到学校、机关、工厂、村镇或综合医院的儿科、外科病房等进行有针对性的咨询,具有预防和治疗的双重效果。由于能及时解决问题、深入发现问题,受益面广,对于满足基层的现实需求有着重要作用,所以是健康教育很有潜力的方式,应大力倡导。

6.门诊咨询　　上述的所有咨询形式都可以在门诊进行,但以个别咨询为主。门诊咨询集中了直接咨询的优点,有利于消除求询者的心理顾虑与阻抗,使咨询不断地深入进行下去。同时还能根据求询者的态度与反应随时调整咨询策略和实施方案。通常,门诊心理咨询解决的是一些影响求询者身心健康而又难以自己解决的一般性心理困扰,但通常比较偏重于心理异常的矫治,这要求咨询者具有丰富的社会经验和较高的心理咨询、心理矫治的专门技巧。因为来心理咨询门诊的来访者多对求询、求治的期望较高,求治心切,所以门诊心理咨询工作者必须经过专门的培训,持证上岗。此外,结合门诊的专栏咨询将会提高人们对心理问题意识。

7.专栏咨询　　就是利用报纸、杂志、广播电视、网络等大众传媒专门栏目,对读者、听众或观众提出的具有普遍性的心理问题进行有针对性的解答,由于通信业的发展,往往与热线电话结合,效果更好。此种形式的优点是面广量大,虽兼有预防和治疗的作用,但效果不易把握。

目前的心理咨询多以一种形式为主,其他咨询形式为辅,如专栏咨询,辅以热线及网上咨询;门诊咨询,辅以通信、电话和专栏咨询等,从而弥补了每种咨询之不足,大大提高了其社会效益。

## 四、心理咨询的原则

心理咨询者在从业过程中必须遵守某些原则。本节将详细介绍咨询者从业过程中必须遵守的几种主要原则。

心理咨询不同于其他行业的咨询工作,对咨询人员有严格的职业要求,即在从业过程中必须遵守某些行为准则。这些准则都是心理咨询工作者在长期的咨询实践中逐步积累而成的经验。下面介绍几种主要原则。

1.如实接受原则　　就是实事求是、不带任何偏见和感情色彩、全面、客观地接受求询者所提供的各种信息,无论好的,还是不好的。由于存在知觉的选择性、态度的过滤性,很容易使咨询者在信息获得方面受主观判断的影响而夸大或取舍,尤其对那些心理咨询经验不足的工作者更应注意。

2.整体性原则　　心理咨询的过程就是对求询者身心全面的分析过程。所以不但要重视心理活动诸要素的内在联系,还要考虑心理、生理及社会因素的相互制约和影响。这是心身统一原则的具体体现。绝不能“头痛医头,脚痛医脚”“只见树木,不见森林”。

3.坚持性原则　　咨询师必须在初次的咨询中,把解决心理问题的艰巨性、复杂性,特别是心理障碍矫治的困难性,都要渗透给来访者,使其有充分的心理准备,同时,也不能不给其任何希望,这就要根据来访者的心理特点巧妙实施,才有利于今后的咨询过程或效果的巩固。

4.保密性原则　　这一原则是指咨询者有责任对求询者的谈话内容予以保密,既是基于获得求询者的信任,又是尊重求询者的权利和隐私,是咨询人员最基本的职业道德。

但保密不是绝对的,尤其是可能有意外行为发生时,应及时稳妥地交代给有关人员,这其实是一种保护措施,有利于当事人及他人安全。

5.民主性原则　有助于个体或群体保持轻松愉快的沟通氛围,拉近相互之间的心理距离。为此,咨询者应以一名普通人员的身份,平等与对方沟通,尊重并鼓励对方发表自己的意见,倾听对方的感受。

6.自助性原则　心理咨询最终的目的就是要使来访者实现自我教育、自我治疗,也就是说,外因必须通过内因而起作用。通过咨询者帮助,挖掘来访者自我解决心理问题的潜力,达到学会用自己的方法调适和解决问题的目标。

7.艺术性原则　咨询者应通晓咨询的理论和技巧,善于运用言语和非言语表达、情感交流和教育手段促进求询者的心理和行为改变,将是医学的人性化在健康教育中的具体体现。

8.预防性原则　咨询是预防问题发生的最佳策略,即咨询的多数工作在于防患于未然。就是除对求询者的心理偏常或心理障碍进行诊治外,更重视咨询过程中心理卫生知识的宣传和教育,预防或避免类似的或其他心理问题发生。

9.促进发展原则　心理咨询本身处于不断发展更新的阶段,求询者也是不断变化的,这就要求咨询者必须以发展的观点来看待求询者的问题。不仅在分析和把握本质中善于用发展的眼光做动态考察,而且在问题的解决和咨询结果的预测上也应具有发展的观点。其目的不仅在于了解个体已有的发展历程及其结果,更在于洞察和预见个体今后发展的潜能及其方向。一方面,对求询者的内在潜能和发展条件要有准确的估计;另一方面,要对他们今后生活的发展目标和发展道路有恰如其分的提示和把握,这样咨询才具有促进个体或群体发展的目的。因此,心理咨询对一个人将发挥全面提升的作用。

10.付费原则　付费是心理咨询过程的重要组成部分。心理咨询师与来访者之间是一种职业性关系,而非同情、怜悯与施舍。付费使两者之间处于平等地位,便于各种治疗措施的实施。付费也能充分调动咨询师与来访者的责任感和积极性,促进心理咨询事业的发展。

## 第二节　心理咨询的基本技术

心理咨询与治疗是为了达到预定目标的一种交流方式,这种交流是通过言语和非言语的形式来进行的。为能够更有效地促进求助者的变化,咨询师应该学会运用心理咨询的基本技术。本节介绍参与性咨询技术、影响性咨询技术和非言语咨询技术。

### 一、参与性咨询技术

参与性技术是指咨询师在心理咨询的过程中为了实现咨询目标,促进求助者成长与发展而使用的用来澄清问题,引导、启发求助者进行自我探索和实践的技巧。参与性技术有很多,其中常用的有倾听、提问、鼓励、重复、情感反应、内容反应等技术。

### (一)倾听

倾听是心理咨询的第一步,是咨询师的基本功,也是建立良好咨询关系的基本要求。倾听既是咨询师职业理念的体现,也是咨询师咨询技能的展现。倾听不只是单纯地听,还包含着更多的反应,咨询师还要借助言语的引导,不但要真正"听"出,还要真正"感悟"到求助者所讲述的事实、体验的情感和持有的观念等。

1.如何倾听　正确的倾听要求咨询师以机警和共情的态度深入到求助者的感受中去,细心地注意求助者的言行,注意对方如何表达问题,如何谈论自己及与他人的关系,以及如何对所遇到的问题做出反应,还要注意求助者在叙述时的犹豫停顿、语调变化及伴随言语所呈现出的各种表情、姿势和动作等,从而对言语做出更完整的判断。

(1)倾听应有一个框架。倾听至少包括三个方面:一是求助者的经历,即到底发生了什么事,如求助者谈到自己无缘无故被老板批评了一顿,这就是他的经历;二是求助者的情绪,如求助者谈到受批评后心里感到委屈,还有些愤怒;三是求助者的行为,如他谈到当时想不通,忍不住与老板顶了几句等。除了这三个基本方面,还有求助者的认知和人格特点等,咨询师可以根据求助者的特点,归类掌握这些信息。

(2)倾听要认真和深入,关注求助者所有的心理和行为信息。也就是说,倾听不仅要理解求助者的言语信息,包括表层含义和深层含义,或者说字面之意与言外之意,还要关注、留意他的非言语信息,要深入求助者的内心世界,细心注意他的所思所想和所作所为,注意他如何表达自己的问题,如何谈论自己与他人的关系,如何对所遇到的问题做出反应。只有将倾听与关注这两个方面结合起来,才有完整、准确的理解。通过倾听,咨询师可以把握求助者的问题、原因、程度、个性等,把握事情的前因后果、内在逻辑关系等。

(3)倾听应该积极与接纳,摒弃偏见。倾听不应带偏见和限制,不能作价值评判。对求助者要无条件尊重和接纳,在他诉说时,为获取完整的信息,对其谈话的内容不要表现出惊讶、厌恶、奇怪、激动或气愤等神态和情绪反应;不要随便打断他的话,不要过早地做出反应。带着偏见的倾听通常会使倾听的内容因过滤和选择而不全面和不准确,容易导致信息交流的歪曲或双方会谈的中断。对求助者的谈话要无条件地尊重和接纳,只有接纳了,才能用心倾听,才能真正做到倾听。

(4)倾听者应该参与其中,敏于反应,给予鼓励性回应。倾听最基本的作用在于鼓励求助者把他的观念和感受表达出来,因此,倾听应是积极地对求助者传达的全部信息做出反应的过程。尤其要注意观察求助者在叙述时的犹豫、停顿、语调变化及伴随着语言出现的各种表情、姿势、动作等,从而做出更完整的判断。

2.倾听的注意事项　咨询师出现以下错误行为时,往往被视为不重视倾听、不愿意倾听。

(1)打断求助者,作道德或正确性判断:咨询师如果不能把握倾听的正确含义,可能不接纳求助者,表现为打断求助者,同时作道德或正确性判断。

尽管强调咨询师的价值观是中立的,但是并非说不能作评判,咨询师应理解的是:第一,不作或尽量少作这样的评判。第二,不要轻易做出评价,咨询师是否对求助者进行评价,应该遵循是否有利于咨询的原则。第三,不要在求助者还在叙述问题时就评判,应该等到求助者完整地表达完某一方面的问题时再进行评价。第四,不要仅仅只作判断而没有具体、有说服力的解释。

(2)干扰和转移求助者的话题:咨询师在倾听时,抓不住关键问题,容易发生不愿意倾听某些方面的内容,而常常打断求助者的叙述而转移话题,求助者可能无所适从,不知道该怎样表达。这需要咨询师加强理论学习,厘清逻辑关系,同时应有耐心,认真地倾听,仔细地思考和判断。

(3)不适当地运用咨询技巧:常见的失误是询问过多。有些咨询师没有很好地理解倾听,在咨询中不断提出问题,求助者只是被动提供资料,且处于一种被询问而无奈的状态之中,则不利于充分表达自己。让求助者充分表达自己是非常重要的,一是起到宣泄作用,二是提供资料。许多情况下,求助者往往不知道自己的问题在哪里,根源是什么,咨询师只有倾听得当,才会渐渐理出头绪,找到问题及根源所在。所以在通常情况下,咨询师应尽量多听少问,待非问不可时再问。

另外,常见的失误是概述过多。有些咨询师在咨询中非常主动、过多地进行概括。这样做的结果一是占用时间太多,二是让求助者觉得咨询师的领悟力不足,一定要通过概述和得到求助者多次反馈才能搞清楚问题。咨询中应尽量促使求助者表达,启发引导求助者自己进行概括,尤其对于那些文化程度较高、表达能力强的求助者,更应避免概述过多。对于倾听,咨询师应该把握的原则是:可问可不问时,少问或不问;可说可不说时,少说或不说;求助者讲的都要倾听。

(4)不适当的情感反应:咨询中需要对求助者共情,适当表达情感反应。但如果次数过多或程度过重,反而对求助者产生某种不良的心理暗示,强化了其不良情绪。如“你感到很伤心”“你觉得很委屈”“你心里觉得受了很大的污辱”等,有时反而煽起或扩大了求助者的情绪,使求助者觉得似乎真是这样。尤其当求助者比较信任或崇拜咨询师时,咨询师的话就更有分量,其暗示作用就更强。而对于那些自知力、判断力较强的求助者,则会觉得咨询师太啰唆,反应不准确,心里可能会感到不舒服。因此,情感反应适时适度很重要,表达情感需要因人而异,对于有的求助者,询问、概述、情感反应20次都不算过度,而对有的求助者,或许10次就过多了。重要的是,咨询师要多体会、多思考、多实践,逐渐摸索出适合不同求助者的不同方法。

(5)轻视求助者的问题:有些咨询师对求助者缺乏共情能力,认为求助者的问题是小题大做、无事生非、自寻烦恼,因而流露出轻视、不耐烦的态度。如某位求助者诉说自己在单位不受重视,有时别人请吃饭不叫自己,有些好事没有自己的份。咨询师可能认为求助者幼稚,居然为请客吃饭的问题苦恼,因而不愿意倾听下去。虽然求助者的有些问题在他人看来没有什么,但对于求助者而言却是极其困扰的难题,因为求助者的思维方式、认知模式影响了他对事物做出客观、理智的评价,这也就是其心理问题的特点。对于咨询师来说,重要的是如何让求助者真实地感知到问题的性质,转变其观念。轻视求助者的问题,从某种意义上说明咨询师还不了解心理问题的实质,也说明咨询师还缺乏共情能力的特质。

(6)急于下结论:不进行倾听的咨询师往往在真正了解求助者所述事情真相之前,便急于下结论,匆忙开始咨询,提供咨询意见。这有许多弊端:求助者感到咨询师没有耐心听自己述说,会因为讲话被打断而扫兴,容易影响良好咨询关系的建立;咨询师对求助者问题的把握会因此不够全面、准确,若求助者意识到了这一点,就会对咨询师所做的判断和提供的意见表示怀疑;由于倾听不够,咨询师对求助者的个性、思维方式、情感特点等就可能缺乏了解,把握不准,从而影响工作的针对性和有效性等。

### (二)提问

咨询师为了了解和把握求助者的问题、原因、程度等,需要对求助者进行提问,常用的提问方式有开放式提问和封闭式提问两种。

1.开放式提问　是咨询师提出的问题没有预设的答案,求助者也不能简单地用一两个字或一两句话来回答,它能引出一段解释、说明或补充资料,从而尽可能多地收集求助者的相关资料信息。开放式提问一般在收集资料时使用。开放式问题常以什么、怎样、为什么、能不能、愿不愿告诉我等形式发问。开放式提问是多数咨询师认为较适用的一种提问方式。

一般来说,咨询开始或转换话题时大都采用开放性提问,这类问题被一些咨询师认为是最有用的咨询技术之一,它能促使求助者主动、自由地敞开心扉,自然而然地讲出更多的有关情况、想法、情绪等,而无须搜肠刮肚地回忆和思考。咨询师以不同词语开始的提问,得到的求助者回答也不同,包括以下几种具体的形式,不同的询问用词可导致不同的结果。

开放性提问要建立在良好的咨询关系的基础上,否则求助者可能产生被讯问、被窥探、被剖析的感觉,从而产生怀疑和抵触情绪。

2.封闭式提问　是指提出答案有唯一性、范围较小、有限制的问题,提问时给求助者一个框架,让求助者在可选的几个答案中进行选择。在咨询活动中,当会谈内容较为深入,需要进一步澄清事实、缩小讨论范围或集中探讨某些特定问题的时候,可以适当采用封闭性提问。当求助者的叙述偏离正题时,还可以用封闭式提问适当地中止其叙述,并避免会谈过分个人化。封闭式提问所提出的问题经常使用"是不是""对不对""要不要""有没有"等词,而回答也是"是""否"式的简单答案。如"你读了多少年的书?""你出生在哪里?"等,答案只能是一个具体的数字或信息。

在晤谈中,封闭式提问虽属必要,但由于它限制了求助者进行内心探索和自由表达,使谈话趋于非个人化,因而不宜多用。而且,一连串的封闭性提问后,求助者常常变得被动、迷惑和沉默。过多的封闭性提问会使求助者产生被讯问的感觉,压制求助者自我表达的愿望和积极性,甚至对咨询关系产生破坏性影响。因为求助者前来咨询的目的之一是向咨询师表达自己的感受,若总是处于被动回答的地位,就会降低它的求助动机。同时,还要考虑一次不要提出多个问题,否则会使求助者产生混乱,结果可能只回答了最不重要的那个问题。

### (三)鼓励技术

鼓励是指咨询师通过言语或非言语等方式对求助者进行鼓励,促使其进行自我探索和改变的技术。鼓励具体可以表现为咨询师直接、简明地重复求助者的话,尤其是重述求助者回答中最后一句话,或以某些词语,如"嗯""好""接着说""还有呢""以后呢""我明白"之类过渡性短语来强化求助者叙述的内容,它首要表达出对求助者的接受,对所谈的内容感兴趣,并鼓励其进一步表达和探索。鼓励除了能促进会谈继续外,还对话题具有某种程度的选择作用。当求助者叙述出一系列问题时,咨询师可以通过对求助者所讲内容中的某一点或某一方向深入展开作选择性的引导。选择的依据不同,其中较常用的是求助者的情绪反应。情绪反应最强烈的问题常优先考虑。因此,选择情绪反应最强烈的主题或最后一个主题作为鼓励,较为可靠。

### (四)重复技术

重复技术就是咨询师直接重复求助者刚刚所陈述的某句话,引起求助者对自己某句话的重视或注意,以明确要表达的内容。咨询中有些求助者的表达常常是令人不解的,或与事实不符,或与常理不符,对此,咨询师可以应用重复技术澄清。

### (五)内容反应技术

内容反应是咨询师把求助者的言语与非言语的思想内容加以概括、综合与整理后,再用自己的言语反馈给求助者,使求助者有机会再次来剖析自己的困扰,重新组合那些零散的事件和关系,深化谈话的内容。咨询师选择求助者陈述的实质性内容,经过概括整理后,用自己的语言将其表达出来,最好是引用求助者最有代表性、最敏感、最重要的词语。

运用内容反应技术,可以让求助者有机会再回顾自己的叙述;对求助者所叙述的进行归类、整理,找出重要内容;加强咨访双方的理解,促进沟通,向求助者传达一种信息"我在认真地倾听你的叙述,并理解了你的意思";把话题引向重要的方向,使得求助者有机会再次剖析自己的困扰,重新组合那些零散的事件和关系,深化会谈的内容。

总之,内容反应技术可以使用在心理咨询的任何阶段;咨询师所做的内容反应,不能超过或减少求助者叙述的内容;语言简洁明了,尽量用自己的语言,不重复求助者的话。

### (六)情感反应技术

情感反应是咨询师把求助者言语与非言语行为中包含的情绪和情感加以概括、综合与整理后,再用自己的言语反馈给求助者,以达到加强对求助者情绪和情感的理解,促进沟通的目的。情感反应的功能体现在:协助求助者觉察和接纳自己的感觉;使咨询师进一步正确地了解求助者,或使求助者更了解自己;有助于建立良好的咨询关系。

情感反应的内涵在于咨询师辨认求助者言语与非言语行为中明显或隐含的情感,并且回应给求助者,协助求助者觉察、接纳自己的感觉。情感反应最大的作用就是捕捉求助者瞬间的感受,最有效的方式是针对求助者现在的而不是过去的情感,如在上面的例子中咨询师说"就在此时,跟我谈话时,你仍然泪流不止",这样的反应就能共鸣到求助者的情感。

虽然情感反应技术表面看与内容反应技术很相近,都是咨询师将求助者陈述的内容进行综合后再做出反馈,但有所区别。内容反应着重于求助者言谈内容的反馈,而情感反应则着重于求助者的情绪反应。情绪往往是求助者内心的外露,经由对求助者情绪的了解可进而了解或体验求助者的思想、态度等。一般地说,内容反应与情感反应是同时的,上面的举例就是同时应用了这两种技术。

求助者的情绪性词语,是观察其对周围环境认知的很好线索。如某求助者谈及自己的某同事时,可能用"他可真有趣"或"他真讨厌",这些词语往往表达了求助者的心境。咨询师可由此了解到求助者的思想和情感,同时通过情感反应,使求助者更为清晰、深刻地认识自己。

### (七)具体化技术

具体化是咨询师帮助求助者清楚、准确地表述自己所持的观点、所用的概念、所体验到的情感及所经历的事件,澄清那些重要和具体的事实。具体化技术主要应用在求助者问题模糊、过分概括和概念不清三个方面。

1.问题模糊　有些求助者因为文化程度、逻辑能力、分析能力等原因,可能对自身存在的问题缺乏深入、准确的认识,甚至搞不清自身问题所在。也有些求助者不愿意谈具体问题,只愿意概括。有时,求助者表达不清楚自己想要表达的思想、情感和事情经过,或者自己也搞不清事情是怎样的、自己究竟是怎么思考的,其体验到的感觉就是不确定的、模糊的。因此,求助者常常用一些含糊的、笼统的概念来陈述自己的问题,如"我快烦死了""我很伤心""我感到绝望"等,并由此形成自我暗示,自己被自己所界定的这种情绪笼罩,陷入困扰之中。此时,咨询师应该使用具体化技术使之明确上述问题,如"能具体说说你烦什么吗?""什么让你感到伤心吗?""什么让你感到绝望吗?"

2.过分概括　引起求助者心理困扰的一个普遍原因是过分概括化,即以偏概全的思维方式。如把对个别事件的意见上升为一般性结论,把对事的看法发展到对人的看法,把"有时"演变为"经常",把"过去"扩大到"现在"和"未来",这就需要予以澄清。

求助者概括化的认知特点决定了其看问题时往往不是抓住事物的本质、整体、主流,而是现象、局部、支流,求助者常常概括地陈述问题,如"他伤透我的心了""她这个人太糟糕了"等,这些概括化的结论性语言可以具体化表述为:"他出差一个多星期都没有主动给我打过电话,我很伤心。""她不努力工作,但是却总是争功劳。"当求助者把个别概括为全部、把偶然当作必然、把"一次"看成"永远"等,就会使矛盾扩大化、问题复杂化、面临扩大化、复杂化的问题,必然引起情绪困扰。咨询师明白这一点后,需要及时在求助者表达后使用具体化技术,了解事情真相,有针对性地进行咨询。具体化技术重在调整求助者概括化的认知方式,使其具体而不是概括地看问题。

3.概念不清　求助者因文化程度等原因,可能在某一个概念的内涵和外延上与咨询师的理解不同,因此所使用的某一概念、所陈述的问题等有时与咨询师的理解相距甚远。如求助者对咨询师说"我得了抑郁症",很可能是求助者根据通过各种途径看到的一些资料来判断的。此时,咨询师需要使用具体化技术澄清,而不能主观地认为求助者就是抑郁症。咨询师可以通过具体化技术来询问:"你说自己有抑郁症,请告诉我有哪些具体的表现使你觉得自己是抑郁症呢?"以此来澄清和判断求助者究竟是否为抑郁症。咨询师要促进求助者准确地讲述其所面临的情境及对情境的反应,可以借用开放式提问进行。如"你的意思是……""你说你觉得……你能说得更具体点吗?""你是怎么知道的?""你所说的……是指什么?""你能给我举个例子吗?"等。

## 二、影响性咨询技术

影响性技术是咨询师在心理咨询过程中为了实现咨询目标,促进求助者成长与发展而使用的对求助者实施干预,帮助求助者解决心理问题,促进咨询目标实现的技巧。影响性技术主要包括面质、解释、一般化、即时化、指导、情感表达、内容表达、自我开放等。

### (一)面质技术

面质技术又称"质疑、对质、对峙、对抗、正视现实"等,是咨询师运用言语反应描述在求助者的感受、想法和行为中存在的明显差异、矛盾冲突和含糊的信息。

1.面质的步骤 进行有效的面质需要四个步骤:首先,仔细观察求助者,确定他所表现出来的矛盾类型,探查出矛盾之处,不要过早地做出面质。其次,评估面质的目的,确定这是因为求助者需要被挑战;评估咨询关系是否安全,以便使求助者能从面质中受益。再次,总结矛盾中的不同因素,解决冲突,促进和谐。最后,评估面质的效果。面对面质,求助者可能否认、困惑、假装接受、真正接受。然而,面质效果可能不是立即发生的,同时要关注求助者可能更为防御的迹象。

2.面质的类型

(1)理想与现实不一致:求助者的理想与现实可能是不一致的,由此产生混乱。如"我最近很忙,感觉非常累,我真想找一个度假村,关掉手机,踏踏实实地睡上三天三夜"。求助者的理想是到度假村睡觉,可现实中因工作繁忙并没有去,求助者内心的动机冲突造成理想与现实的不一致,从而产生苦恼。咨询师:"你很想到度假村踏踏实实地睡觉,但因为忙你并没有去,你的理想和现实是矛盾的,你能解释一下吗?"咨询师明确指出了求助者的矛盾所在。求助者通过思考,认识到了自己的问题所在,自己去进行统一,进而解决问题。至于是统一到放弃睡觉的理想去忙工作,还是统一到放弃工作而去休息并不重要。

(2)言行不一致:主要有以下几种类型。①言语和非言语之间的矛盾。如求助者在叙述父母离婚让自己很痛苦,可是在谈论时却面带喜色;②言语和行为之间的矛盾,如一个很长时间与父母断绝联系的求助者说"我早就想给他们打电话了",可是到现在为止,他并没有这样做;③两个言语信息之间的矛盾,如一个受爱情困扰的求助者说"我很喜欢我女朋友,但是我不愿她离我太近";④两个非言语信息之间的矛盾。如求助者说"小时候,妈妈经常打我(悲伤地哭泣)……妈妈打完我以后,自己也很悲伤(释然的表情)";⑤两个人(夫妻、父子、母女)之间的矛盾。如一对家庭冲突严重的夫妻,丈夫喊着要离婚,妻子也说再也不想回到那个家,可是他们还是为了重归于好前来咨询;⑥言语信息和背景之间的矛盾。如一个因父母离婚受到创伤而害怕与男朋友结婚的求助者说,其实她很想早点嫁人,可是她男朋友不爱她。

(3)前后言语不一致:求助者可能搞不清自己的问题所在,因此前后叙述的事实存在矛盾。"我很担心这次考试通不过,因此在十一假期要抓紧时间好好学习……我已经和同学约好了,十一假期到外地旅游。"求助者在假期的安排上前后矛盾。咨询师应使用面质技术,促进求助者的统一。"你前面讲要利用假期努力学习,后面又讲到要在假期去外地旅游,在时间安排上前后是矛盾的,对此你如何解释呢?"通过面质技术,促进了求助者的思考,最终实现了统一。

(4)求助者、咨询师的意见不一致:咨询中有时出现咨询师对求助者的评价与求助者的自我评价不一致,或咨询师所见与求助者的陈述存在矛盾。某求助者认为自己丑,咨询师觉得求助者属于漂亮型的。某求助者在谈到自己被婚姻问题困扰时,咨询师却从其表情中观察到求助者的喜悦的成分。这明显存在矛盾,需要使用面质技术。咨询师:"你告诉我你因为婚姻问题很苦恼,可是我从你的表情中却看出你有些快乐,这似乎存在矛盾,你可以解释一下吗?"通过面质技术促进了求助者的思索,最终达到统一,求助者明确了自身的问题,咨询师对求助者的理解也深入、准确了。

3.面质的目的　咨询中,使用面质技术的目的在于:①协助求助者促进对自己的感受、信念、行为及所处境况的深入了解;②激励求助者放下自己有意无意的防卫心理、掩饰心理来面对自己、面对现实,并由此产生富有建设性的活动;③促进求助者实现言语和行动的统一、理想自我与现实自我的一致;④使求助者明确自己所具有而又被自己掩盖的能力、优势,即自己的资源,并加以利用;⑤通过咨询师的面质,给求助者树立学习、模仿的榜样,以便将来自己有能力去对他人或者自己作面质,而这是求助者心理成长的重要部分,也是健康人生所需学习的课题。

4.面质的注意事项

(1)以事实根据为前提:使用面质技术时,一定以了解到的事实为前提。有矛盾的事实存在才可以使用该技术,在事实不充分、矛盾不明显时,一般不宜采用。

(2)避免个人发泄:面质的目的是促进求助者统一,促进其成长,故应以求助者利益为重,不可将面质变成咨询师发泄情绪乃至攻击对方的工具或理由。如"你一会儿说要利用假期学习,一会儿又说要去旅游,像你这样我有什么办法帮你?""你一会儿说好,一会儿又说不好,到底是好还是不好? 说话怎么可以这样出尔反尔?"等,这不是正确的面质技术,应该避免。

(3)避免无情攻击:有些咨询师不是在诚恳、理解、关怀的基础上应用面质,而是把面质当作表现自己智慧与能力的机会,因此没有考虑求助者的感情,一味地、无情地使用面质,致使求助者无法招架,陷入尴尬、痛苦状态。如:"你说你爱她,可你为何最终又离开了她? 你自认为自己是个爱情至上者,为什么就不能排除父母的反对意见呢?"如此的面质,使求助者感觉到自己像在法庭上被批判指责,而不是在咨询。求助者极有可能产生防卫、掩饰心理,阻碍表达,破坏咨询关系。

(4)要以良好的咨询关系为基础:面质所涉及的问题对求助者来说有可能具有应激

性,具有一定的威胁,有可能导致危机出现。故咨询师的共情、尊重、温暖、真诚等是非常重要的,因为良好的咨询关系给求助者以心理支持,而充满理解、真诚的面质会减弱面质中的有害或危险成分。

(5)可用尝试性面质:一般来说,在建立良好的咨询关系前,应尽量避免面质。若不得不用,应使用尝试性的面质。如:"我不知道我是否误会了你的意思,你上次似乎说你学习挺轻松,成绩亦好,可刚才你却说学得很累,老担心学习成绩,不知哪一种情况更确切?"在此运用了"似乎"这一不肯定的用词,而开始时又先说明自己可能误会了对方的意思,最后又用问题作结束,这样的面质就为求助者留有了余地。若求助者不愿面对面质中所提的问题,也有机会避开,若求助者故意避开,这时就不必再追问下去,以免使求助者难堪、恐慌,可在适当时候再作尝试。

## (二)解释

解释就是咨询师对求助者的思想、情感、行为和事件之间的联系或其中的因果关系的阐述,从而产生领悟,提高认识,促进变化。

1.解释的应用　解释是最复杂的影响技术之一,解释方法多种多样,常用的有两种:一是来自各种不同的心理咨询与治疗的理论,采用各种不同的理论观点会有形形色色、极不相同的解释产生。要依据各种心理咨询和治疗理论,要灵活而富有创造性地运用,不能生搬硬套、牵强附会,要针对求助者的不同问题,最终给予真正符合求助者情况的合理解释。二是根据咨询师个人的经验、实践与观察得出的。咨询师根据掌握的理论和经验,针对不同求助者的不同问题做出各种不同的解释,这是一项富有创造性的工作。

解释可以使求助者借助于咨询师的帮助,从另一角度去了解和认识自己及周围事物,看到一个全新的世界,从而有助于他的认知以至行为、情绪的改变。正如人们常说的"不识庐山真面目,只缘身在此山中"。求助者在其参照系中,从未了解到的事情,借助于咨询师的帮助达到了新的认识,这就是解释的作用。

2.解释的注意事项

(1)解释应因人而异:解释要注意循序渐进,解释的内容不要与求助者的信念、文化背景存在过大差异或产生严重的冲突,措辞要适合求助者。有些求助者文化水平较高,有一定的心理学修养,领悟能力较强,解释时可以深入些、系统些、全面些。对于理解能力不够强、文化水平较低的求助者,应尽量解释得通俗易懂,少用专业术语,多打比方,多举例子,这样更容易被求助者接受。因此,解释时应考虑求助者的文化程度、理论修养、个性特征、领悟能力、问题特征等。

(2)咨询师不能把解释强加给求助者:一方面,不能在求助者还没有心理准备的时候就匆忙地解释,这样往往会使求助者不知所措,难以接受;另一方面,不能把求助者不同意或有怀疑的解释加在他的身上。某咨询师说:"你问题的原因就是这样,你不理解是因为你不懂心理学。"强迫求助者接受,这样难以达到咨询效果。最好的办法是经咨询师富有技巧性的帮助后,求助者有了足够的思想准备,水到渠成。最有效的解释是与求助者的思想基础、理论取向有某种程度的吻合。一位相信弗洛伊德理论的求助者比一位不懂此理论甚至反对此理论的求助者更容易接受幼年性体验影响的观点。

（3）解释应建立在与求助者的良好关系的基础上：解释应该在充分收集了求助者问题有关的资料之后进行，且求助者表示愿意倾听和接受解释。因为解释基于与求助者不同的参考系，可能导致求助者的阻抗。但是，解释技术的妥善使用会提高咨询师在求助者心目中的可信度和权威性，从而加强咨询关系。

解释是面谈技巧中最复杂的一种，它与内容反应技术的差别在于，内容反应是从求助者的参考框架来说明求助者表达的实质性内容，而解释则是在咨询师的参考框架上，运用心理学的理论和人生经验来为求助者提供一种认识自身问题及认识自己和周围关系的新思维、新理论、新方法。解释技术属于内容表达，解释侧重于对某一问题做理论上的分析，而内容表达则是指咨询师提供信息、建议、反馈等。

### （三）一般化

一般化即咨询师根据求助者所述提供相关的专业信息，让求助者看到他的问题具有普遍性，其他一般人也会遭遇，以减少心理压力。咨询师可以告诉求助者许多人都遇到过与他类似的问题或困境，最后都可以走过来，这是一种发展阶段常见的暂时性的困境，而不是病态的、无法控制的灾难，借此缓解求助者的不良情绪，进而接纳自己的问题。运用一般化技术，可以协助求助者改变认知，释放求助者被恐惧、焦虑占据的心理能量和空间，并代之以信心、勇气、决心和行动。

很多时候，人之所以心理失衡，是因为认为自己受到了不公平的待遇或遭遇，觉得自己的问题是独特的，自己的痛苦是别人没有的，自己是最倒霉的。为了消除这样的想法，通常采用一般化技术。

### （四）即时化

即时化是咨询师在咨询中描述此时此刻发生事情的一种言语反应特点。即时化也被认为是一种真诚和直接相互的谈话，虽然也涉及自我流露，但是它只与当前情感的自我流露有关。

1.即时化的种类

（1）咨询师即时化：在咨询过程中，当咨询师的情感或想法出现的时刻，咨询师要把它们表达出来。如："对不起，刚才你说的我没有完全理解，你能再说一遍吗？"

（2）求助者即时化：咨询师将求助者正在表现出的行为和情感告诉求助者，给求助者反馈。如"刚才谈话时，你的眼睛看着我，小腿很放松、很舒服。"

（3）关系即时化：咨询师表达出当前对咨访关系的看法和情感。关系即时化涉及"此时此地"的相互作用和咨访关系的发展情况。如："我在这次咨询中感觉很好，记得咨询开始的时候我们彼此间都小心翼翼，觉得不太容易表达自己的想法。今天我们交流得很好，彼此都很舒服。"

2.即时化的目的 一个目的是公开表达咨询师对自己、对求助者或者咨访关系的现时感觉，包括分享咨询师的情感，以及咨询师观察到的、正在发生的、可能影响求助者的一些事情，而这些感觉以前从没有表达过。在这方面，即时化可以减少由于不承认潜在的问题而可能疏远的咨访关系。但是,如果不假思索地将相互间的关系感受表达出来,就有可能阻碍咨访关系的进一步发展,特别是这种感受带有消极色彩时。第二个目的是帮助来访者进一步认清自己与他人的关系,以及这种人际关系出现问题的原因。通常,求助者与咨询师相处的方式,就是他们生活中与他人相处方式的真实再现,即时化反应可以帮助求助者遵从咨询师所展现出来的人际关系模式。

3.即时化的步骤　即时化反应是一套比较复杂的技能,不仅需要批判性思维,而且需要灵巧的使用。即时化反应的步骤:第一步是一种意识能力,一种感觉到咨访关系中正在发生的事情的能力,应针对咨访关系中正在发生的事情,而不是对求助者的反移情进行的反应。要求咨询师能够读懂各种线索,不仅看到求助者的表面,而且要把握表面背后的潜意识含义。第二步是与求助者分享此时此刻的感受。即时化句子应使用现在时态,表达当前的感受。第三步是描述咨询师所看到的此时此刻正在发生的事情,以描述性而不是评价性的形式叙述情境或靶行为。第四步是识别问题情境的具体特点、关系问题或者求助者的行为模式。最后是了解求助者在即时化反应后做出的反应。

### (五)指导技术

指导技术指咨询师直接地指示求助者做某件事、说某些话或者以某种方式行动。指导技术是对求助者影响力最明显的一种咨询技术。心理分析学派常指导求助者进行自由联想以寻找问题的根源。行为主义学派常指导求助者做各种训练,如系统脱敏法、满灌疗法、放松训练、自信训练等。人本主义中的完形学派习惯于做角色扮演指导,使求助者体验不同角色下的思想、情感和行为。理性情绪学派针对求助者的各种不合理信念予以指导,用合理的观念代替不合理的观念。

使用指导性技术时,咨询师应十分明确自己对求助者指导些什么及效果怎样,叙述应清楚,要让求助者真正理解指导的内容。同时,不能以权威的身份出现,强迫求助者执行,若求助者不理解、不接受,效果就差,甚至无效,还会引起反感。指导时的言语和非言语行为都会对求助者产生影响。

### (六)情感表达技术

情感表达技术就是咨询师将自己的情绪、情感及对求助者的情绪、情感等,告之求助者,以影响求助者。情感表达技术的作用是通过情感的表达,促进求助者的探索和改变,促使咨询顺利进行。如咨询师说"听了你的话,我很难过"。情感表达可以针对求助者、自己或其他的人和事。情感表达和情感反应完全不同,前者是咨询师表达自己及对求助者的喜怒哀乐,而后者是咨询师将求助者的情感内容整理后进行反馈。咨询师所做的情感表达,其目的是为求助者服务的,而不是为作反应而反应,也不是为了自己的表达和宣泄。因此其所表达的内容、方式应有助于求助者的叙述和咨询的进行。

咨询师的情感表达既可以针对求助者。如:"看到你经过三次咨询,已经找到了自己的问题所在,而且已经发生了明显的改变,我为你的变化感到高兴。"此时,咨询师明显地通过情感表达对求助者进行鼓励。有时情感表达也可以是针对咨询师自己的。如:"如果我能够以全市第一的成绩考上大学,我也会非常高兴。"但是,咨询师应该注意,一般只对求助者做正性情感表达,如"我很欣慰你做出了积极的选择",而不能做负性情绪的表达。如:"你虽然明白了自己的问题所在,但经过五次咨询,你没有主动解决问题,我很生气。"这样的情感表达只能阻碍咨询而不是促进。当然,为表达共情时的负性情感表达除外。如:"听到你如此惨痛的遭遇,我也为你感到难过。"咨询师通过情感表达,理解了求助者,表现出共情。正确使用情感表达,既能体现对求助者设身处地的理解,又能传达自己的感受,使求助者感受到一个活生生的咨询师形象,也了解了咨询师的人生观。同时,咨询师这种开放的情绪分享方式为求助者做出了示范,易于促进求助者的自我表达。

### (七)内容表达技术

内容表达技术指咨询师传递信息、提出建议、提供忠告,给予保证、进行解释和反馈,以影响求助者,促使求助者实现咨询目标。如咨询开始阶段,咨询师介绍心理咨询是什么、解决什么问题、怎样解决等,面对求助者关于近来总做噩梦,咨询师说"梦是怎么回事"等都是内容表达。咨询过程中,各项影响技术都属于内容表达,都是通过内容表达技术起作用。广而言之,指导、解释、自我开放、影响性概述等都是一种内容表达。

内容表达技术与内容反应技术不同,前者是咨询师表达自己的意见,而后者则是咨询师反映求助者的叙述。虽然内容反应中也含有咨询师所施加的影响,但比起内容表达来则要显得隐蔽、间接、薄弱得多。

反馈是一种内容表达,反映咨询师对求助者的种种看法,借此可使求助者了解自己的状况,也可从求助者的言语和非言语反应中得知自己的反馈是否正确,从而相应地做出调整。

提出忠告和建议也是内容表达的一种形式,但应注意措辞要和缓、尊重。如:"我希望你能改变对……的看法""如果你能用积极、合理、有效的行为模式解决你的困扰,或许比你现在所做的更好。"切不可说"你必须……""你一定要……""只有……才能……"否则,求助者可能产生不愉快的感觉,感觉是被咨询师教育。同时,咨询师应该知道自己的忠告和意见只是解决问题的方式之一,不一定是唯一正确、必须实行的,否则会影响咨询关系。

### (八)自我开放技术

自我开放术也称自我暴露、自我表露,是指咨询师提出自己的情感、思想、经验与求助者共同分享,或开放对求助者的态度、评价等,或开放与自己有关的经历、体验、情感等。

自我开放技术在咨询会谈中十分重要,咨询师的自我开放与求助者的自我开放有同等价值。它能促进建立良好的咨询关系,能使求助者感到有人分担了其困扰,感受到咨询师是一个普通的人,能借助咨询师的自我开放来实现求助者更多的自我开放。

自我开放一般有两种形式,一种是咨询师把自己对求助者的体验感受告诉求助者。若感受是积极、正面、赞扬性的,则为正信息。如:"对于你刚才的坦率,我非常高兴。"一般地,正信息能使求助者得到正强化,使求助者感到愉悦和受到鼓励,但传达的正信息必须是实际的、适度的、真诚的,不然会适得其反。若感受是消极、反面、批评性的,则为负信息。如:"你迟到了20分钟,我觉得有些不愉快。或许你有什么原因,你能告诉我吗?"

传达负信息的自我开放时,应注意到它可能会产生的不良反应,也就是说,不能只顾自己表达情绪而忽视了体谅求助者的心情。所以,上例中后半句是必要的。

第二种形式的自我开放是咨询师暴露与求助者所谈内容有关的个人经验。如:"你所提到的考试前紧张,我以前也有体验。每到大考前,我就开始烦躁不安,晚上睡不好……但不知这时候你的看书效率怎么样?"一般来说,这种自我开放应比较简洁,因为目的不在于谈论自己,而在于借自我开放来表明自己理解并愿意分担求助者的情绪,促进其更多地自我开放。为此,咨询师的自我开放不是同的而是手段,应始终把重点放在求助者身上。

此外,自我开放需建立在一定的咨询关系上,有一定的会谈背景,若突如其来,可能会超出求助者的心理准备,反而效果不好。自我开放的内容、深度、广度都应与求助者所涉及的主题有关,若咨询师自我开放的数量太多,就可能占用求助者太多的时间,故应适可而止。咨询师,尤其是初学者务必注意,是否对求助者开放,一般应以求助者请求为准,不要过于主动地自我开放。有些咨询师认为应该给求助者树立榜样,遇到求助者的问题时,主动把自己的经验开放出来。如某求助者连续两年没有考上自己理想的大学,但他没有询问咨询师的教育情况,某咨询师进行了自我开放:"我是……大学毕业的,我当年考试时全市第二,披红戴花的别提多风光了"。求助者的问题是连续两年没有考上大学,而咨询师却炫耀自己当年的辉煌,这可能使求助者不悦,甚至反感。

咨询师是否进行自我开放,要考虑开放后对咨询的影响。自我开放应以有助于促进咨询关系、促进求助者进一步自我开放和深入地了解自己、加强咨询效果为准则。

### 三、非言语咨询技术

非言语咨询技术是指在咨询中所要取得的信息,不仅来源于谈话的言语内容,更重要的是来源于非言语的表情动作。有人提出,信息交流的总效果中只有7%来自于所用的语词,38%来自说话的语气,55%来自身体语言。故在咨询时要特别注意对求助者察言观色,既要注意求助者的谈话内容,又要细心观察其谈话态度、姿势和表情动作。

#### (一)非言语行为在咨询中的作用

1.加强言语　重音、手势和面部表情与言语一起出现,可使言语的意义更丰富,情绪色彩更鲜明,加强了言语的理解和表达。

2.配合言语　非言语行为将配合言语,促进交流。如求助者如果想继续表达,那么他会把手停在空中,此时咨询师不应打断,而是应该进行倾听。

3.实现反馈　听话者对讲话者做出持续的反应,如面部表情可表示同意、理解、惊讶、不满等信息,使对方感知到自己的反应。

4.传达情感　交流者常用非言语形式表达自己对对方的喜欢、理解、尊重、信任的程度,像面部表情和声调这样的非言语暗示比言语信号影响更大。

咨询中,求助者或咨询师可能会试图隐藏其真实情感,但却无意识地通过难以控制的非言语行为暴露出来。双方的情绪状态如愤怒、压抑、焦虑、恐惧、不安、厌恶、鄙视、愉悦、兴奋、满意等,通过非言语交流往往会更清楚。作为咨询师,非言语行为也是表达共情、积极关注、尊重等的有效方式之一。非言语行为与咨询技巧(即参与性技术和影响性技术)之间指向的一致性是提高咨询效果的重要保证,不然会削弱、破坏咨询技巧的作用。因此,咨询师在咨询过程中要讲、听、看、想,缺一不可,并将其协调使用、合理搭配,才能最大限度地发挥整体效能。

### (二)目光接触

目光接触往往是交流的起点,它不但在心理咨询中具有重要的作用,在人际交往中也处于重要位置,人们相互间的信息交流,总是以目光交流为起点。

1.目光传递信息的作用　目光使用很重要。在心理咨询活动中,要注意目光与目光的接触,这对求助者和咨询师均至关重要。咨询师可以从求助者的眼中看出焦虑、恐惧、失望、无助和疑虑,也可看出期待、满意、喜悦、自信和信任。在咨询中,咨询师应当让求助者从自己的眼睛中"读出"温暖、信心、理解、同感和希望,为此,咨询师的目光应当始终是亲切的、自然的、善解人意的。目光接触作用主要在于:①作为一种认识手段,表明对说话者十分感兴趣,并希望知悉、理解他们的话题;②控制、调整沟通者之间的互动;③用来表达人的感情及其在沟通情境中的投入程度;④作为提示、告诫及监视的手段。人们交谈的时候往往通过目光接触来了解自己的话语对他人的影响或者说他人对自己话语的反应。

2.在心理咨询中的目光接触　咨询中的目光使用很重要。一般来说,目光大体在求助者的面部为好,给对方一种舒适的、很有礼貌的感觉,并且表情要轻松自然。目光范围过小会使求助者产生压迫感,而目光范围过大则会显得太散漫、随便。目光接触可以是想要暂停谈话或想要说话的信号;同时,互相看的次数越多,感情投入和舒适程度就越高;目光接触较少或眼看别处,是回避、尴尬或者不安的信号,可以用来掩盖在表达被视为文化或社会禁忌情感时的羞愧;瞪眼或凝视意味着思维的僵化或全神贯注。眼球的快速运动可能是兴奋、愤怒或者是隐形眼镜不合适;眨眼过多可能与焦虑有关;集中注意力和专心思考时眨眼频率一般会减少;目光转移,如从咨询者身上转到墙上,可能表示求助者在思索或在回忆某件事。

### (三)面部表情

面部表情是反映人的情绪状态自然特性的最重要的部位。面部表情是一种普遍使用的语言,比其他任何部位的表达都要丰富。

1.面部表情的普遍意义　达尔文在他的著作《人和动物感情的表达》中,探讨"是否相同的表情和姿态,通用于人类的各个种族",他对世界各地的观察材料进行分析,认为人类在面部表情的沟通上极为相似。也就是说,眼睛和嘴巴张大、眉毛上扬,是惊愕的表情;害羞会脸红;愤慨或挑衅时会皱眉头、昂首挺胸并紧握拳头;人在深思问题或竭力解开疑惑时会皱起眉头或眯起眼睛;不愉快或迷惑时可以借助皱眉来表达;嫉妒或不信任时会将眉毛上扬;一条眉毛扬起是怀疑信号,双眉扬起是惊讶的信号,双肩下垂则是沮丧和忧伤的信号;冲突、挑战、敌对的态度用绷紧下颚的肌肉和斜眼瞪视来表示,这时嘴唇也是紧闭的,表示已摆出一种防御姿态,头和下颚常挑衅地向前推出,眉毛下垂,眉头皱起。

笑是脸部表情中重要的一点，不同的笑可体现人不同的心情，有会心的、愉悦的、满足的、兴奋的、害羞的、不自然的、尴尬的、解嘲的等。

2.面部表情的特殊意义　在理解面部表情时需要注意的是，有些人体动作在某种情况下可能根本没意思，而在另一种情况下却十分有内容，但内容含义可能很不一样。如皱眉可以简单地理解为一句话的中间停顿，在另一种情况下也可能是"心里冒火"或"讨厌"的信号，或者是思想集中的表现。如果仅仅研究皱眉或面部表情，就难以确切把握其含义，还要知道这位皱眉者在于什么，要联系其他一系列的非言语行为所表达出来的含义。

虽然面部表情能够非常诚实地表现个体的感觉，但个体能够在一定程度上进行控制，也可以做出违心的表情。在心理咨询的过程中，咨询师要注意面部表情可能存在的虚假成分。从求助者的面部表情，咨询师可以判断是消极表情还是积极表情。咨询师可以通过颊肌紧缩、鼻翼扩张、眯眼、嘴巴颤抖、嘴唇紧闭、目光锁定及脖子僵硬等线索，从求助者的面部表情中发现各种消极感情，如不愉快、厌恶、反感、恐惧和气愤等。面部表情线索可能稍纵即逝，特别是微表情很难被发现，需要咨询师在咨询中保持敏感和警觉。积极表情较容易辨认，但有时这些非语言信号会被抑制或隐藏。

### （四）身体语言

身体语言主要包括手势、躯干姿势、腿脚的动作、点头或摇头等。身体语言受一定文化传统的影响，通过模仿学习获得。交流中，最起作用的身体语言是手势、躯体姿势和腿脚的动作。咨询师和求助者的身体、手势的运动和位置在相互沟通中起着重要作用，它们的变化往往能反映咨询状况的某种变化。

1.想要结束会谈的身体语言　一般来说，低头表示陈述句的结束，抬头表示问句的结束，而较大幅度的体态改变表示相互关系的结束，表示思维过程或较长的表达的结束。如果体态的改变到了不再正视对方的地步，则表示不愿再交谈下去，想把注意力转移到其他对象上去。如同小孩在听父母训斥时，嘴巴在说"是的，是的，我知道了"，但他同时把身子转了过去，其实是在发射另一种信号："够了，够了，我要走了。"咨询师要善于发现求助者身体传达的信息。有时，咨询师会发现求助者移动身体，把脚及整个身体对着门口，这个姿态很可能是求助者想结束交谈。他的体态正是想表达：我想离开。

2.手势和手的动作所传达的信息　咨询中，若求助者的双手紧绞在一起或反复摆动，加之身体坐立不安，往往表明求助者情绪紧张而难以接近。这时，咨询师应设法使其放松。颇为简单的方法是在会谈时将身子略微倾向他，会使其感到被接近、被理解。面谈过程中，求助者若搓起两只手来，很可能是有所期待。如由于咨询师给予的理解、尊重、真诚，求助者受到感动而期望得到更多的共情或得到某种指点。若求助者移坐到了椅子的前端，踮起脚尖，很可能是求助者跃跃欲试，预示某种行为即将发生，予以疏导。

3.身体姿势的变化所传达的信息　若求助者的身体由紧缩、僵化转为松弛自在，紧靠在一起的双腿开始分开，交叉的双手放了下来时，往往是求助者内心由紧张、不安、害怕、封闭开始变得平静、轻松、开放。如果这一步骤反过来了,则表明咨询增加了求助者的紧张情绪,可能是咨询师言谈举止不当或不被对方所接受,或触动了对方的敏感要害处,也可能是求助者将涉及或已经涉及了自己痛苦的、隐秘的问题。这种信息对于咨询师来说具有重要的价值。

一个人的心理过程影响着人体行为和人体功能,人的心理僵化通过姿势和动作也僵化人的举止,一个始终感到不幸的人会终日皱眉,皱眉成了他固定的表情。一个好侵犯、好管闲事的人老是探头探脑。一个温和、慈祥的人常常面带微笑。学者由此认为,当人情绪低落时,仅仅以挺胸和挺直腰杆的动作,就可使自己由颓丧的感觉转变为充满信心。咨询中,那些较自信的求助者往往能正视咨询师,而且正视时间较长,而缺乏自信、心中不踏实者则相反。自信的人眨眼的次数亦少,那些非言语行为尤其是代表消极意义的非言语行为亦少,因此显得是更好的听众。

### (五)声音特质

声音是有声的非言语交流,伴随言语产生,有第二言语的功能,亦称副语言,它是语言表达的一部分。声音包括音质、音量、音调和言语节奏的变化等,其中音质相对稳定不变,其他部分都可以变化。人们在言语交际中,借助于音量、音调及言语速度的改变,表达丰富的、复杂的、细微的情绪和情感的变化。咨询师和求助者双方的声音亦是交流信息的重要窗口,声音对言语起着加强或削弱的作用。

1.音量(即音强的大小) 声音的大小,即音强的改变,会影响言语的词、句子或某段话表达的意思。一般来说,讲话声音放大,常表明一种强调,往往表示警告、厌烦或激动的情绪;声音强度减轻,则可能表示一种失望、不快或软弱、心虚。

2.音调(即声音的高低) 音调的提高表明对所谈内容的强调,也表明某种情绪,如激动、兴奋或烦躁之意;音调降低也可以是一种强调,以引起听者注意,也可以表示一种怀疑、回避,或者是因为涉及敏感、痛苦、伤心的事情。在会谈的音调中,音域的扩大或压缩,通常可能显示出对交谈内容的夸大或缩小;音调中央带着的摩擦音可能表现出说话人的紧张和不安,语言杂乱、断裂,而喜悦开朗声则可能表现出说话人的轻松和快乐,语言完整、流畅。

3.语速(即言语的速度) 语速的快慢,表示言语的节奏特征和表达方式。通常,言语节奏加快,往往表示紧张、焦虑、急躁的心情或表示情绪的激昂、兴奋;而言语节奏变慢,则随具体情况而异,或心平气和,或表示深思熟虑,或表示表达确切,或表示冷漠、沮丧,或表示正在思考是不是要表述,或表示产生了心理上的阻力,等。

4.声音的停顿 咨询师要善于利用声音停顿的效果。这种停顿有时是一种强调,以引起求助者的重视;有时是一种询问,以观察求助者的反应;有时则是为了给求助者提供一个思考的机会。而有时这种停顿则是咨询师想更清楚、更准确地表达自己的意思,或者是思维受到了干扰。对于学习咨询的人来说,和对于形体动作一样,我们并不缺少理解和运用声音特性的能力,我们要加强的是对它的敏感性并有意识地理解这种特性的意义。

### （六）空间距离

咨询时双方的空间距离也具有非言语行为的特征。每个人都拥有一个自己的空间，以保持自己的独立、安全和隐私的需要。如果他人不适宜地闯入，就可能引起不满、愤怒、反抗。咨询师与求助者间亦是如此，双方距离是彼此关系的反映。

一般来说，在专用咨询室里，座位可能相对固定，双方按各自位置就座即可。但座位的布置则应符合有助于咨询关系建立、彼此感到适宜的原则，距离以 1 米左右为好。有些人喜欢面对面交谈，觉得这样有更多的目光和面部表情交流，言语沟通比较直接。最好是成直角或钝角而坐，这样可以避免太多的目光接触所带来的压力。

双方距离其实因人、因时、因事而异。如一般来说，若双方同性别时，其间的距离会小于异性间的空间距离，而且两女性间的距离会小于两男性间的距离；青年或成年男性咨询师在面对年轻的女性求助者时距离会大于面对儿童、少年时的距离；有些对此敏感、防御性强的求助者希望距离大些；有些希望寻求依靠、帮助的求助者则希望距离小些，以得到一种安慰。

咨询的不同阶段，其间的距离也会变化。一般来说，初次见面，彼此不了解，间距会大些；随着咨询关系的建立，间距会小些；若求助者对咨询师不那么信任，或对效果不那么满意，求助者会自觉不自觉地加大彼此的间隔。然而另一方面，适当地缩短距离是一种希望加强关系的表示，若使用得当，有助于咨询。但无论如何，咨询师不可忘记彼此间是咨询关系，而不是一般的朋友关系。如果面对的是危机咨询或寻求感情支持的求助者，则缩短距离可以最大限度地表示咨询师的关切，咨询师微微前倾的身姿能使求助者感到咨询师愿意接纳他、帮助他。

### （七）衣着及步态

衣着也可以视为非言语交流的一部分，因为衣饰能反映一个人的个性、经济地位、文化修养、审美情趣等，尤其是较能体现出求助者来访时的某种心情。如一位大学生穿着一件好些天没洗的衣服，皱巴巴而且衣衫不整。这或许可以反映出该求助者心中的困扰已经干扰了他的正常生活，致使他没有时间和精力去料理自己的生活，而且他对此也不在乎；或者反映了他的一贯生活风格，即随随便便，缺乏料理自己、管理自己的能力。这样的人在集体生活中可能被一些人看不惯，因而可能会发生矛盾。

同样，求助者的步姿、动作、神情对于咨询师把握求助者亦是有价值的。那些垂头丧气、痛苦不堪的求助者从他们进门的一刹那就暴露无遗。一位求助者进门之后又退出去，之后又进来，进来后又出去，这样反复了五六次之后才坐下来，这个人进门的举动很可能存在强迫症状；有些求助者见到咨询师后手足无措，站立不安，支支吾吾，脸涨得通红，反映了其内心的紧张不安。这样的求助者可能出现人际交往上的困难，给人以缺乏自信、胆小害怕的感觉，也可能面临难以自我调节的冲突和紧张情绪。

一个人的个性、心理健康状况及当时的情绪，往往可以通过人的一言一行、一举一动表现出来，咨询师只要善于观察，往往能真正了解到求助者内心的活动，这对于咨询非常重要。

### (八)沉默

沉默是指当需要求助者进行自我探索而回答问题时,求助者出现了停止回答与探索的现象,阻碍了咨询的顺利进行。如何处理和运用沉默,使咨询顺利进行下去,是咨询成败的关键。不同的沉默需要不用的处理方法,在心理咨询中,主要有六种类型的沉默。

1.怀疑型沉默 由于求助者还不完全信任咨询师,因而没有把某些信息说出来或尚在犹豫之中,他们往往会表现出不安的神情,用疑虑、探索的眼光打量咨询师。

如果求助者是怀疑型沉默,咨询师应重视良好咨询关系的建立,同时注意提高面谈的技巧。咨询师发现求助者吞吞吐吐、欲言又止、犹豫不决,应给予鼓励和必要的保证。如:"你不必担心。""你放心,我们会给你保密的,保密是我们的原则。""你不必怕,有什么尽管讲出来,我们可以一起来分析、解决。"有时或许需要再三的保证,有时也可以暂时搁一下。这种情况一般发生在面谈开始,或所谈问题在求助者看来很严重、内心很矛盾时。

2.茫然型沉默 有些求助者因为不知道该说什么好,什么是咨询师希望知道的,什么是重要的叙述内容;有时则是求助者搞不清自己到底是什么问题,故无法表达或表达不清;也有可能是想表达的东西很多,却不知从何说起;有时是咨询师的提问失误"请你告诉我关于你内心冲突的心理机制是什么?"求助者因茫然而陷入沉默状态。这时,求助者的目光常常是游移不定的,含有询问的色彩。

如果是茫然型沉默,咨询师应进行很好的倾听,通过内容反应和表达技术,促进求助者的充分表达,帮助求助者深化认识,明确自己的问题、原因、表现所在。咨询师提出的问题尽量简洁、通俗、易懂。

3.情绪型沉默 由求助者的气愤、恐惧或羞愧等情绪所致,就像求助者害怕出现某种情况。如当谈论自己不愿谈及的话题时,沉默表达了这样一种信息:"我不想涉及这个话题。""我不想待在这儿了。"也可能是求助者由于谈到或回想起自己过去做错的事而非常羞愧,从而用沉默来躲避。这时他可能会回避与咨询师的眼光接触,低着头或手脚不停地乱动。当求助者对咨询师感到气愤时,也可能用沉默来传达信息,同时还可能对咨询师瞪眼、气呼呼地看着周围。

如果是情绪型沉默,咨询师应多使用情感反应和表达技术,通过共情,缓解情绪。当求助者以沉默表示气愤、对抗时,咨询师要及时发现,主动寻找原因,采取主动和好、鼓励宣泄的方针。若是由自己失误所引起,可以主动道歉。若有可能是误会,则应予以解释、消除。

4.思考型沉默 此时求助者正在反复体会咨询师说的话,并且似乎有所领悟;或正在回忆某一件对咨询有重要意义的往事;或正在体验某种情绪、情感。这类沉默是由于求助者正处于一种积极的自我探索之中。在外显动作上,求助者可能会睁大眼睛,使劲地想;也可能眯起眼睛,自言自语。这类沉默的标志性行为是凝视空间的某一点。

如果求助者的沉默是思考型,由于思考问题所引起,咨询师可以等待,同时以微笑、目光、微微点头等表示自己的关注、理解和鼓励。一般来说,不宜打断求助者的思维。如果思考、沉默时间过长,咨询师可关切地询问,协助对方思考。

5.内向型沉默　这种沉默源于求助者比较内向、不善言谈的个性原因。沉默是他与人交往的经常性方式,尤其是在不熟悉的环境和人面前更是如此。这样的求助者容易表现出沉默,即使有话也是三言两语,即使在来之前已经反复考虑过应该怎么讲,可一到询问室,很可能就什么都讲不出来了,会显得欲言又止,颇为不安。

如果是内向型沉默,因个性原因导致的沉默,咨询师应以极大的热情和耐心加以引导,多用倾听技巧,多作鼓励性反应,鼓励求助者表达,并善于领会他已说的和想说的。切不可急躁、不耐烦,否则,求助者可能会更退缩、更沉默。

6.反抗型沉默　求助者本人不愿意或不想接受咨询,没有咨询动机,不想进行咨询,用沉默表达对咨询的反抗态度。表现出怀疑、无所谓、随心所欲、很不耐烦,甚至是气愤、敌意等。沉默的出现,将使咨询暂时无法进行,还会导致气氛紧张、压抑或尴尬,阻碍咨询的进行。对此,咨询师应针对不同情况采取主动、有效的措施。咨询师在沉默出现时,要保持镇静,咨询师的急躁不安会加强求助者沉默时的紧张,有时甚至产生对立的气氛,同时亦会降低咨询师在求助者心目中的形象。反过来,给求助者一种不慌不乱、沉着冷静的印象,则会给求助者一种可信、充满信心和力量的感觉。

如果是反抗型沉默,求助者本人不愿咨询引起沉默,咨询师的处理就更应注意方式方法。首先应辨明沉默原因:一是求助者对别人让他来咨询表达不满,并把这种不满转移到咨询中,但对咨询本身无偏见;二是对咨询本身也存在偏见,不愿配合。对前者,若咨询师工作经验丰富,态度诚恳、耐心,方法得当,善于理解求助者的心情,一般来说,沉默会慢慢被打破。而后者,偏见不深时还不复杂,亦可消除;若逆反、对抗情绪很严重,则效果很差。可以向求助者讲明,心理咨询是向其提供帮助,咨询建立在自愿的基础上,如果此时不想咨询也没有关系,可以在自己想来时再做咨询;对于强烈反对咨询的,咨询师也可以终止咨询。

# 第三节　心理咨询的过程

外科医师用针缝合伤口,只能促使伤口自己复愈,却无法使伤口直接复原。心理治疗也只能帮助求治者自己慢慢地从心理困境中解脱出来,得以康复。

心理咨询的主要形式是面谈,这种面谈是一个复杂的人际沟通过程,无论是一次完成还是多次完成,都要经过以下四个阶段和若干个环节与步骤。

心理咨询的四个阶段是:咨访关系的建立阶段;咨询目标的确立阶段;倾听与共情、指导与帮助阶段;咨询的巩固与自我发展阶段。

## 一、咨访关系的建立阶段

有人认为,心理咨询的过程一般分为开始阶段,指导与帮助阶段,巩固与结束阶段。心理咨询的过程大体可以区分为初期、中期和后期三个时期。

"开始阶段"需要完成的任务有三项,即建立咨访关系,掌握来访者的材料,进行分析诊断。

### (一)建立咨访关系

咨询师与来访者必须建立起信任、真诚、接纳的咨访关系。这是心理咨询的起始点和基础,这种关系有助于咨询师真实了解来访者的情况,准确确定咨询目标并有效达到目标。对来访者而言,基于这种积极的关系,才会与咨询师积极合作,对心理咨询抱有热情和信心,从而有助于提高咨询效果。此外,这种积极的关系也给来访者提供了一种良好的人际关系的范例,使其能在咨询环境之外加以运用,提高人际交往的能力。

1.对咨询师的要求　能否建立起积极的咨访关系,咨询师担负着重要责任。为此,要求咨询师做到如下几点。

(1)在初次会谈时,即向来寻求指导和帮助的来访者进行简明扼要的自我介绍,也可以用微笑或一个引导来访者坐下的手势等形式开始咨询。在简短的自我介绍后,可以允许有短暂的沉默,主要目的在于给来访者一个整理思绪的机会,使他从开始就能完整地表达自己想说的话。

(2)在初次会谈时,咨询师可以就咨询的性质、限度、角色、目标及特殊关系等向对方做出解释。

解释的内容包括时间的限制、会谈的次数、保密性、正常的期望等。如每次会谈的时间有多长? 会谈中应对咨询抱有什么样的期望? 咨询师扮演什么角色? 对方有哪些权利? 对这些问题的说明,可以减少对方的困惑,冲洗因此而引发的焦虑,也使对方不至于对咨询产生不当或过高的期望。

在初次会谈中,也有必要澄清保密性的问题:对咨询过程中必要的记录给予说明,对所谈内容和隐私权的保密与尊重做出肯定性承诺,以此消除来访者的戒备心理。

(3)对来访者要热情有礼、耐心慎重,装束整洁得体,行为举止落落大方。初次会谈,来访者往往比较紧张、局促,因此咨询师的态度会对其心理产生很大的影响。热情友好的态度给人以亲切感,可有效拉近双方的距离,特别是他们在受心理困扰,走投无路,抱以满腔希望而来,热情友好的态度本身就是一种力量、一种希望、一种安慰,能在很大程度上降低其焦虑水平。

(4)要建立并保持积极的咨访关系,还需要咨询师掌握一些有效的方法,如无条件的积极尊重、准确的共情和真诚的态度。

2.步骤

(1)推销自己,取得信任:心理咨询成功的首要条件是要取得来访者的信任。咨询师要善于推销自己,给来访者留下个良好的第一印象。为了达到这个目的,需要注意以下几点。

1)衣着要整洁,打扮要得体。仪态要大方,举止要庄重,要有专家风度。肮脏邋遢,不修边幅或者华丽花哨,浓妆艳抹都不适合。

2)一见面先与来访者短时间寒暄几句,表示欢迎、关心,表示愿意提供帮助,态度既要热情友好,又不要矫揉造作。

3)谈话正式开始前,先作简单自我介绍,使来访者觉得找对了地方,找对了人。介绍要实事求是,因人而异,既不要自我吹嘘,也不要过分谦虚。

4)来访者坐的位置以同咨询师成直角为宜。对面而坐,目光直视,自由度小,没有回旋余地,来访者会产生压力感。平行而坐,又不利于目光的交流。

(2)细心倾听,接纳对方:咨询师主要是运用听来开始咨询过程的。细心倾听是建立良好关系的决定因素。听本身就是一种治疗。咨询心理学有句名言,"听是最好的说服"。你要说服别人,要让别人听你的,首先要学会耐心听别人讲。咨询的主要形式是谈话,而谈话的主要技巧不在于谈而在于如何听。听也是一门艺术。首先,要感兴趣听。态度要诚恳,情感真挚,要表里如一,做来访者的知音。其次,要善于听。特别是要会听弦外音、潜台词或隐含的意义。再次,要耐心听。对来访者要尊重和理解。对来访者谈话内容不要表现出惊讶、厌恶等情绪。一般不要评价或道德判断,特别是不要随便打断对方谈话。最后,要有反馈。在听的同时,要不断做出言语的和非言语的反应。通过口头应答和表情动作表示接纳、理解和同情。

(3)仔细探索,明确主要问题:搞清问题是解决问题的前提。主要问题解决了,其他问题便会迎刃而解。所谓主要问题,就是来访者诸多问题中起决定作用的问题。并非每位来访者都能开门见山,讲出自己的主要问题。有的人问题涉及隐私,羞于启齿,于是便兜着圈子说些无关紧要或不着边际的话。比如,来访者往往不会直接说,"我有同性恋倾向""我跟别人发生了不正当的男女关系"等。有的人问题较为复杂,来访者自己也理不出头绪,说不清楚,这就需要在不断的会谈中渐渐明确问题的核心。为了搞清楚来访者的问题,咨询师可用自己的话重复表述对方的问题,或加以概括归纳使问题明朗化;还可以通过询问或者填写基本情况表,了解来访者的基本背景资料等,以帮助了解来访者的问题。

(4)判断咨询适合性:并非所有的人都适合作为咨询的对象。有的人因某种原因不愿意接受咨询,有的人因精神或智力问题无法接受咨询,有的病例咨询师不熟悉无法进行咨询等。遇到上述情况,可将当事人介绍给其他机构或其他专家。

(5)订立咨询契约:咨询师要同来访者就咨询目标、咨询方式、保密范围、收费方法、咨询时间和地点等问题达成协议,共同遵守。契约具体包括上述那些内容,要根据不同情况而定。

因此,咨询师便同来访者建立了咨访关系,这是同来访者过去所经验的任何关系都不同的一种特殊的社会关系。

**(二)掌握来访者的资料**

主要在于收集与来访者有关的各种资料,通过会谈、观察、倾听、心理测验等方式,了解对方的基本情况及存在的心理问题。

1.来访者的基本情况　包括姓名、年龄、班级、家庭及社会生活背景、自身的生活经历、兴趣爱好、学习生活近况及有无心理咨询经验等。通过对基本情况的了解,掌握其过去、现在等各方面的活动及生活方式。对来访者基本情况的掌握,有助于对其主要心理问题的把握。

2.来访者的心理问题　认识来访者的心理问题是分析诊断确定心理咨询目标的基础。了解主要问题,一般比收集基本情况要复杂得多,因为来访者一般心存顾虑,往往不愿直截了当地把其面临的心理问题如实暴露出来,或是他们自己也弄不清问题的实质,只是感觉到困扰,希望改变现状。需要了解的心理问题涉及多方面,咨询师要通过收集有关资料弄清心理问题的性质,心理问题持续的时间及产生心理问题的原因。

### (三)进行分析、鉴别与诊断

在收集资料的同时,分析鉴别、诊断就已相伴出现。分析、鉴别、诊断是在收集资料的基础上,进一步明确心理问题的实质、程度及原因,并对其做出正确的评估。

1.确定心理问题的类型及性质,决定咨询的适应性　咨询师首先要确定心理问题的性质,是属于学习问题,还是人际问题,或者是其他方面的问题;是属于发展性问题,适应性问题,还是障碍性问题。考虑心理咨询的适应性对于心理咨询的实施是十分必要的。这是因为有些问题不属于一般心理咨询能解决的,若属于器质性疾病,则应及时介绍到医院就诊;若属于精神疾病,则应及时转送精神病院接受治疗;若属于障碍性心理问题,则可介绍到综合医院开设的心理咨询门诊接受心理治疗。

2.分析心理问题的程度,以区别对待　心理咨询的对象有的存在适应性问题,有的存在发展性问题。虽然这两类来访者的心理状态都是正常的,但仍然有程度上的差别。前者在学习、生活等方面出现了心理上的不适应,可以通过个别咨询等方式予以必要的心理行为指导。而后者可能并未对自身的心理问题产生自觉的意识,因此,可以通过心理咨询讲座、课程等方式,予以直接的指导与训练,强化其心理品质。

3.寻找心理问题产生的原因　寻找原因是诊断来访者心理问题的重要组成部分,造成来访者心理问题的原因是多方面的,需要从两个不同侧面入手,即一般原因分析和深层原因分析。一般原因分析就是针对心理问题形成的生物学因素和心理社会因素进行全方位的搜索。深层原因分析是对产生心理问题的潜意识原因进行剖析。

不同的心理咨询理论和方法,往往从不同的角度寻找并发现心理问题的根源,如心理分析理论重视从无意识的矛盾冲突、幼年生活经历中寻找根源;行为主义理论重视对行为的分析,发现原因;认知理论认为不良情绪、反应是认知错误造成,来访者的非理性认知是其心理问题产生的原因;人本主义理论认为人都有自尊、成就、自我实现的心理需要,而造成心理失调的原因是人的基本需要不能得到满足,从而自我意识发生扭曲、内在潜能发挥不出。如果能够把握住心理问题产生的深层原因,则将为心理问题的解决奠定最重要的基础。

## 二、咨询目标的确立阶段

经过开始的咨访关系的建立阶段,心理咨询便进入了目标确立阶段。这是咨询过程中的重要阶段,直接决定着咨询的效果。这一阶段主要完成的任务有两项:制订咨询目标、选择咨询方案。

## (一)制订心理咨询目标的意义

1.心理咨询目标的定义　心理咨询的目标,就是心理咨询所追求的结果与所要达到的目的。

2.确立咨询目标的意义

(1)确立咨询目标从而使咨访双方明确努力的方向:它使咨访双方都清楚地意识到努力的方向,从而不仅能详细制订实现目标的计划、步骤,还可以在实施过程中根据目标对实施方案进行必要的调整。

(2)确立咨询目标有助于咨访双方的积极合作:因为有了明确的目标,使来访者看到了希望,增强了咨询的信心与动力。由于方向明确,来访者成为咨询过程的主动参与者,使咨访双方能积极合作,协调一致。

(3)明确的咨询目标使心理咨询的评估成为可能:这些所谓的评估包含两层意思。

一是对心理咨询价值的评估:通过咨询目标,来访者可以清楚地看到现在的我与通过咨询而实现的改变了的新我之间的距离,从而认识到心理咨询在自我成长中所发挥的作用。

二是对心理咨询效果的评估:咨询双方对咨询方案的评价,对咨询结果的评估只能以业已确定的咨询目标为参照体系,没有咨询目标就无法评价咨询方案的适用性,无法确认经过双方努力所达到的改变是否令人满意,无法得知心理咨询是否到了结束的时候。因此,没有明确的咨询目标,咨询师和来访者对他们的工作就不能很好地把握。

通过咨询目标,来访者可以清楚地看到自己的变化,从而认识到心理咨询在自我成长中所发挥的作用,咨询双方也可以借此评价咨询方案的适用性及心理咨询的进展程度。

(4)确定明确的咨询目标能使咨询过程形成一定的结构性:咨询员和来访者目标一致,就能形成紧密的咨询同盟,为达到目标一起有计划地工作。

## (二)心理咨询目标的层次

咨询目标有三个层次,即终极目标、中间目标和直接目标。

1.终极目标　所谓终极目标,是指通过心理咨询,来访者最终将成为一个怎样的人。一般来说,终极目标是宏观的、长远的,它为心理咨询提供了基础或方向。

对于终极目标,不同理论流派的看法是不同的。

(1)人本主义学派将协助来访者成为一个自我实现的人作为心理咨询的终极目标。

(2)理性情绪学派认为终极目标是帮助来访者消除人生的自我失败观,使他们更能容忍及更能过有理性的生活。

(3)心理动力学派认为终极目标是帮助来访者将潜意识意识化,重组基本的人格,使其重新体验早年的经验,并理智处理被压抑的内心冲突。

(4)行为主义学派则认为终极目标是消除来访者适应不良的行为类型,帮助他们发展良好的行为。

我们认为,尽管各理论流派对终极目标的描述各不相同,但是本质上都希望通过心理咨询使来访者成为一个心理健全的人,只是在对心理健全的表达上各有侧重而已。

2.中间目标 所谓中间目标,往往是终极目标的一个侧面或某个阶段。因为,衡量一个人心理是否健全是多方面的,诸如智力正常、认识自我、心境良好、意志坚强、关系和谐、适应现实、人格统一等,而其中的某一方面又都可能成为心理咨询的中间目标。在实际的心理咨询过程中,中间目标往往体现为来访者对咨询结果的一般期望,常可以从其陈述中间接地概括出来。

3.直接目标 所谓直接目标,是指咨询过程中需要解决的来访者的某一具体的心理问题。直接目标通常是可以操作的,其目标的完成与否也是可以观察和测量的。

一个完整的心理咨询过程中很可能包含着许多直接目标,它们是终极目标、中间目标在不同阶段、不同方面的具体分解。从某种意义上说,咨询员和来访者商定的并可以具体操作的只能是一个个直接目标。由于达到直接目标过程的可操作性、变化的可观察性、结果的可测量性,相对于终极目标和中间目标而言,其实现较为容易和明确。因而,它能起到一种激励作用,使来访者不断地感受到一种成就,或观察到自己的进步,从而增强对心理咨询的信心和勇气,并推动自己付出更大的努力,保持更充分的合作态度。

**(三)确定咨询目标的原则**

为保证心理咨询的有效顺利进行,制订咨询目标必须遵循一定的原则,并采取恰当的方法。

1.咨访双方共同制定目标 心理咨询的过程是咨询双方积极合作的过程,确定咨询目标也体现了这种特征。来访者往往在前来咨询时就有自己的目标,即希望通过咨询解决什么问题或得到什么收获,而咨询师根据对来访者情况的了解及其依据的咨询理论也会提出咨询目标。事实上,咨询双方的咨询目标常常是不一致的。

那么,以哪方提出的咨询目标为准呢?有些咨询师或许认为应以来访者的期望作为咨询目标,因为作为当事人,来访者最了解自己的需要,而且他们有权对心理咨询提出要求。但有些咨询师并不以为然,认为应由咨询师来确定咨询目标,因为作为旁观者,咨询师对来访者问题的把握更客观,而已作为专业人员咨询师提出的目标当然更为准确、科学。

其实,上述两种观点都过于极端,情况并不像上述观点者认为的那样。我们先来看看来访者,有经验的咨询师都知道,来访者恰恰是很难提供有效的咨询目标,其原因如下。

(1)来访者难以提供有效咨询目标的原因

1)很多来访者只是感觉到在情绪或社会适应上有困难,他们向咨询师诉说着他们的直觉,如"我心情很坏""我感到很压抑""我与同学的关系很紧张""我学习时不能集中注意力……"但他们并不清楚造成这些问题的原因。显然,简单地以改变这些不良感觉为咨询目标是不科学,也是很难达到的。

2)有些来访者虽然也能提供他们自认为的原因,但这些原因可能只是表面的、非本质的,他们不能自觉地把握和揭示深层次、本质性的问题,或是因为顾虑而不敢、不愿涉及这样的问题。

3)来访者所感觉和反映的困难往往是多方面的,如"我心情不好,学习没有兴趣,同学关系紧张,常常失眠",他们不了解这些困难之间的联系,不知道其困难的实质(甚至缺乏这样的意识,即这些只是某个心理问题的具体的表面的反映)。

4)有些来访者可能也会提出明确具体的目标,但这些目标不符合心理咨询工作的实际或根本就是不现实的。

例如,某大学生,已累计五门功课不及格,被校方勒令退学,他非常着急痛苦,找到心理咨询中心,希望咨询老师能帮他想想办法,使他不被退学。显然,这个要求是不切实际的,而且这也不属于心理咨询力所能及的范围。

又如,一个学生与同寝室的同学关系很差,觉得很难再相处,经向班主任要求给他换了个寝室。但不久他又感到相处不下去了,他认为班上的同学对他有偏见,这次他希望班主任给他安排到其他班的寝室,但未被允许。于是,他很不满,无奈之下,他想到了"热情助人"的心理咨询室,请咨询老师帮他实现换寝室的愿望。类似这样的问题,在心理咨询中并非罕见。

5)有些来访者前来咨询并非出于自愿,而是应老师、家长、同学的要求或被带着来咨询的,他们并不认为有什么问题,当然也提不出咨询目标。而就咨询师来说,对来访者情况的掌握并非总能做到客观、准确,由于缺乏共情能力或交谈程度不深,容易出现自以为了解了情况,出现自以为客观的片面性和主观性,尤其是经验不足的咨询师更容易发生这样的问题。因此,仅仅依靠咨询师的力量也不能提出适当的咨询目标。

咨询目标的确定必须要咨询师和来访者共同配合,互相交流并最终达成一致。这样的咨询目标才比较客观、真实,也才能因为双方对所确定目标有共同的认可和一致的理解,使得在实现目标的过程中积极有效的合作成为可能。

(2)共同制订咨询目标的基本要求

1)要求咨询双方在心理问题实质的把握和原因的分析上取得一致的意见,为此咨询师要鼓励并引导来访者全面、深入地倾诉、反映,同时,咨询师也必须将自己的认识、看法、结论反馈给来访者并得到确认。

2)咨询师要引导和鼓励来访者思考和提出自己的要求及希望达到的目标,同时,也坦诚地提出对咨询目标的看法。若能协调一致则最好,但事实上双方的意见往往有分歧,这时双方应认真分析仅仅是表述上的不同,还是内容上有差异,对后者还要进一步探讨是掌握材料不够,看问题角度不同,还是中间目标与终极目标、局部目标与整体目标上的差异,并坦陈各自理由,在此基础上逐步达成一致。在这种情况下,要求咨询师与来访者平等相待,不自以为是、虚心审慎、认真听取和分析来访者的意见,并且保持足够的耐心,给来访者领悟以充分的引导、启发和时间。

咨询师与来访者共同商定目标,表明来访者也是咨访关系中的一个主要成员,有利于来访者主动积极地参与到咨询过程中来。

2.属于心理学性质　心理咨询的内容应属于心理问题,具体情况包括心理障碍、心理适应、心理发展等问题,不应也不能超越这个范围。因此,心理咨询的目标必须属于心理学性质。在确定心理咨询目标时,要注意区别一些容易使心理咨询超越心理学范围的问题,这些问题在实践中咨询师会经常遇到。

（1）属于躯体疾病还是心理疾病：严格地讲，对于有心理疾病或障碍的来访者，咨询师必须首先搞清楚，其心理问题是否由生理原因引起。因此，需要先经医学检查。只有排除生理因素，确认是精神、社会因素的原因，才能给予心理咨询或心理治疗。

若存在生理上的原因，则应劝告来访者首先接受医学治疗。有的来访者其心理疾病属于非器质性的，在心理咨询中有时虽然需要药物或其他医疗手段的辅助，如给失眠者服用安眠药，给情绪障碍者服用抗焦虑、抑郁药，但主要的方法仍是心理学的，药物仅仅起到缓解症状从而有助于心理学方法实施的辅助效果。

如果以药物为主要手段，则不属于心理咨询服务的性质，有些来访者可能既有躯体疾病，又有心理问题，心理咨询的目标应是解决其心理问题而不是躯体疾病，后者属于医学的目标。即使其躯体疾病与心理因素有关（如身心疾病），心理咨询的目标仍然只能是针对其心理因素，如改变来访者的情绪状态，促进其人格的完善等。心理咨询应始终坚持其心理学目标，切勿混淆了与医学目标的区别。这一点必须引起学校兼职心理咨询工作的医务人员的重视。

（2）解决心理问题而不是其他问题：在学校心理咨询中，经常会遇到一些并不属于心理学内容的问题，如经济上发生了困难，属于学校行政管理的问题。这些问题虽然使来访者感到不安，但心理咨询的目标只能是帮助来访者调整认知和心态，不应为直接解决这些问题本身。

（3）与上述问题相关又容易混淆的情况：咨询师是只帮助来访者提高自己去解决问题的能力，还是直接帮助他们解决所面临的问题。

例如，某女生因在外单位实习，下班返校时总遇到很难叫开校门的问题，为此心情很不好。咨询师是帮助她提高适应和解决这些问题的能力还是亲自出面与学校有关部门协调使校门卫人员给予该生尽可能的方便？

我们认为，前者属心理咨询的目标，而后者已超出了心理咨询的范围。类似后者的工作，我们并不一味反对咨询师去做，事实上一些咨询师也在做，但须知，这时咨询师的工作已超出心理咨询的本来意义。

（4）心理学的目标而非思想政治教育的目标：在学校心理咨询中，心理学的目标与思想政治教育的目标很容易被混淆。这是因为心理咨询已习惯于被认为是加强思想政治工作的途径之一，而且许多思政工作教师兼职从事这项工作。我们赞成这样的说法：学校心理咨询有助于思想政治教育，我们也认为这两者之间存在联系。但我们反对以前者包容后者或以后者包容前者。心理咨询的工作性质、内容和方法有自己的特殊性。一般来说，心理咨询并不对来访者的问题作价值评判，也不进行意识形态的灌输和教育，而思想政治教育则正好相反。心理咨询要解决的是心理学问题，而不是价值取向、政治信仰、道德品质的问题，虽然这些问题作为精神动力会影响到人的认知、情绪情感和行为，但毕竟已超越了心理咨询的范畴。

混淆这两种目标，不仅不利于学校心理咨询工作的开展，而且也将削弱学校的思想政治教育。作为兼职学校心理咨询的思政教育教师，应在从事心理咨询和思政教育工作中恰当扮演相应的角色，这是一个非常现实和重要的问题。

3.中间目标与终极目标相统一　为了更好地理解心理咨询目标,M.B.Parloff 提出把目标分为中间目标和终极目标。我们认为这种划分是合理的。中间目标就是我们在心理咨询中所要达到的具体目标。终极目标则是实现人的心理健康、潜能的充分发掘和人格的完善。

中间目标是向终极目标发展的步骤。确定心理咨询目标,应强调中间目标与终极目标的辩证统一。即咨询双方不仅应从解决来访者当前面临的、具体可感的心理问题入手,而且更应从提高其心理健康水平、充分发掘潜能、促进人格的健康发展着眼,把终极目标融于中间目标,以终极目标引导中间目标,通过中间目标的实现增进终极目标的达成。

事实上,来访者的具体心理问题是其深层心理问题的反映,有其心理健康水平、人格状况的根源。只重视具体问题的解决而忽视透过此表面现象窥见其深层根源,忽视通过治表深入到治根,那么,这种心理咨询取得的效果是肤浅、短暂和极为有限的。由于没有对问题的根源矫治和提高,一旦遇到适当的诱发因素,还会重现心理危机。而通过治标改善了本,其心理咨询的成效将是深刻和长远的。强调中间目标与终极目标的统一,才真正符合心理咨询所追求的境界——促进人的健康发展。

在学校心理咨询实践中,人们(包括咨询师和来访者)往往看重于、局限于来访者呈现的具体心理问题,以此作为心理咨询的唯一目标,而忽视甚至意识不到长远的、终极目标的追求,表现为头痛医头,脚痛医脚,不探究头痛、脚痛的背景因素和生理根源。这种现象出现在来访者身上也许情有可原,而对从事心理咨询工作的专业人员来说则反映了其专业素养、专业水平的缺乏,这样的心理咨询师是不合格的。

我们强调在确定心理咨询目标时重视终极目标,并不意味着要求咨询双方通过某个心理咨询过程就能实现终极目标。事实上这是不现实的,即便是一个费时很多的咨询过程(半年、一年或更长时间)也毕竟是有限的。而健全人格,提高心理健康水平是一个漫长的、不断超越与发展的永无止境的过程。重视终极目标,强调中间目标与终极目标的辩证统一,意即通过中间目标的实现,在向终极目标追求中对现实人格状况、心理健康水平的超越和进步——更上一层楼。

在心理咨询实践中,具体地实现这两种目标的统一,就是要求咨询双方不仅发现具体的心理问题及引发的具体原因,而且还要就此发掘其人格特点,认知情绪情感、意志品质等方面的不足,并把对来访者具体心理问题的劝导帮助与消除上述人格等方面的不足结合起来,从而不仅在现象上得到矫治,而且也在本质上得到完善:不仅在来访者的具体心理问题上指导其自己发现问题、解决问题,而且通过它提高其自己发现问题、自己解决问题的能力:不仅使来访者在该具体问题上获得合理的心理和行为调节、反应的技能和方式,而且能使其把这些原理、技能迁移,运用于类似的问题和生活的其他方面。

具备体现中间目标与终极目标相统一的综合目标,是确定心理咨询目标时必须坚持的一条重要原则。

4.心理咨询目标必须具体、可行　这是确定心理咨询目标需要遵循的又一原则。来访者表述其咨询目标有时比较具体明确,如克服考场焦虑,消除高考落榜的忧愁,解决失眠问题,走出失恋的阴影……但有时比较笼统抽象,如希望能适应社会的发展,有较强的学习能力,善于交往等。这样的目标大而空泛,既难以操作落实,又无从对咨询效果进行评估。因此,以此类目标为咨询目标,心理咨询很难进行。这就需要咨询双方经过商讨化抽象目标为具体目标,把模糊的目标清晰明确起来。

把抽象、笼统的目标变得具体,也就使得它具有了可行性。使心理咨询目标具有可行性的另一些情况还有:有的来访者提出的目标不符合实际,如有的来访者想使其所学的门门功课都优秀,想在每个方面都在其他同学之上,原来没有什么特长却想一夜之间成为文体活动中的明星,性格孤僻内向的人一下子变得开朗合群,自卑者一两次咨询就变得颇为自信等。

对于超越心理咨询或咨询师力所能及的目标,应向来访者坦诚相告,或调整目标或中止咨询或转介。没有目标,心理咨询固然没法进行,确定了目标,没有指向目标的努力过程,心理咨询也不会有成效。因此,确定目标之后重要的是制订相应的实施计划,激励来访者实践计划。这需要:第一,所制订的实施计划明确、具体、可操作;第二,咨询师要向来访者说明实践每步计划的意义、方法,并及时进行检查、提醒;第三,向来访者展示达到目标后的美好前景,即用积极的语言描绘实现目标对其所具有的价值,以鼓舞其积极性、主动性,同时说明实施计划、实现目标过程的艰巨性,说明可能遇到的困难和反复,使其增强克服困难的心理准备和精神斗志,向其允诺,在实施的过程中,咨询师会始终与他共同努力,尽力给予支持和帮助,以提高其信心和力量感。

**(四)咨询直接目标的基本特征**

关于咨询目标的基本特征,我们主要针对直接目标进行讨论。我们认为,它应该具备以下几点。

1.具体性　是指目标具有可测量性。目标不具体,就难以操作和判断。如果来访者是一位因即将参加高考而紧张的学生,那么咨询目标即可定为克服考试焦虑,然后再加以细化。目标具体,则来访者朝向既定目标迈进的每一步就都可加以观察。但很多时候,来访者提出的期望目标往往是抽象的、模糊的,不那么具体的。对此,咨询员就需要继续询问,心情愉快的标准是什么,生活充实具体包含哪些内容等,这样可以使来访者所表达的含糊或抽象的目标逐渐变得清晰、明确、具体。

2.可行性　咨询目标应该是切实可行的,经过努力有达到的可能。

3.积极性　即目标应尽可能用积极的言语来表达。咨询员应该让来访者明白,他应该接近什么而不是脱离什么,这样对其行为才有积极作用。

4.顺序性　即心理咨询的目标要分轻重缓急,一个一个地解决。有时咨询进程只有一个商定目标,而更多时候咨询进程商定的目标可能会有好几个。在实际的咨询过程中,随着咨询员对来访者的深入了解,这些目标可能会重新排序,或者也可能引发其他的目标而需重新考虑。

5.修正性　即对目标要不断地进行检查和评估,如果不合适则要及时调整。在一般情况下,由于目标具体切实可行,经过咨询来访者都会显示出某种进步。经常回顾和检查目标,肯定进步和变化,对来访者来说也是一种积极的强化,有助于其增强信心。

另外,咨询员的判断并不总是准确无误的,来访者的感觉也并不总是清晰的,因而可能会出现这样那样的问题。对咨询目标的评价则有助于咨询方向和方法的调整。在通常情况下,咨询进程缓慢或受阻都是目标需要修正的信号,对此,咨询员应该保持高度的敏感性。

6.心理学性质 咨询目标应该是心理学性质的目标。在医疗部门,虽然也会涉及心理咨询的思想和方法,但本质上是医学模式的。在心理咨询中,对于某些情况特殊的来访者来说,药物和其他辅助医疗手段可能是必要的,但首要的和主要的应该是心理学的方法。对于有躯体疾病而又有心理问题的来访者,心理咨询的目标不是消除或减轻其生理症状,而是消除或减轻引发躯体疾病的心理困扰,或者是由躯体疾病引发的心理不适。总之,心理咨询要以心理学的目标为标准,为促进来访者人格或心理健康发展服务。

### (五)确定咨询方案

确定咨询方案,包括方法的选定及为实施这些方法而制订的具体计划。

解决来访者心理问题的方法是多种多样的,有许多方法可供利用,如"支持与安慰""内省与领悟""训练与学习""疏导与宣泄""暗示"等方法。每种咨询方法对解决心理问题均有一定的针对性,并有其相应的实施过程。制订咨询方案,首先要根据心理咨询的目标,选取相应的咨询方法,然后按其实施过程的要求制订具体操作计划。

确定咨询方案应明确下列内容:①所采取的咨询方法;②该方法的实施要求:即该做什么,如何去做及不做什么;③该方法是否能达到预期的目的;④告之来访者必须对心理咨询的过程抱有足够的耐心,这些方法不可能立即产生奇迹,所有的改变都是循序渐进的。

## 三、指导与帮助阶段

外科医师用针缝合伤口,只能促使伤口自己愈合,却无法使伤口直接复原。心理治疗也只能帮助来访者自己慢慢地从心理困境中解脱出来,得以康复。

在与来访者共同选择方法并制订计划后,就进入了指导与帮助的实施过程。实施这一过程,不同的咨询方法有不同的要求与做法。可灵活运用鼓励、指导与解释,对来访者的积极方面给予真诚的表扬、鼓励和支持,增强来访者的自信心,促进其积极行为的增长。也可以直接指导来访者做某件事,说某些话或以某种方式行动。也可以通过解释,使来访者从一个全新、全面的角度面对自身问题,认识其自身及周围的环境,从而提高来访者的自知力,促进其人格的完善和问题的解决。

指导与帮助的方法主要有三种:心理分析、行为矫正、潜能开发。

## 四、巩固与结束阶段

巩固与结束阶段是心理咨询的最后阶段。经过上三个阶段咨询双方的共同和努力,基本达到既定的咨询目标后,即进入心理咨询的巩固与结束阶段。这一阶段心理咨询的工作主要是巩固效果、结束咨询和追踪调查三项任务。

### (一)巩固效果

巩固已取得的咨询效果,是结束咨询之前必须完成的一项任务。具体工作有以下几项。

1.咨询师应向来访者指出其已经取得的成绩与进步,说明已基本达到既定的咨询目标。对此必须使来访者与咨询师达成共识,使来访者认识到自己的进步,对他不仅是一巨大的鼓舞,而且也是一种暗示,即预示着心理咨询的过程即将结束,使来访者对此做好心理准备。为此,咨询师应耐心、具体地分析来访者所取得的成绩,指导来访者真正认识到自己的进步。

2.咨询师须与来访者一同就其心理问题和咨询过程作一个回顾总结。重新审视来访者心理问题的前因后果,以及据此确定的咨询目标、咨询方法、咨询过程中出现的问题和进展等。对前三个阶段进行总结,这有助于帮助来访者加深对自身问题的认识,总结咨询经验,了解努力的方向,获得有益的启示。这种总结本身就具有巩固、优化咨询效果的意义。"总结"应同来访者一同做出,最好是通过咨询师的启发由来访者做出。

3.指导来访者巩固已有的进步,将获得的经验运用到日常生活中去,并逐步稳定、内化为来访者的观念、行为方式和能力,使之能独立有效地适应环境。应指出从学习"经验"到运用"经验"尚有一段距离,通常来访者在咨询师的指导下,在特定条件下能表现其习得的经验,但当其独立面对实际生活环境时,又显得难以应付。这既有经验掌握尚未牢固的原因,也有其自信心不足的心理因素。学习"经验"到运用"经验"能否顺利完成过渡,是能否实现"结束"咨询的前提条件。咨询活动什么状态下可以终结,这无论从理论上还是咨询实际上,都是很难进行判断的。

### (二)结束咨询

天下没有不散的筵席,再好的咨访关系也有结束的时候。来访者对结束心理咨询的感觉是既复杂又矛盾的,有的来访者因为不知道如何和咨询师说再见,成为脱落的来访者,结束咨询和初次面谈一样重要。

1.结束心理咨询的含义　对于咨访关系的结束,咨询师要妥善处理。结束心理咨询的含义很深,至少有以下三个含义。

(1)结束没处理好,来访者可能重复过去的失落:来访者与咨询师的人际关系是一种非常独特的关系,咨询师扮演两种角色,一个是与来访者演对手的主角,一个是帮助来访者演戏的导演。在咨访关系中,来访者有机会重现他的人格特质与人际互动模式,包括来访者如何与人建立、持续关系,人际关系如何出现问题及如何恶化或改善人际关系。

在心理咨询期间,咨询师协助来访者看清楚自己的问题,也尝试各种有效的行为方式,等到心理咨询要结束的时候,这对来访者是一个考验,考验他是否能够用适当的方法与咨询师说再见,如果咨访关系的结束没有处理,那么来访者很可能重复过去人际挫败与失落的经验,因此,咨询师在面临结束心理咨询之前,应有计划地与来访者讨论有关结束的事情,包括提醒来访者面谈还有几次? 想到结束来访者有什么感受? 以后见不到咨询师有什么感觉?

有些来访者会因为即将与咨询师分手,而能发现更深的或过去未了的问题,或者对结束咨询有强烈的情绪。这些在平时来访者可能不会提出来,因为在潜意识里,来访者总是认为心理咨询是不会结束的,咨询师会永远在的。等到真正要结束时,来访者被迫去体验过去分别的经验,有机会探索分别的意义及其影响,并且学习好和咨询师说再见。

(2)处理与咨询师的分手是咨询的关键:咨访关系是真实存在的,也是来访者在人生经验中所得到比较正向的、有深刻意义的经验。这样美好的关系,来访者虽然想要永远拥有,可是在现实生活中是不可能的,因此,来访者势必面临失去咨询师的体验。这个体验如果处理得好,则可能提升来访者的自我功能和信心,并且有助于处理过去的失落和创伤,有助于处理将来人生中不断要发生的生离死别。这个与咨询师分手的体验如果处理不当,则会使整个心理咨询的效果大打折扣。

咨询师尽可能在真正结束咨询之前,安排几次面谈时间,专门来处理有关失落与分别的经验。有些来访者或许只需一两次的面谈,即可以适当地处理结束的事情,有些来访者或许需要延长咨询时间,以便有更多的时间来探索人生中的失落经验,并且学会从中成长。

(3)结束咨询是危机也是转机:许多心理咨询的结束都是心不甘情不愿,都是匆匆地说再见,这是常见的现象,因此,咨询师可以教育来访者,如何正确地使用心理咨询及如何结束。在初次面谈的时候,咨询师要提醒,咨询是会结束的,询问来访者对结束咨询有何感觉?是否已经做好心理准备?过去是否有类似分手困扰的经验想谈一谈?

在结束的时候,咨询师可以与来访者一起回顾咨询的经过与收获,把来访者进步的功劳归于来访者的努力和辛劳,告诉来访者是一个很有心想改善自己的人,鼓励来访者勇敢地突破和超越自己的困难,告诉来访者将来如果有需要,欢迎来访者再回来面谈。

2.结束的时机　在咨询开始时,来访者经常会问道:"我的心理咨询还要做多久?""我什么时候可以结束心理咨询?"来访者在接受一段时间的心理咨询之后,来访者和咨询师随时都在评估来访者的临床现象,以便考虑是否可以结束。由于双方对于结束的标准和看法不一定是一致的,因此双方需要经常沟通。咨询师会告诉来访者一般人结束的状况是什么,以便作为来访者结束的参考。通常咨询师会评估来访者在以下几个方面是否达到足够明显的进步,以确定心理咨询结束的时机。

(1)来访者的症状减轻:心理症状的减少或消除,是一个必要的指针。例如,失眠改善了、体重得到控制、不再难以控制地伤心难过、戒酒成功、坏习惯消除、自我负责能力增加等。每个来访者的问题不同,身心症状也不一样,但是来访者一定记得自己在接受心理咨询之前的身心症状是哪些,然后再对照心理咨询后的身心状况,评估症状的项目是否明显减少?症状的严重程度是否缓解?咨询师与来访者一起评估症状的变化情形,有助于来访者的自我了解。

(2)与家人的关系改善:由于来访者与家人生活在一起,来访者有没有改变,可以从与家人的沟通和相处上获得检验。一方面,来访者可以主观地表示他和家人的关系改善的情形;另一方面,咨询师可以从家人的反馈得到进一步的确认。许多来访者接受心理咨询的原因是人际关系有问题,咨询师可以从来访者与家人的人际关系去评估来访者进步的程度,作为判断来访者是否适合结束心理咨询的依据。如果家人强烈反对来访者结束心理咨询,则通常表示来访者与家人的关系仍然有待改善,这个时候结束咨询的考虑便要更加慎重。

(3)工作效能提高:工作效能泛指各种工作,对于学生而言,则是各方面的学习;对于上班族而言,则是指工作上的表现;对于家庭主妇而言,则是指照顾家庭与子女的工作表现。心理健康程度与工作效能呈正相关,因此,咨询师可以透过来访者在工作上的表现,来评估来访者心理咨询的进步情况。若工作上效率很差或经常失败或出错,则反应来访者的心理功能仍有待加强。

(4)社交生活改善或有稳定的感情生活:来访者有无稳定的社交生活或感情生活,是另一个指针。例如,来访者是否有一些固定的朋友经常往来,是否有一个稳定的婚姻关系或男女朋友的感情关系?由于稳定的友谊或亲密的关系需要足够的心理功能去经营,如果来访者仍然有显著困难,仍然有社交关系障碍,则需要继续心理咨询。

(5)更能够处理失落和挫折:失落与挫折的经验占据人生很大的一部分,来访者在接受心理咨询之后,是否更能够处理生活中的生离死别及生活中的人际冲突与失落,是一个重要的指针。心理咨询的目标不在于帮助来访者处理当前的失落与挫折,而在于强化来访者后继处理类似问题的能力。当来访者能学习更多的能力,培养更务实的信心时,才是考虑结束心理咨询的时机。

(6)咨访关系有显著的改善:咨访关系本身是一个相当具有指针性的人际关系,也是评估来访者的问题是否有显著改善的一个重要参考。来访者的问题如果有改变,一定会表现在与咨询师的关系中。咨询情境提供来访者一个呈现问题、探索原因、尝试新行为的实验室。咨访关系不仅反映来访者的问题,而且也反映来访者的进步和成长。

3.提前终止咨询的结束现象 心理咨询结束的方式,可以分为按计划完成咨询的结束和提前终止咨询的结束,两种结束的方式都相当常见。提前终止咨询的结束,又可分为由来访者提出的结束和由咨询师提出的结束。

(1)我们先讨论由来访者提出提前终止咨询的结束:在临床工作中,许多心理咨询的结束是意外的,或是未依计划完成而结束的。所谓未按计划完成咨询的结束,是指来访者或咨询师因故提前终止心理咨询。有些来访者会因为下列原因之一而提前终止心理咨询。

1)来访者搬家:有些来访者因为家庭搬家、找到新工作,或想到别处去,而向咨询师提出终止心理咨询的要求。因为搬家而造成对心理咨询的干扰,如果有机会在面谈中探索,则对来访者是有帮助的。在最后一次面谈时,咨询师可以帮助来访者决定是否想在新的地方继续心理咨询,并且提供必要的转介协助。除非得到来访者的同意,咨询师不宜将来访者资料寄给别人。

2)家人的阻挠或干预:有些来访者是瞒着家人而来接受心理咨询,或者有些家人担心来访者的心理咨询会产生生活上的改变,而家人希望来访者保持原来的样子。来访者因为家人的压力而向咨询师提出终止心理咨询的时候,咨询师不需去和来访者辩论家人的想法是否错误,而使来访者陷于家人和咨询师之间的冲突中。但是要探讨来访者如何排解和感受家人的想法和压力,咨询师原则上应先尊重并支持来访者的决定,使来访者可以在没有罪恶感的情形下自由离开心理咨询。咨询师同时要向来访者表示欢迎将来有需要的时候再回来接受心理咨询。

3)来访者财务困难:有些来访者会因为收入减少或财务不佳,而必须暂时或永久终止心理咨询。如果咨询师采用固定的收费标准,那么,当来访者无法继续支付费用时,心理咨询必须终止,咨询师可以将来访者转介到低收费的诊所或咨询师,使来访者可以继续接受心理咨询。

当咨询师采用依能力付费的收费方式时,咨询师和来访者可以重新制订新的收费标准,使来访者可以继续心理咨询,并且约好当来访者的收入恢复时,咨询费用也将跟着调整回来。

4)因为进步产生焦虑或害怕:有些来访者在心理咨询过程中,得到很大的进步,却同时对自己的进步感到害怕和焦虑,以至于想要提前终止心理咨询。

对于想要提前终止心理咨询的来访者,无论来访者是用打电话、写信或在面谈中提出,咨询师通常会给予尊重,并接受来访者的决定。

在处理来访者的要求时,咨询师可以明确表示以下几个重点:告诉来访者以后的预约都已取消;用支持的态度接纳来访者的请求,减少来访者的罪恶感;如果适当的话,则鼓励来访者在将来有需要时再回来继续心理咨询;如果来访者需要的话,则提供转介的协助。

有些来访者心里想要提前终止心理咨询,可是却没有告诉咨询师,这种不告而别的结束方式,也很常见。减少来访者不告而别的有效方法,便是通过教育和接纳两个方式。

所谓教育的方式,是指在初次面谈及在适当的时候,告诉来访者心理咨询的过程如何及如何结束咨询,并且告诉来访者在想要结束咨询之前,应事先和咨询师一起讨论。教导来访者结束咨询是一项重要的事情,尽可能依照计划来结束,即使不能依照计划结束,也希望来访者能够提前和咨询师讨论,至少预留一次面谈的时间来讨论有关结束咨询的事情。

所谓接纳的方式,是指咨询师平时在实施心理咨询的时候,经常鼓励来访者表达负面的情绪和想法。来访者不告而别的主要原因是来访者不敢或不知道如何向咨询师表达对咨询师的负面感觉和想法。当咨询师鼓励来访者表达负面的情绪和想法,来访者出现不想继续心理咨询的情形时,才会主动提出讨论,而不至于不告而别。

(2)我们再从由咨询师提出提前终止咨询的结束:由咨询师提出终止心理咨询的情形通常比较少见,也是咨询师应避免的事情,如果要终止心理咨询,那么最好是由来访者提出。不过由于下列的原因,咨询师可能必须主动提出终止心理咨询的决定。

1)咨询师生病(开会):有些咨询师由于生了重病,决定要停止执业。如果咨询师的健康许可,那么咨询师应该有机会让来访者在面谈中表达他对终止咨询的感觉,如哀伤、生气或失望等,让来访者有机会处理早年类似的经验。

2)咨询师搬家:有些咨询师,特别是那些在社区机构或大学辅导中心的咨询师,由于职业的升迁变动而搬家。私人开业的咨询师则比较少因为搬家而终止咨询。

3)咨询师不再对来访者有帮助:咨询师对来访者实施心理咨询一段时间之后,或许认为来访者已有足够的进步,无须再继续咨询;或许认为自己已尽了自己的专业能力,来访者虽有进步,更需要继续咨询,可是咨询师认为自己不再对来访者有帮助时,咨询师应主动提出结束咨询的建议。继续提供没有必要或无效的咨询给来访者,基本上是不符合专业伦理的。

4)咨询师无法承受来自来访者的情绪压力;咨询师如果对某一个来访者有强烈的反移情或无法承受来访者的情绪压力时,这个时候咨询师认为自己的情绪或反移情已经干扰到对来访者的专业服务时,应主动提出结束咨询,并且将他转介给合适的咨询师。

原则上,结束心理咨询的想法应该来自来访者,再由咨询师与来访者一起讨论结束咨询是否适当及何时结束,然后共同拟订一个结束的时间表。

由咨询师主动提出终止心理咨询的时候,咨询师也应该优先考虑来访者的利益,并安排几次讨论结束的面谈。

面谈的内容包括:①终止咨询的理由:咨询师可以以直接、没有防卫的态度告诉来访者,何时终止咨询是符合来访者的最佳利益;②结束时间表:咨询师应尽可能预留几次的面谈时间,与来访者一起讨论终止咨询对来访者的可能影响与含义;③转介的协助:当来访者有需要继续心理咨询时,咨询师便要转介来访者给其他适当的咨询师继续咨询。

4.如何结束心理咨询　逐渐结束的方式有两种:一是拉长两次会谈的时间,如果原来是每周会谈一次,那么到咨询末期改为两周甚至一月一次;二是减少每次会谈的时间,即由原来每次会谈一小时缩短为每次半小时甚至更短的时间。

如果原先预计十次面谈之后结束咨询,那么最后两次会谈就应将重点转移到结束期的工作;假如是持续一年之久的咨询,那么在最后一两个月就应逐步开始准备结束。如果只有一次交谈,那么最后十分钟所要做的就是结束工作。

心理咨询的结束应由来访者主导。心理咨询的目标之一在于增进来访者的独立性,选择结束心理咨询本身便是来访者迈向独立自主的一大步。

来访者提出结束心理咨询的时候,心情是复杂而矛盾的,例如,来访者可能会觉得害怕、犹豫、期待和失落等。咨询师可以通过下列方式来帮助来访者顺利地处理结束时的困难。

(1)告诉来访者会想到和讨论结束咨询是一件自然的事情,因为心理咨询总有结束的时候,把想要结束咨询的想法和感觉拿出来谈是有帮助的。

(2)告诉来访者不需要等到症状完全消失或确知咨询已完成才可以结束心理咨询。只要来访者觉得症状已有显著改善,或主观感觉可以结束咨询时,便可以提出来讨论。

(3)告诉来访者如果有需要,则可以先安排一段“尝试结束咨询的时间”;如果尝试的结果很顺利,就自然而然达到结束咨询的目标;如果尝试的结果觉得自己还没有准备好结束咨询,那么可以继续原来的心理咨询。

(4)告诉来访者在结束之后,如果有需要,则可以安排一次或几次面谈,来评估结束是否适当,以便作最后的决定。

(5)告诉来访者如果在决定结束面谈之后,认为结束咨询的决定是不成熟的,那么来访者仍然可以在任何时候回来继续心理咨询。

(6)有些来访者可能会希望用渐进方式,达到最后结束咨询的目的,亦即咨询师可以将面谈的密集度逐渐拉长,从每周一次拉长到每月一次后再结束,这也是可以考虑的结束方式之一。

### (三)追踪调查

为了了解来访者能否运用获得的经验适应环境,进而最终了解整个咨询过程是否成功,咨询师必须对来访者进行追踪调查。

追踪调查应在咨询基本结束后的数月至一年间进行。时间过短,调查结果的真实性难以保证;时间太长亦不能及时了解情况,发现问题,同时也增加了调查工作的难度。

在学校心理咨询中,追踪调查可采用以下方式进行。

1.填写信息反馈表  信息反馈表一般是由心理咨询机构统一印制,咨询师应嘱咐来访者定期填写并反馈给咨询师。

2.约请来访者定期前来面谈  咨询师与来访者面谈这是直接了解咨询效果的有效方式。这种方式获得的信息量大,容易深入,也便于咨询员及时察觉问题,并适时予以进一步指导。

3.访问他人  向了解来访者学习、生活等情况的人,如父母、班主任、同学、关系密切的朋友等了解情况,通过他们了解来访者现在的适应状况。这些做法一般比较客观,如果能将这种方式所获得的信息与其他方式反馈的信息综合起来考查,那么得出的结论将更全面、真实。在运用这种方法时,必须注意维护来访者的利益,保护其尊严,运用好保密原则。因此,有时需要以间接、委婉的方式进行。

经过追踪调查,可能会有这样几种不同的结果:一是咨询效果显著,即来访者的问题已经解决,此时可结束心理咨询过程;二是咨询有效,但问题尚未完全解决;三是咨询效果不大,问题基本没有解决。若是后两种情况,则应继续咨询过程。

# 第二章 心理治疗

## 第一节 精神分析治疗

### 一、基本理论

精神分析(又称心理分析、心理动力学)包括弗洛伊德的精神分析论及以后在其基础上发展而来的新精神分析论(客体关系理论、依恋理论、自体心理学理论和自我心理学理论等),精神分析治疗就是根据这些精神分析的理论,运用诸如移情分析、释梦、自由联想、阐释、阻抗分析和修通等精神分析技术,对来访者潜意识中的心理冲突和自我防御进行调整,达到治疗目的。

#### (一)人格结构

按弗洛伊德的理论,人格包含了三个层次:本我、自我和超我,三者是一个整体。个体行为即为这三个部分在不同时期内彼此交互影响的结果所支配。

1.本我　是人格结构中最原始、与生俱来的部分。包括由饥、渴、性等基本需求形成的生之本能和由攻击、破坏等原始性冲动形成的死之本能。它是心理能量的基本源泉,是无意识、无理性的,本我奉行的是唯乐原则,寻求无条件地即刻满足,其与外部世界联系的唯一出路是通过自我。

2.自我　是个体出生之后,经过现实的反复锤炼,从本我中分化出的一部分,是现实化的本我,支配自我的是现实原则,是理性、务实的,力争回避痛苦、又获得满足。

3.超我　是个体接受现实的社会文化道德规范的教养逐渐形成的。是道德化了的自我。其分为两个部分:①自我理想,要求行为符合自己的理想标准;②良心,要求行为免于犯错。支配超我的是完美原则。

自我和超我部分居于人格结构的上层——意识中;部分自我和本我一起居于人格结构的下层——潜意识中,而意识和潜意识的过渡部分即为前意识。

#### (二)人格动力

由于本我、自我、超我三者经常处于矛盾冲突中,使人焦虑痛苦,于是在长期的进化过程中,人类发展出一套心理自我保护的办法,即自我防御机制。自我防御机制是在潜意识中进行的,是自我用来驱赶意识到的冲动、内驱力、欲望和想法(主要是那些引起个体焦虑的性的欲望和攻击性表达),因此个体并不会意识到它在发挥作用。这样,通过自我防御机制既可以满足本我的欲望,又可以通过超我的监察,使个体暂时缓解焦虑和痛苦。但过度使用则是一种病态。

按性质分为:①建设性防御机制;②攻击性防御机制;③逃避性防御机制;④替代性

防御机制;⑤掩饰性或伪装性防御机制。

按个人心理发育程度的成熟性把心理防御机制分为四大类:①自恋型防御机制:又称精神病型,婴幼儿常采用这种防御机制,正常人多暂时使用,因精神病患者常极端地采用,故称精神病型,包括否认、曲解、外射等;②不成熟型防御机制:多发生于幼儿期,也常被成年人采用;③神经症型防御机制:少儿时期得到充分采用,成年人遇到挫折时经常采用,但神经症患者常极端采用,故称神经症型,包括内射、退行和幻想等;④成熟型心理防御机制:出现较晚,是种很有效的心理防御机制,成熟的正常成人经常采用,包括幽默、升华等。以下介绍几种主要的防御机制。

1.压抑　是一种最基本的心理防御机制。指把不能被社会道德规范或自己意识所接受的冲动、意念、欲望、情感及记忆等抑制到其潜意识中,以保持心境的安宁。

2.否认　是一种比较原始、简单的心理防御机制。指拒有意识或无意识的拒绝承认那些已经发生的令人不愉快或痛苦的事情,似乎其从未发生过,以减轻焦虑。

3.投射　是一种常见的心理防御。是指以自己的想法推想外界的事实,将自己内心不能接受引起焦虑的冲动、欲望、人格特征或动机等转移到外部世界或他人身上,认为外部世界或他人而不是自己所具有的特性,以减轻内心的焦虑和痛苦。

4.反向　由于道德和社会规范的约束,个人觉察到潜意识中不能直接表达的欲望和冲动,返回意识层面通过截然相反的行为来加强抑制的力量,以减轻焦虑,是一种矫枉过正的防御方式。

5.转移　是指把对某一对象的欲望、情感或行为意向不自觉地转向不相干的对象或替代的象征物上,既发泄了相应的心理能量,又不会给自己带来威胁。

6.抵消　是以象征性的动作、语言和行为抵消、抵制已经发生的不愉快事件的真实情感,以此弥补其内心的愧疚,解除焦虑。

7.合理化　也称文饰作用,指个体遭遇挫折或无法达到所追求的目标,以及自己的行为表现不符合社会规范时,为自己的行为或处境寻找自我认可的理由以摆脱焦虑或痛苦,以隐瞒真实动机或欲望,但有时这种理由实际上是站不住脚的。合理化常见形式为酸葡萄心理和甜柠檬心理。

8.代偿　也称补偿,当个体因本身生理或心理上的缺陷致使目的不能达成时,改用其他方式来弥补这些缺陷。

9.退化　也称退行。当个体遇到困难或挫折时,放弃已有的较成熟的应对方式而重新倒退到较原始的水平,用幼稚的方式应付困难或满足自己的欲望。

10.幻想　指一个人遇到困难时,利用幻想的方式使自己脱离现实,满足在现实中无法满足的需要和欲望。

11.幽默　是指当个体处于困境时,用幽默、诙谐的语言摆脱尴尬。通过幽默来表达攻击性或性欲望,可以不必担心自我或超我的抵制。在人类的幽默(笑话)中,关于性爱、死亡、淘汰、攻击等话题是最受人欢迎的,它们包含着大量的受压抑的潜意识中的欲望与冲动。幽默是一种积极而成熟、对个体心身健康有益的心理防御机制。

12.升华　是指把社会不能接受的本能欲望导向更高级的、建设性的能为人们所接受或者为社会所赞许的活动。不仅宣泄了内心的本能冲动,还可以使个人获得成功的满足感,而且其行为还有利于他人和社会。

### (三)人格发展

弗洛伊德把性作为潜意识的核心问题,通过对儿童生长发育过程的观察和回溯成年神经症患者的童年经历,将个体心理发展与生理功能[性力或称力比多(libido)是人格发展的动力]的发展联系起来。在人生的不同时期,个体性力满足的方式和部位不同。随着性力的满足,人格不断发展。按照性力的发展顺序和年龄的关系,他把人格发展分成五个时期。

1.口欲期 从出生到1.5岁。弗洛伊德认为,这个阶段的性敏感区或称"性感区"在口唇部位。这一时期婴儿主要通过吸吮、咀嚼、吞咽等刺激口腔的活动来获得原始性力的满足。口欲期不适宜(太多或太少)的满足可能发生固着或倒退至这一阶段而成为某些精神病的起因或形成口腔期人格。

2.肛欲期 1.5岁至3岁。弗洛伊德认为,此期儿童的"性感区"集中在肛门区域,主要靠排泄和控制大小便时强烈黏膜刺激所产生的快感获得性的满足。这个时期婴幼儿通常要接受卫生习惯的训练。如果管制得过严或者过松容易形成所谓的肛门期人格(如表现为邋遢、无条理或者过分干净、固执等),都会给将来的生活带来不良影响。

3.性器期 3岁到5岁。这一时期"性感区"主要转移到阴部,儿童开始注意两性之间的差别,对双亲中异性有更多的亲近感而对双亲中同性可能出现排斥感,称为俄狄浦斯情结或伊赖克缀情结;在主客体关系上由二重关系进入三重关系或三角关系阶段。弗洛伊德认为,后来出现的行为问题(如攻击、性心理障碍等)多是在此期发生性本能的停滞。在这个时期,和同性父母的竞争欲望使孩子产生阉割焦虑,但俄狄浦斯情结的解决也有助于儿童对同性父母的认同(儿童采纳父母的价值观和标准,并以超我的形式表现出来)。

4.潜伏期 青春期前,5~6岁到12岁。随着俄狄浦斯情结的解决,儿童进入一个一直持续到青春期的潜伏期。此时期儿童对父母及兄弟姐妹的兴趣减少,兴趣扩大到动物、学习、游戏和自然界等方面,因此原始的性力呈现出一段安静潜伏状态。这一时期的男女儿童之间,因情感上的疏远,在团体活动中多呈男女分离的趋势。

5.生殖期(两性期) 青春期至成年,随着躯体生物性成熟,兴趣转移到异性身上;性心理的发展也趋于成熟,与原上家庭内客体的心理社会性分离,建立家庭以外的亲密客体关系;性别的确定及个性的形成;认知功能继续发展;与文化和社会价值观进行同化及适应。

## 二、适应证

精神分析疗法是在治疗癔症、强迫症的临床实践中总结出来的。多应用于各种神经症,主要有分离/转换性障碍、强迫症、恐惧症、神经症性抑郁、焦虑障碍及性功能障碍等,以及某些身心疾病、人格障碍及心因性的躯体障碍。禁用于各种精神分裂症、重度抑郁症、躁狂症和双相障碍等,其他对如冲动性障碍、犯罪、严重物质依赖和严重边缘型人格障碍疗效有限。由于它耗时长效率低、费用开支大、对治疗师要求高等特点,因而在考虑这一治疗方法时必须对来访者作仔细甄别,一般要求来访者有比较强烈的自我求治动机;有一定的心理学头脑;人格完整;教育程度较高;有较好的治疗条件和环境支持;可以预见能够建立良好的咨询关系;有坚持长期治疗的打算;经济条件较好。也可以借助客体关系质量评定量表、心理学头脑评定量表等评定后再决定是否适合做精神分析治疗。尽管现在运用精神分析治疗法受到的制约越来越多,其本身也比较难于掌握,现在很少有人应用,但这一经典治疗方法的影响不可低估,其基本原理和经典的心理分析技术仍在不断改良和应用,并且作为各种心理治疗的基础,掌握一定的精神分析治疗技术还是十分重要的。

### 三、基本技术

精神分析的咨询方法是产生较早、影响较大的咨询法之一,自由联想、移情、释梦、阻抗、阐释等是其典型的方法和技术。

精神分析的咨询的关键就要通过自由联想和释梦,暴露其潜意识的内容,追溯来访者童年有关性的情结,对咨询师产生移情,然后处理阻抗,进行解释工作,以达到消除症状、提高领悟能力、彻底矫正人格的目的。

#### (一)自由联想

自由联想是一种与平常说话习惯相反的方式,也与我们所受到的教育相反,我们的教育告诉我们说话要三思,这种说话方式不利于内心世界的探索。

在面谈中,咨询师可以鼓励来访者想到什么就说什么,不需要想太多,不要事先筛选。当来访者愈能够做到自由自在地谈论内心世界时,就愈比较容易流露真情和欲望,所提供的材料就愈真实,与咨询师的互动关系也会愈多愈深。

1.自由联想具体做法 让来访者在一个安静与光线适当的房间里躺或坐在沙发床上,咨询师站或坐在其后,然后让来访者打消顾虑,随意进行联想,把自己想到的一切都说出来,不要怕难为情或怕人们感到荒谬、奇怪而有意加以修改,不论其如何微不足道、荒诞不经、有伤大雅,咨询师保证为来访者保密。

在进行自由联想时要以来访者为主,咨询师不要随意打断他的话,当然在必要时,咨询师可以进行适当的引导。

咨询师的工作则在于帮助对方回忆从童年起所遭遇到的一切经历或精神创伤与挫折,对其所报告的材料加以分析和解释,从中发现那些与病情有关的心理因素。特别是当来访者所谈的内容出现停顿或避而不谈时,往往可能是关键之处,有可能成为精神分析的突破口。

在弗洛伊德看来,浮现在头脑中的任何东西都不是无缘无故的,都是有一定因果关系的,因此可以从中找到来访者无意识中的矛盾冲突,把它带到意识中来,使来访者对此有所领悟,并重新建立现实性的健康心理。其中,自由联想的作用就是把引起来访者焦虑的潜意识心理冲突带到意识领域中,发掘潜意识中的症结所在。

2.自由联想的疗程 自由联想的疗程较长,一般要进行几十次,每周 3～5 次,持续时间几个月到半年以上。

**(二)释梦**

1.梦的理解——潜意识进行加工变成梦 弗洛伊德在为神经症患者进行自由联想咨询时,发现有许多人常谈起自己所做的梦,发现梦是通向潜意识的一条迂回道路。因此,他认为梦的内容与被压抑的无意识内容有着某种联系。当睡眠时,自我的控制减弱,潜意识的欲望趁机表现出来,但因精神仍处于一定的自我防御状态,所以这些欲望通过化装变形后进入意识成为梦象。因此通过对梦的分析最终可找到来访者被压抑的欲望。

2.梦内容的分类——"显梦"内容与"隐梦"内容 弗洛伊德认为,梦可以分为"显梦"内容与"隐梦"内容两个部分。显梦指梦境中所显示的具体内容;隐梦指这些梦境内容所代表的潜意识含义。

3.梦的工作与"二次加工" 释梦就是根据"梦的工作"的规律进行解析,来发掘梦者被压抑在潜意识中的矛盾冲突。梦的分析是把隐梦解开,揭示潜意识的动机。

"二次加工"指梦者在梦醒过程中,无意识地对自己的梦进行修改加工,使它比较有次序、合乎逻辑,或将梦中最有意义的东西置于次要与不显著的地位。

4.梦的分析 梦的分析是迅速进入潜意识的捷径。

梦的分析有三个方面:白天的痕迹、当时的刺激、潜意识。白天的痕迹是做梦前一天的残念。当时的刺激是睡眠时躯体方面的刺激。潜意识是幼年经验。

梦的分析的过程:请来访者描述一个梦;分析师启发来访者联想;分析师运用理论帮来访者分析梦,梦与理论相互印证。真正解梦的是来访者。

**(三)移情**

1.移情的定义 移情是指来访者把对父母或对过去生活中某个重要人物的情感、态度转移到咨询师身上,并相应地对咨询师做出反应的过程。移情的本质是转移关系。

在长期进行精神分析的咨询过程中,来访者会把自己对父母、亲人等重要人物的感情和情绪依恋关系转移到咨询师身上,把咨询师作为自己的父母、亲人等重要人物。其实质是来访者幼年时代的情绪态度被引出了潜意识,将咨询师看成是早年生活环境中和自己有着重要关系的人,并把曾经给予这些人的情感置换给了咨询师,它源自来访者与关键人物关系的体验。当一个人走进精神分析室时,已有四个人在场:来访者本人、他的父亲与母亲、分析师。

移情有两个特征:一是反应的强烈性与不相适宜性:如本来只是由于细微琐事预期对咨询师可能产生轻度的厌烦,但这时来访者却反应强烈、大发雷霆。二是反应的持久性:如对咨询师表现出的不现实、不相适宜的厌烦反应持续或一再发生。

2.移情的两种形式

(1)移情可分为正移情与负移情,又叫阳性移情和阴性移情。正移情也称为阳性移情,是指来访者对咨询师产生爱慕之情并希望从他身上得到爱恋的情感上的满足。负移情也叫阴性移情,来访者感到咨询师不公正、冷酷、可恨(似双亲的形象),并对他控诉自己在童年时期受到的不公平待遇。

（2）移情又有直接和间接移情两种形式，直接移情是直截了当地向咨询师表达自己的体验；间接移情是间接地表达自己的感受。

（3）有人根据咨询经验，把移情分为依赖、权力、性和讨好四类移情。

3.移情的作用　有人可以把移情的心理咨询过程比做按照旧地图找新路的过程。

弗洛伊德最早提出移情心理现象，并且将移情应用在心理分析与治疗当中，认为心理分析就是要分析来访者的移情。

移情是咨询能取得良好效果的重要条件，可以通过这种移情作用使来访者退回到儿童时期与父母之间的不正常的情绪关系并重新体验这种关系，同时通过对移情的解释，使来访者领悟到与咨询师的关系实际上是其先前的情绪扰乱的反映，这样就可以消除过去留下的心理矛盾，从而达到治愈的目的。

例如，有一位患者，从治疗开始不久就反复说，治疗师并不关心她，也不了解她，而且迟早会放弃不管她。虽然治疗师一再保证不可能出现这种情况，可患者一口咬定说："我还不知道，你假装关心我，对我热情，其实你关心的是别人……"当问到她小时候的经历时，才知道，她父亲遗弃过她。现在她把对父亲的感情转移到治疗师身上，认为治疗师也会遗弃她。因此，可以理解她为什么一直无法相信男人，也不敢与男人太接近，是唯恐再被遗弃而遭受痛苦。

4.移情的辨认　移情的辨认需要专门的操作技术步骤，可以从以下三个环节进行。

（1）建立咨询规范：从初次面谈起，便要建立一种有利于咨询的规范，创造一个有利于心理咨询的环境。在以后的咨询过程中，来访者仍做出违反规范的行为时，即是一个要注意的可能的移情现象。

（2）维持咨询规范的一致性：来访者对于咨询师的口头约定，一般并不会认真看待，作为咨询师应养成遵守心理咨询基本规范的习惯。如果咨询师单方面调整咨询基本规范，则将会不利于移情的辨认，因为基本规范已经乱掉，来访者的言行到底是移情还是受到基本规范变动的影响，就难以辨认了。基本规范是咨询师用来辨认来访者的言行是否是移情的依据，一旦基本规范不复存在，咨询师便失去辨认的依据。

（3）来访者背离咨询规范的非现实的言行就是移情：比如，在喜欢咨询师时，来访者自然想要延长面谈时间；在不喜欢咨询师时，故意不言不语；在不满足于专业的咨访关系时，则会要求改变为社交关系等。这些背离基本规范的言行，有可能就是移情。

5.有效觉察移情的方法

（1）鼓励自由联想。

（2）咨询师保持中性的态度：我们一般喜欢把来访者过分积极、热情、赞扬的态度归于来访者对咨询师良好工作的合理反应，而把敌对、拒绝、冷淡的态度归因于来访者性格的缺陷。然而，两种归因都不应及早做出，或许根本不应做出。相反，咨询师需要利用自己对移情反应的了解来增进自己的观察技能，并且无论移情反应是积极的还是消极的，都应保持接纳和中性态度。这种态度有助于来访者在不会顾忌被评价的气氛中，把自己的想法和感觉说出来。来访者愈能自由自在地和咨询师互动，自然投射出的材料愈多，咨询师越能探讨出来访者移情背后所要表达的真正含意。

(3)增加面谈的频率:心理咨询的实施通常是每周一次,每次50分钟,咨询师可以通过调整面谈的频率来调整移情。咨询师如果要减少来访者的移情,则可以将面谈频率减少;如果要增加来访者的移情,就可以增加面谈的频率。

(4)鼓励来访者探索咨访关系的现状:有助于澄清来访者的移情,帮助来访者了解自己是如何与人互动,包括与咨询师的互动,这种直接探索发生在两人之间的人际关系具有治疗性价值。精神分析取向的咨询师通常避免自我暴露,因为谈论自己的真实感受会使移情更混乱。如果来访者强烈要求精神分析的咨询师做出表里如一或真诚的反应,则这类咨询师通常会以职业关系避免直接反应。

6.来访者移情的处理

(1)提醒来访者其行为已经背离基本规范或咨访关系的界线:对咨询师的提醒来访者往往对移情矢口否认,声称自己对治疗师的感情十分恰当,没有必要去探究;或者即使有移情,也都是无关紧要的,并且早已消逝,不值得浪费时间和精力去探究其根源。作为咨询师应以关心的口气,询问来访者是否自己觉察到,并询问来访者什么让他表现这种行为,以及这些行为可能代表的含义是什么。

(2)在满足欲望之前要先处理和探索来访者的潜意识症结:心理咨询若要触及来访者的深层困扰,一定要先探索来访者的潜意识欲望。当来访者出现背离基本规范的行为,即表示来访者正在用不适当的方式,向咨询师表达其欲望,并要求满足,这便是来访者向咨询师投射移情的现象。咨询师在满足来访者的欲望之前或回答来访者的问题之前,要先与来访者探索其所提出的要求或问题,包括探讨其要求或问题背后的动机与可能的意义,以及是否有适当的方式来满足其欲望。

(3)处理咨访关系优先于心理问题内容之前:咨访关系是一个人际关系的实验室,来访者把人际问题与心理困扰,带进实验室与咨询师一起上演人际互动的种种现象,包括人际问题的诊断,新的人际行为演练,以及增进对人际关系的了解等。咨询师愈能处理和来访者之间的人际关系,就愈能有效地改善来访者的人际问题。

(4)不要立即满足来访者的欲望:来访者背离基本规范,通常代表来访者在寻求某种欲望的满足,包括要求咨询师提供更多的时间、更多的"爱"、更多的自由、更多的依赖,等。当来访者要求改变基本规范或改变咨访关系时,咨询师不要立即回答"可以"或"不可以",而是要先延缓来访者的欲望,帮助来访者觉察自己的欲望及其不适当的表达方式。

(5)咨询师要充分觉察自己的反移情:反移情容易影响对来访者移情的观察与辨认。弗洛伊德把反移情界定为咨询师对来访者移情的反应。在咨访关系中,来访者的移情与咨询师的反移情是同时存在的,一方面,咨询师要觉察和处理自己的反转移;另一方面,又要辨认和诠释来访者的移情。那么咨询师如果不清楚自己的反移情,甚至任意让其干扰来访者,咨询师要帮助来访者觉知自己的移情便会困难重重。咨询师只有充分的觉察与节制自己的反移情,才容易帮助来访者看到自己的移情。

### (四)阻抗

1.阻抗的本质 阻抗的概念最早由弗洛伊德提出。阻抗本质上是来访者对于心理咨询过程中自我暴露与自我变化的抵抗。

阻抗又称"抗拒作用",指来访者有意识或无意识地回避某些敏感话题,有意无意地使咨询重心偏移。也可以看作是阻止那些使自我过分痛苦或引起焦虑的欲望、情绪和记忆进入意识的力量。来访者起初都是主动来寻求帮助,希望咨询师帮助他们分析烦恼的原因,解除痛苦和困扰,但往往在实际行动中却以种种公开的或者隐蔽的方式否定咨询师的分析,抵制咨询师的治疗。阻抗是深入心理咨询和治疗的、不以人的意志为转移的伴生现象。心理咨询的过程,其实是一个阻抗的产生与冲破阻抗的过程。

弗洛伊德曾说过:"一个人能给别人做精神分析,但当他一旦被作为分析对象时,就会产生强烈的阻抗"。阻抗的根源是由于潜意识里有阻止被压抑的心理冲突重新进入意识的倾向,当自由联想的谈话接近这些潜意识的事实时,潜意识的抗拒就发生了作用,从而这些事实真实的表述就被阻止,因此阻抗的发生常常是来访者问题之所在,是问题的核心或真正致病情绪的症结所在的信号。

2.阻抗的表现

(1)要求解决问题的具体办法,回避咨询师深入探索:如强迫症来访者诉说他们被强迫动作折磨得非常痛苦,迫切地希望咨询师给他一种"灵丹妙药"或教给他们一些具体办法,使他们能增加一些控制自己的力量。当咨询师告诉他们,对那些症状只靠控制是不行的,实际上他们也控制不了,而是要深入思考,找出心灵深处造成这些症状的原因,重新用理智的态度来评价它,那些症状就会自然消失。他们常常不相信咨询师的话,坚持要求给他们具体办法而不愿深入思考。

(2)滔滔不绝与反复诉苦,阻止心理咨询师的解释:来访者在心理咨询过程中滔滔不绝的讲话,在积极回答咨询人员提问的表面背后隐藏了某种潜在动机,如减少咨询师讲话的机会,回避某些核心问题,转移注意力等。反复诉苦多见于神经衰弱患者:他们每次见到咨询师都反复倾诉自己的症状,而当咨询师询问他们引起发病的心理因素时,常常闭口不答,或不顾咨询师的提问,仍然不断地诉苦,以控制面谈的话题。他们急迫地要求咨询师快些治好他们的病痛,但不愿触及心理生活中的困难,正是这些心理困难才使他们的心理疾病迁延不愈。

(3)态度不主动,常以沉默的方式应答咨询师:这种阻抗形式常见于要求治疗的神经症来访者。他们都有一定的病感,口头上诉说被"病魔"折磨,迫切要求治好心理疾病,但行动上表现并不积极,常以沉默的方式应对咨询师。他们对咨询师的解释听不下去,或当时听了表示同意,认为符合他们的情况,似乎有不少体会。但在下一次面谈时,对咨询师的解释已忘了一大半,也不照咨询师的嘱咐写书面作业。这些来访者的家属也常向咨询师反映,说患者每次和咨询师面谈后,心情似乎好一些,症状有时也真的减轻了,但并不联系自己进行思考。

(4)进行理论交谈或直接辩论,为症状辩护:理论交谈指来访者竭力用心理学或心身医学术语与咨询师交谈,来访者这样做的目的是试图回避其自身的情绪问题。为自己的行为辩护是直接的阻抗方式。来访者表面上要去除症状,而内心又认为症状的心理和行为是合理的、必要的,只不过是过分了一些而已。这些来访者不仅从他们的感觉和经验说明症状的合理性,而且有的人还从书本上找到根据,根据上面的观点客气地和咨询师辩论,好像是在和咨询师进行学术性争论,而不是咨询。

(5)把原因归于别人,自己是受害者:这种阻抗形式主要表现在深入的心理咨询过程之中。许多带着烦恼的来访者常常诉说,引起他们烦恼的原因来自客观环境,是上级领导、丈夫或妻子,甚至孩子,使他们陷于苦恼的责任全在别人。照他们的想法,只有别人的态度改变,客观处境改变,才能使他们的烦恼得以解除。但是,如果深入了解,则可知道在大多数来访者中,其烦恼的主要原因都出自他们自己。当咨询师通过了解和分析,指出他们烦恼的内在原因时,他们往往要加以否认。这时,咨询师需要引导他们反复讨论,他们可能会有所认识。如果过早地要他们承认自己的责任,则常会引起更大的阻抗。

3.阻抗产生的原因　弗洛伊德认为,大多数患者对心理分析进行阻抗并不是有意与咨询师不合作,因为他们是自己来求咨询师帮助的,而是无意识地阻挡潜意识中的症结,不使它意识化。

(1)来访者不愿否定自我与不敢面对困难:在咨询过程中,来访者往往期望毫不费力地发生奇迹式的变化,在这种心理支配之下,由于对成长所带来的痛苦没有心理准备,往往易产生阻抗。这时,来访者可能会希望放慢改变的步伐,或停止改变旧行为、建立新行为的行动。一方面,来访者感到心理冲突和痛苦而要求改变;另一方面,又无意识地不愿意放弃和否定旧的自我,对促成改变的建议不自觉地进行抵制。这是在深入的心理咨询过程中,来访者表现阻抗的深层原因。面对自己过去相信的东西的瓦解是痛苦的,而建立新的信念和价值观也是很艰难的过程。

(2)不愿放弃各种既得利益,企图以失调行为掩盖深层冲突:一方面,来访者为失调的行为感到焦虑;另一方面,求助的积极性却并不高。阻抗的产生源于失调的行为填补了某些心理需求的空白,即来访者从中获得了某些利益。来访者因症状的出现缓和了内心的冲突,症状使患者得到了好处。弗洛伊德把这种好处叫作"一级获益"。这种不愿放弃的好处,患者本人是意识不到的。

神经症患者在患病以后,得到周围人的关怀、照顾,甚至可得到经济上的好处,弗洛伊德把这种好处叫作"二级获益"。患者对这种获益并非完全意识不到。如果病救治好了,症状消失了,那么他将失去这种获益,并且要面对充满矛盾与冲突的现实社会。来访者当然会对治疗自觉或不自觉地进行阻抗。

阻抗的产生更为隐蔽的原因源于来访者企图以失调的行为掩盖更为深层的心理冲突。例如,有些被人称之为酒鬼的人,其饮酒过度只是表面的行为问题。其饮酒不过是为了掩盖其解脱不了的心理矛盾,比如,工作上的失败,婚姻中的不幸,对以往行为的内疚、悔恨等。

如果咨询仅从表面问题入手,未能触及根本的问题,那么咨询必然会遭到某种程度的抗拒。

(3)来访者有对抗咨询或咨询师的各种不同的心理动机:来访者有各种各样的求助动机,其中有些来访者会带着抗拒咨询或对抗咨询师的动机。其一,把心理咨询看作是声讨某些人的法庭。其二,想证实自己与众不同或咨询师对自己也无能为力。其三,如果他们不来心理咨询,则其结果可能更糟。

4.解除阻抗的有效方法　根据经验,用以下方法在一定程度上可有效克服来访者的阻抗。

(1)正确地进行诊断:作为咨询师要善于弄清来访者的不信任与咨询阻抗的区别,还要善于弄清来访者的暴躁退缩等人格特征与咨询阻抗的区别。

(2)以诚恳助人的态度应对阻抗。

(3)调动来访者的主动性积极面对阻抗。

(4)咨询师要解除戒备心理:绝对不能把来访者的阻抗当成故意制造势端来对待。

(5)把阻抗的解除与移情的处理结合起来:有意识的直接阻抗容易克服,而间接的阻抗常以移情的方式表现,阻抗的解除还必须与移情的处理结合起来进行。负移情是阻抗的表现形式之一。

(6)适时阐释:阻抗是妨碍心理咨询与治疗顺利进行的重要现象。心理咨询的过程就是冲破阻抗的过程,心理咨询存在着阻抗与反阻抗的较量,由于阻抗自身的复杂性,要有效地解决来访者的阻抗,必须进行不断地实践与总结。

**(五)阐释**

1.阐释的定义　阐释就是指将症状的无意识隐义和动机揭露出来使其进入意识的一种方法,是克服阻抗的主要方法。阐释的过程就是咨询者对来访者的一些本质问题加以解释、引导和劝阻,使来访者理解自己一直没有理解的心理事件,把看起来似乎没有意义的想法和行为与可以理解的往事联系起来,使来访者逐渐理解阻抗和移情的性质,从而使症状渐渐消失。

2.阐释的重点　为了扩大阐释的作用,咨询者应当阐释过去的心理冲突或是当前的心理冲突,这在当前已经有了普遍为咨询者所接受的规则,即咨询时间越短、越不经常,就越不注重童年的基本冲突,而强调当前的冲突。

3.阐释的时机　这主要在于何时说明事件最为有效。一般而言,咨询师不要急于阐释,应当等待患者已数次谈到有意义的内心冲突材料而又弄不清楚时再进行阐释。

此外,当来访者情绪表现痛苦、显露出改变自身的愿望并对咨询师的观点有反应时,咨询师也必须稍等一会儿再阐释,这样才能使来访者重新注意内心的冲突和整个内心的关系。

# 第二节　人本主义疗法

## 一、基本理论

人本主义心理学是20世纪60年代在美国兴起的一个心理学流派,创始人是马斯洛、戈尔德斯坦、罗杰斯、奥尔波特等。他们认为有机体有一种发展自身潜能的内在倾向,人除了一般的生物潜能外,还有人所特有的心理潜能,如需要、动机。它有七个层次,自我实现或创造潜能的发挥是最高层次的需要,能给人"高峰体验"的喜悦,人能达到这一层次就是最有价值的,并且是最健康的。建筑在这一理论基础上的心理疗法,就是要实现对人的价值和尊严的关心,反对贬低的生物还原论和机械决定论。

人本主义学派,既反对精神分析学派的潜意识决定论,也反对行为主义的环境决定论,而主张从人的意识本身出发来研究人的心理。以人本主义心理学为理论基础的心理治疗法称之为人本主义疗法或人本疗法。其主要观点是治疗要以来访者为中心,不把来访者当作患者看待,治疗师只是协助来访者进行自我治疗和完善。人本主义心理学主要有两大理论。

1.马斯洛的自我实现论　马斯洛认为人类行为的心理驱力不是性本能,而是人的需要,他将其分为五个层次,好像一座金字塔,由下而上依次是生理需要(对食物、饮料、氧气、睡眠和性的需要);安全需要(对安全感、稳定性和摆脱恐惧、焦虑的需要);归属与爱的需要(对归属感、爱情、友谊和摆脱孤独的需要);尊重的需要(自尊和来自他人的尊重的需要);自我实现需要(对实现自己潜能、创造力、理想和信念的需要)。人在满足高一层次的需要之前,至少必须先部分满足低一层次的需要。前四层需要属于基本需要,可产生匮乏性动机,为人与动物所共有,一旦得到满足,紧张消除,兴奋降低,便失去动机。第二类需要属于衍生需要,可产生成长性动机,为人类所特有,是一种超越了生存满足之后,发自内心的渴求发展和实现自身潜能的需要。满足了这种需要,个体才能进入心理的自由状态,体现人的本质和价值,产生深刻的幸福感,使人格得到充分的发展和人格趋于完美,最后达到自我实现,马斯洛称之为"高峰经验"。马斯洛认为人的病态源于需要的匮乏或挫折,他认为心理治疗的过程就是使来访者逐渐接受无意识的冲动、真实的自我,从而达到自我一致、完整和统一的过程。

2.罗杰斯的自我理论　罗杰斯认为自我观念的发展形成,是个体在其生活环境中对他人、自己、事物的互动过程中得到的经验的集合。自我的和谐和冲突是自我论的中心。罗杰斯的以人为中心的治疗目标是将原本不属于自己的自我部分去除掉,找回属于他自己的思想情感和行为模式,用罗杰斯的话说"变回自己""从面具后面走出来",只有这样的人才能充分发挥个人的功能。人本主义的实质就是让人领悟自己的本性,不再倚重外来的价值观念,消除外界环境通过内化而强加给他的价值观,让人可以自由表达自己的思想和感情,由自己的意志来决定自己的行为,掌握自己的命运,修复被破坏的自我实现潜力,促进个性的健康发展。

## 二、适应证

人本主义疗法适应证广泛,尤其适合于各类神经症,不适合已呈精神症状的各种精神患者,此外还要求来访者要有主动求助的动机,而不是强迫治疗。

## 三、基本技术

人本主义治疗方法的实质是以下几点。

1.心理治疗的目的,不在于改变一个人的外界环境或操控其消极被动的人格,而在于协助来访者自省自悟,充分发挥其潜能,最终达到自我的实现。所以来访者是否自愿前来治疗很重要,如果来访者不承认自己需要帮助,这种方法就很难奏效。

2.建立具有治疗作用的咨询关系很重要,对来访者要真诚、尊重和理解。当这种关系存在时,个人对自我的治疗就会发生作用,而其在行为和人格上的积极变化也会随之出现。所以,治疗师应与来访者建立相互平等、相互尊重的关系。这样可使来访者处于主动地位,学会独立决策。

3.在操作技巧上,禁止试图操纵或支配来访者,主张在谈话过程中采取不指责、不评论、不干涉的方式,鼓励来访者言尽其意,直抒己见,以创造一个充满真诚、温暖和信任的气氛,使来访者逐渐从消极被动的防御性情感中解脱出来,不再依靠别人的评价来判断自己的价值。一般治疗时间和次数不固定,由来访者自行决定。这一疗法也可集体进行(10人为宜)。每周1~2次,集体治疗时,治疗师只能作为集体的一个成员参加。

# 第三节　行为治疗

## 一、基本理论

行为治疗就是以行为主义心理学为理论基础,根植于实验心理学发展的一门心理治疗技术。由于具有良好的可操作性,在20世纪50年代由斯金纳等提出后,在较短的时间内就已成为最重要的心理治疗方法之一。行为治疗的理论基础实质上是学习(包括制约学习和模仿学习),认为个体的任何行为都是经由学习而得到的习惯反应。心理异常实质上体现为行为异常,治疗的目的就是经由重新学习来矫正不良习惯,因此,行为治疗也被称为行为矫正术。其基本理论主要如下。

1.经典的条件反射原理　由于巴甫洛夫的著名消化腺实验研究而被大多数人所熟知。他在研究狗的消化过程时,偶然发现了铃声这个无关刺激可以由于食物的强化而逐渐成为食物的信号,继而发现了任何其他和食物出现相关的刺激单独出现时可以引起唾液的分泌。这种由制约刺激(铃声)转变为可以代替非制约刺激(食物)单独引起非制约反应(分泌唾液)的过程就称之为条件反射的习得。此外,巴甫洛夫还借由实验的方法得到了条件反射的类化、辨别、消退、自发恢复、二阶条件反射等一系列现象,他借由这些现象来推论人类行为的发展过程,并解释异常行为产生的原因。

2.操作性条件反射原理　主要出自两位心理学家的实验研究。在巴甫洛夫实验的几乎同时,美国心理学家桑代克用猫作为实验对象,开始了操作制约学习的研究。被关在迷箱中的猫,开始会采用各种方法试图逃出迷箱,最后偶然发现了打开迷箱的方法,以后猫被关入迷箱后,错误的行为会渐渐减少,成功的行为被保存了下来。桑代克由此提出了效果率,即特定的行为产生与这种行为能获得的效果相关,这是尝试错误学习建立的原则。之后,心理学家斯金纳改进了桑代克的方法,采用白鼠和鸽子为研究对象。他的一个著名的实验是:在斯金纳箱上有个小的圆孔,当圆孔被某种特定的光照亮时,鸽子去啄它就可以得到食物,这样,鸽子在一开始漫无目的的乱啄之后,碰巧啄到了有光的小孔,得到了食物,慢慢地鸽子就不会去啄其他东西而只啄小孔。进一步练习之后,鸽子更是学会了只在小孔有光时去啄。在这里,食物是一种积极的强化物,可以使行为出现的频率增多。同样地,消极的强化物(如电击)也可以改变行为出现的频率,不同的是,使行为趋向于不再出现。斯金纳根据这种实验结果,认为包括心理问题在内的大多数人类行为都是通过"刺激-强化-反应"过程学习到的。因此,心理治疗就是要改变对来访者起作用的强化物来改变他的行为。但是,人类行为毕竟是很复杂的,这种理论只适用于某些简单的心理行为问题,而对相对复杂的心理问题作用甚小。

3.学习理论　提出者是华生,而班杜拉的研究最为突出。他认为学习可以在没有强化物的情况下发生,个体仅仅通过观察他人的行为模式就可以达到学习的目的,他称这种现象为模仿学习。但他也指出,个体通过观察习得的某些行为模式可以不表现出来,而要使这些行为模式得到运用,还是要运用强化手段。班杜拉把模仿学习分为四个阶段。

(1)注意观察过程:即对某个行为模型集中注意力观察的过程。

(2)保持记忆过程:即记住所要学习的行为的过程,通常要运用言语进行编码。

(3)行为再现过程:即把脑海中储存的言语编码还原为有效行为的过程。

(4)建立动机过程:即个体需要有再现被模仿行为的动机。一般的动机是,可以得到奖励,内心超我的认同,看到过行为带来的好处等。

模仿学习理论的建立使行为主义心理学也可以解释一些较为复杂的人类行为模式,使行为疗法的适用范围得到了一定程度的扩大。

## 二、适应证

因为行为治疗的理论基础来源于实验,有比较好的可重复性和可验证性,学习和操作相对来说也较为简单,对于来访者行为模式的改变也比较明显,治疗效果在比较短的时间内就可以被很好地观察到,因而行为治疗的应用范围正在日益扩大,在现代临床精神病学、社会精神病学、行为医学、心身医学和临床心理学等领域都受到高度的重视。目前行为疗法不仅用于治疗各种神经症,如强迫性神经症、恐怖性神经症和焦虑性神经症等,还可以用于治疗各种心身病,如高血压、冠心病、心律失常、偏头痛、哮喘病等;不仅广泛地用以矫正儿童或成人的各种不良行为问题,如吸烟、吸毒、酗酒、赌博及各种反社会行为等;而且也用于矫治各种性功能障碍和性行为偏离。此外,在艺术表演和体育竞赛领域,在特殊教育、工读学校和劳教场所等部门也都在广泛地应用。其主要的适应证有:恐惧症、强迫症、焦虑症、儿童孤独症、学习障碍、药物依赖、窥阴癖、露阴癖、恋物癖、同性恋、癔症、神经性厌食、神经性贪食、慢性精神分裂症、精神发育迟缓的某些不良行为、轻性抑郁状态及持久的情绪反应等。

## 三、基本技术

1.放松训练　是行为治疗的基本技术,适用范围很广,除单独使用外,通常还可以作为其他治疗方式开始前、治疗间歇或治疗后消除来访者紧张感的方法。放松训练对消除紧张、焦虑、气愤、对立等负性情绪很有帮助,其原理和气功、坐禅、太极拳、瑜伽等类似,都是通过一定程序,通过暗示(内部或外部的)达到自我抑制的状态,降低机体的唤醒水平。最简单易学的放松训练程序是:让来访者找到一个最舒适的姿势;来访者在治疗师言语的引导下,分别开始放松手臂、头部、躯干、腿部;每一个部位的放松都遵循同样的过程,治疗师提示来访者注意要放松的部位,让目标部位保持一定时间的紧张,最后解除紧张,达到放松的目的。除这种常用方法外,我们自己在经过一定练习后,也可以独自做放松训练,方式可以因人而异,如在轻音乐中作自我想象放松,平时练习气功、瑜伽、茶道等,甚至在遇到紧张状态时做深呼吸放松,都是非常有效的方法。

2.系统脱敏法　"脱敏"来源于免疫学,是由南非治疗师沃尔普发明并最先应用的。主要用于治疗来访者在某一情景下的非一般紧张的焦虑、恐怖状态。系统脱敏法认为,焦虑或恐惧的共同点都是对本属平常、一般的刺激表现出过度、失常的反应(最典型、常见的例子是恐高症)。这种不正常的习惯反应也是个体通过学习而得到的,要矫正它也需要通过学习的手段,而矫正学习的过程也遵循一般学习从简单到困难的过程。这个过程分为四个阶段。

(1)确定焦虑(或恐惧)等级:在治疗师的帮助和指导下,让来访者对所有可以引发他焦虑(或恐怖)的事件的严重程度进行排序。

(2)放松训练:按照前面介绍的放松训练方法进行放松,目的是让来访者做好治疗准备,并能够在后面治疗过程中引起焦虑(或恐怖)的情境中运用,使身心松弛,降低焦虑(或恐怖)等级。

(3)想象试验:从焦虑(或恐怖)等级最低的情景开始,让来访者在想象中重现这一情景,然后运用放松技巧来对抗焦虑(或恐怖)反应,在数次重复练习后,这一情景的焦虑(或恐怖)等级会下降,直至不再引起来访者焦虑(或恐怖)就可以继续下一个情景。

(4)现实脱敏:即在现实中验证想象试验的成果,仍然是从焦虑(或恐怖)等级最低的情景开始,运用前一阶段的技巧来进行练习,直到最高焦虑(或恐怖)等级的情景也不再引起来访者焦虑(或恐怖),这就表示系统脱敏治疗已经成功。

系统脱敏法的一个极端方法又被称为冲击或满灌疗法。方法是在确定焦虑(或恐怖)等级后,直接让来访者面对最高等级甚至超出最高等级的情景,来访者面对最高等级的情景后,慢慢会发现并无致命威胁,焦虑或恐怖反应可能会逐渐减轻,甚至消失。使用这种方法一定要慎重,要确保来访者和家属明白治疗过程中所要面对的痛苦,并确保来访者没有重大身体疾病,明确后需要来访者和家属在治疗协议上签字,即使这些都能做到,冲击疗法也必须慎之又慎的使用,一般是在其他方法都不起作用时再考虑使用。

行为治疗的各种方法实质上都是学习的过程,系统脱敏也不例外。在一般学习的过程中,个体如能得到反馈,即获得自己学习进度的信息,学习效果会更好;同样,系统脱敏如果能借助生物反馈仪,让个体学会控制体内原本不能自由支配的活动,则治疗效果会更好。

3.厌恶制约法　厌恶疗法实质上是一种利用负性强化学习原理的行为疗法,即使用负性强化物来使个体放弃原有的不良行为模式的学习过程。如对于酗酒者,在其饮酒时给予一个负性强化——轻微电击,经过几次练习后,酗酒者就会把饮酒和电击联系起来,把对于电击的厌恶转移到饮酒上,从而习得了不饮酒的行为模式。

4.模仿学习和角色扮演法　这种方法是利用了模仿学习理论,使用起来也比较容易操作,目的就是让来访者观察正确的行为模式来达到治疗目的。常用的方法是先让来访者观察一段正确的行为模式,这可以通过看录像、由治疗师示范演示,让来访者了解正确的行为模式,再通过设置类似的情景,让来访者在其中扮演一定的角色,亲身体验刚才学到的行为模式。这种方法的一个特例就是决断训练,可以用来帮助来访者正确的表达自己的情绪、情感,适用于那些很难对他人说"不"或表达自己积极情感的人。治疗开始时,与一般的模仿学习法一样,让来访者观察学习正确的表达方式之后,布置家庭作业,鼓励他在真实生活中使用学到的方法,在下次来访时进行检查,对正确的方法予以肯定和鼓励,坚持一段时间后,来访者就会体验到正确的表达方式带来的好处,从而自觉地以这种方式行动。

5.正性强化法　是利用操作条件反射学习理论的一种方法,其实质和厌恶疗法类似,所不同的是强化法是利用正性的强化物来达到强化某种行为的出现;而厌恶法是使用负性强化物来使个体放弃原有的不良行为。在精神病院中经常会使用这种方法来管理、治疗患者,使用代币作为正性强化物来奖励患者的正确行为,当患者出现被许可、赞许的行为时,就发给他若干代币,此种代币可以用来兑换患者喜欢的物品或需求,如食品、看电视等,长期坚持,患者就会养成一个比较好的习惯。这个方法对少年儿童习得正确习惯效果也很好。

# 第四节　认知疗法

## 一、基本理论

以心理学中的认知理论为基础的心理治疗法,称之为认知疗法。这种方法是通过由治疗师的解说、指导、教育等来纠正来访者不合理的错误思想和观念,从而达到缓解症状,进一步协助其重组认知结构。认知疗法是一类重要的心理治疗法的统称,其中最著名的是美国心理学家埃里斯的合理情绪治疗法,本节就主要介绍这种治疗方法。

合理情绪治疗法主要是帮助来访者将困扰他的情绪理性化的一种方法,这种方法建立在如下几点对人性的理解之上。

1.人具有理性的一面,但也常常有不合理的、无理性的情绪,当人们是按照理性的思维行动时,通常是健康的、愉快的。

2.情绪是人思维的产物,多半是人内心内生的,是由于不合理的思维所产生的,很少是由外因造成的。

3.任何人都不可避免的有或多或少的不合理思维,如何转化这种不合理思维正是合理情绪治疗的目的。

4.人的思维是借助语言进行的,同样不合理的思维也是建立在不断重复的内化的语言上的,即不需要太多的事实依据,单凭内在语言自我暗示即可以形成信念。

基于以上几点假设,埃里斯提出了情绪产生的一般模式,称为 ABC 理论。其中 A 是指事件(activating event);B 是指个体对这个事件所持有的信念(belief),也就是他内心中对这个事件的解释;C 是这种信念产生的情绪后果(emotionalconsequence)。合理情绪理论认为情绪产生的关键在于 B,即个体的信念,同样的事件可能会由于个体持有不同的信念而产生截然不同的情绪后果,所以治疗的重点就在于改变个体的信念。举个例子来说明这一情绪产生的过程,大家可能都知道邻人盗斧的寓言故事:一个人的斧子不见了,由于平时他就对自己的邻居不满,所以就怀疑是自己的邻居偷走了,于是怎么看自己的邻居怎么像贼,后来斧子找到了,于是又觉得自己邻居的行为不像一个贼了。

我们对这个故事稍加修改,就是一个典型的合理情绪治疗的例子。第一步:某人(我们暂时称他为 M)的斧子丢失了,这是 A,也就是事件发生了。第二步:由于 M 平常就持有邻居不是好人的理念,此时更加加强了他这一信念(B)。第三步:由于这种信念,他开始怀疑邻居,但又苦于没有证据,所以很苦恼,茶不思、饭不想,陷入焦虑(C)。第四步:假设他因为此求助于认知治疗师,治疗师的治疗重点就在于改变 M 认为邻居一定不是好人的这一信念。

根据唯物主义的哲学观,任何事件都存在两面性,这一观点是我们认识世界、认识自身的根本思想。错误的信念一般特性就是违反这一基本原理,绝对化、以偏概全、不以事实为根据的夸大后果。如上例中的 M 就相信自己的邻居一定不是好人。如果治疗师在治疗中发现来访者具有以上特征的信念,一般症状的根源就在于此,此种信念一般会含有"必须、必然、肯定、永远、非黑即白"等字眼。

认知心理学起始于 20 世纪 50 年代中期,60 年代以后飞速发展,1967 年正式形成。1967 年美国心理学家奈瑟《认知心理学》一书的出版,标志着认知心理学已成为一个独立的流派,强调认知过程是心理行为决定因素。我国的范全盛、师建国、赵生民编著《认知医学》一书出版,提出了认知医学新概念:认知医学是专门研究矫正不合理的、歪曲的、消极的信念及信念体系,从而促进健康,预防心理紊乱、精神疾病、心身疾病和身心疾病的发生,发展和转归及思维技巧的一门科学。这一概念有力推动了认知治疗的发展和推进,所以认知心理治疗是一门关于思维的学问。

## 二、适应证

认知疗法适用于各种神经症和某些行为障碍的来访者,如情绪障碍、抑郁症、焦虑症、强迫症、恐惧症、疑病症、行为障碍、人格障碍、性心理障碍等。

## 三、基本技术

### (一)系统脱敏法

1.系统脱敏法的定义　系统脱敏法主要是诱导来访者缓慢地暴露出导致焦虑的情境,并通过心理的放松状态来对抗这种焦虑情绪,从而达到消除焦虑的目的。

2.系统脱敏法的创立　由精神病学家沃尔普 20 世纪 50 年代首创。

沃尔普的实验性神经症研究:在 20 世纪 40 年代末,在南非工作的一位美国精神病学家沃尔普,在动物身上做了一个很特殊的实验。沃尔普把一只猫放在实验室的一个小铁笼子里面,并定时电击这只猫,每次电击之前都呈现强烈的声响。多次实验后,即使不再电击但只要听到这种声响或看到铁笼,这个猫都会表现出明显的类似于人类的焦虑症、恐惧症反应。将患了实验性神经症的猫饿上几天,然后放回到小铁笼之中,这个猫就是很饿也不肯吃铁笼子里面的新鲜肉。即使是在实验室隔壁的房子里,对猫的进食也有一定的影响。这是猫对原实验环境产生了泛化防御性条件反射性缘故。即每当食物出现,猫就同时出现"饥而欲食"与"怕电击而后退"这样两种性质对立的反应,从而导致焦虑性的失常行为,即"实验性神经症"。

此后,沃尔普通过施用系统脱敏疗法予以治疗。沃尔普在离实验室很远的地方让猫进食,此时可能只有"饥而欲食"的正常反应,虽然间或有轻微焦虑恐惧的失常反应,但因食物的强化作用使正常反应抑制了失常反应,因而猫能够进食。到了下一次给猫食物时,沃尔普把猫向实验室的方向靠近一段,虽然猫起初会有轻度的恐惧与焦虑,但也因有食物的强化作用很快又适应过来了。沃尔普如此反复地让猫步步迫近实验室。循序渐进,逐步减少乃至最终消除了这只猫对该环境已经产生的强烈的恐惧反应。这时,猫又能在铁笼里平静地生活了,猫回到了原来的实验情境,进入铁笼中也能平静地进食,这样猫的恐惧和焦虑就被清除了。

通过这个实验,沃尔普联想到人类神经症的一些症状,对某些具体事物、情境的恐惧症,也可以通过类似的实验方法予以消除。沃尔普以此治疗程序运用到人类身上,并以全身松弛训练代替食物的作用,同时以想象自己暴露于恐惧的刺激情境面前代替实际恐惧情境的暴露取得了成功,从而创立了系统脱敏疗法。

沃尔普将条件反射的方法与杰克布松的逐步肌肉放松技术相结合,创建了系统脱敏疗法。1958 年,沃尔普发表了《交互抑制心理疗法》,这是行为疗法发展史上的一个标志,从此之后,行为治疗广泛地应用于心理治疗,目前,几乎所有的心理咨询和治疗工作都在以不同的形式使用行为疗法。

3.系统脱敏疗法的基本原理 亦称交互抑制法。其基本原理为,人和动物的肌肉放松状态与焦虑情绪状态是一对抗过程,一种状态的出现会对另一种状态起抑制作用。沃尔普认为这是交互抑制作用的结果,饥饿的猫进食后可获得一种满足和快意,正是这种满足和快意抑制了原先所有的恐惧焦虑反应。

4.系统脱敏法的步骤

(1)排列出焦虑或恐惧的等级层次表:首先找出使来访者感到焦虑或恐惧的事件,并用 0~100 的分值表示出对每一事件感到焦虑的主观程度,0 为心情平静,25 为轻度焦虑或恐惧,50 为中度焦虑或恐惧,75 为高度焦虑或恐惧,100 为极度焦虑或恐惧,或介于这些分数之间,然后将标示出的焦虑或恐惧事件按等级程度由弱到强依次排列。0,心情平静;25,轻度焦虑或恐惧;50,中度焦虑或恐惧;75,高度焦虑或恐惧;100,极度焦虑或恐惧。

(2)进行放松训练,以全身肌肉能迅速进入松弛状态为合格:一般需要 6~10 次练习,每次需时 30 分钟,每天 1~2 次。从沃尔普开创系统脱敏法时起,进行放松训练所采用的多是杰克布松所创立的渐进性放松训练法。这是全身性的紧张与放松相结合的训练法。在具体操作时,先将身体各个部位的肌肉逐个地进行紧张—放松训练,最后做到全身放松。在进行放松训练时,要求治疗室内整洁、安静、光线柔和,没有噪声干扰,让求询者安静地靠在沙发上,尽量舒适地坐着。在开始时,咨询师最好用口头指导语,同时作示范,让求询者照着做,这样可根据情况主动控制训练的过程。求询者在治疗室接受放松训练后,回家还要继续练习。这种放松法简便易行,较容易掌握运用。

(3)进入系统脱敏过程,进行焦虑反应与肌肉放松技术的结合训练。

5.系统脱敏法的种类　系统脱敏法可分为想象系统脱敏和现实系统脱敏。

(1)想象系统脱敏:让来访者处于全身肌肉放松状态下,由咨询师做口头描述,让来访者进行想象,从最低焦虑层次开始,想象 30 分钟,停止想象时报告此时感觉到主观焦虑等级分数,以不感到紧张害怕为止,再进入下一个焦虑层次,如此渐进直到通过最后一个焦虑层次。

(2)现实脱敏:现实脱敏是让来访者直接进入或接触导致焦虑的现实刺激或情境,使之体验焦虑和恐惧,反应多次以后,适应环境,不再恐惧焦虑,再将来访者引入下一层级的现实情境。如此,逐级反复进行,直到每一层级焦虑反应均被消除为止。这种治疗每周 1~2 次,每次 30 分钟左右。

在实施治疗过程中,选用哪一种方式要根据来访者的具体情况而定,如有的来访者只对现实刺激或情境感到焦虑恐惧,而对想象中的刺激或情境并不感到焦虑或程度很轻,这种情况采用想象脱敏效果就不理想。但想象脱敏方式较便于实施,也较易为来访者所接受,因而是咨询师经常采用的方式。

想象脱敏如要取得满意的可靠疗效,还需要经过现实脱敏的实施程序,如果来访者直接接触或进入现实刺激或情境也不再感到焦虑与恐惧,那么,这时才可以认为疗效是稳固的。

在实际治疗过程中也可以把两者结合起来先进行想象脱敏,取得了初步效果,增加了来访者的治愈信心和接受治疗的主动性,然后进一步再做现实脱敏治疗。

### (二)厌恶疗法

1.厌恶疗法的定义　厌恶疗法是将某些不愉快的刺激,通过直接作用或间接想象,与来访者需改变的行为症状联系起来,使其最终因感到厌恶而放弃这种行为。厌恶疗法又叫"对抗性条件反射疗法"。

2.厌恶疗法的原理　中国古代妇女为了避孕,故意延长哺乳时间,以致小孩到了 6~7 岁仍未断奶。而此时,要使孩子断奶,成人往往只能采用在乳头涂黄连或难看的颜色,使儿童望而生畏,产生厌恶感,以达到断奶的目的。

厌恶疗法是利用条件反射的原理,把令人厌恶的刺激与来访者的不良行为相结合,形成一个新的条件反射,用来对抗原有的不良行为,进而最终消除这种不良行为。

由于不适应性的行为常常可以给来访者带来短暂的满足和快感,这些满足和快意反复强化着那些不良行为,因而治疗的目的如要实现,所使用的厌恶刺激必须达到相当程度的强烈,使其产生的不愉快体验压倒原有的种种快感,才能达到削弱或消除不良行为的目的。

3.厌恶疗法的使用　实施厌恶疗法的具体步骤如下。

（1）确定靶行为：靶行为——只能挑选一个最主要的或来访者迫切需要戒除的不良行为。靶行为不仅要求具体，而且要尽量单一。

厌恶疗法由于结合着不愉快的刺激，故需有极强的针对性，因而必须首先确定想弃除的是什么行为，即需确定要矫正的行为——靶行为是什么。来访者可能具有多种不良行为或习惯，但不能都作为治疗的靶行为，而只能挑选一个最主要的或来访者迫切需要戒除的不良行为。因此，靶行为(症状)不仅要求具体，而且要尽量单一。

（2）选择厌恶刺激——要有足够的强度：常用的厌恶刺激有物理刺激、化学刺激和想象中的厌恶刺激。

1）物理刺激：如电击、橡皮圈弹痛等。

2）化学刺激：如催吐剂等。

3）想象厌恶刺激：口述某些厌恶情境，然后与想象中的刺激联系在一起。

（3）建立厌恶刺激与戒除行为的条件反射：在进行心理咨询时，厌恶性刺激应该达到足够的强度，通过刺激能使来访者产生痛苦或厌恶反应，持续的时间为直到不良行为消失为止。

案例：戒除吸烟的行为。戒除吸烟的行为可使用橡皮圈的方法，在来访者在手腕上套一个橡皮圈，每当吸烟的欲念出现时，便自行反复拉弹橡皮圈打击手腕，产生疼痛感，直到吸烟的欲念消失。

操作时要求：拉弹必须稍用力，以引起腕部有疼痛感，拉弹时必须集中注意力计算拉弹次数，直到想吸烟的想法从头脑中消失。也可以通过化学刺激的方法戒除吸烟的行为，让有吸烟癖好的学生先服用催吐药或注射催吐剂(泡泡糖)，然后再让其吸烟，这样他在吸烟时就会立刻呕吐，多次结合，就会形成对烟的条件反射，每当烟瘾发作时，就会出现呕吐的强烈印象，从而对烟产生厌恶感，达到戒除的目的。

4.应用厌恶疗法时应注意的事项　厌恶疗法是"作为最后一种选择"的疗法。

（1）咨询师不应过多使用，一般应在使用其他方法无效或不能用其他方法进行治疗时才可把厌恶疗法作为最后一种选择。

（2）在决定使用这种疗法之前，必须向来访者解释清楚，以便解除其不必要的顾虑和恐惧心理。并且在征得来访者同意后，才可进行治疗，以取得来访者的密切配合。

（3）在使用厌恶疗法时还应帮助来访者建立辨别性条件反应，必要时可适当运用相对的正性强化刺激。

5.思维阻断法　厌恶疗法的变式。这是治疗强迫性思维有效的技术。强迫性思维是强迫症的一种，这种症状的表现是，明知自己的某些想法没有意义，却无法控制自己不想。

例如，有一位来访者总是在想别人是否会偷走我的东西？一个来访者说他只要一看书，首先想到的是归纳段意。有一位学生睡在上铺，上床之后，总是担心自己的鞋没有放好，控制不住地查看鞋摆放的位置，重新放好，直到满意为止。有的来访者说他总是在想自己是否比别人聪明。

思维阻断法治疗强迫症的依据是：人的外在行为和内隐行为都可以通过抑制来阻止。

基本方法是：①进入放松状态；②让来访者想象那些使他焦虑烦恼的想法、念头或明知不对但不想不行的强迫观念；③这时告诉来访者"停止"，来访者也同时大声命令自己"停止"。

指导语：这是我的强迫症，是自己强迫自己，必须马上终止！反复默诵上面的句子，或大声朗诵。直到强迫思维完全终止为止。也可用停止呼吸阻断自己的强迫性思维。

### (三)冲击疗法

1.冲击疗法的定义　　最先撰文报告使用这种方法治疗患者的是一名内科医师(Crafts)，他在1938年出版的《心理学最新实验》一书中报告了一个成功的案例。有一个女患者，不敢驾驶和乘坐汽车，尤其是恐惧汽车通过桥梁和隧道。医师将她强行安置在汽车后座上，从她的家一直驶到自己的诊所，沿途桥梁接二连三，还要穿越长长的大隧道。途中患者极度惊恐，不断呕吐，战栗叫喊。行驶80km后，以上反应减弱。返回途中，她几乎没有上述各种反应，她驾乘汽车的恐惧永远消失了。医师虽治好了这位患者，但他不知道给这种治疗方法起一个什么样的名称。

20世纪60年代初，行为治疗家们又进行了一些临床实验，并正式将这种治疗方法命名为冲击疗法。什么是冲击疗法？来访者长时间地想象恐怖的观念或直接置身于严重恐怖的环境，以加深来访者的焦虑程度，同时不允许来访者采取逃避行为。当来访者发现自己最担心的灾难并没有发生时，焦虑反应相应消退。

2.冲击疗法的原理　　来访者的害怕恐惧反应是通过条件反射的作用学习得来的，如果没有真正的危害出现，那么来访者的恐惧情绪就没有必要存在，恐惧情绪就随之消退。冲击疗法适合于对有焦虑和恐惧倾向的来访者。

焦虑、恐惧等体验都是通过条件反射的作用而学习来的，某一事物或情境在一个人身上所引起的焦虑、恐惧体验，会激发他产生逃避的行为，不管这一事物或情境是否真的对他构成威胁，他都会去逃避，这种逃避行为又会导致焦虑、恐惧体验的减弱，从而起到负强化的作用，反过来还会增强逃避行为。因此，与其逃避，不如让来访者面对所焦虑、恐惧的刺激，这就是冲击疗法的一般原理。

3.冲击疗法的准备　　①体格检查；②制订冲击疗法协约；③治疗场地：最好就在治疗室内进行。

### (四)代币法

1.代币法的定义　　代币法又称奖励强化法、代币管制法。代币法是一种通过奖励的强化方式而形成某种期望出现的适应性行为的方法。即当来访者出现某种预期的良好行为表现时，立刻给予奖励，使其该种行为得以强化。

2.代币法运用

(1)确定所要改变的目标行为：咨询师与来访者都要知道所要改变的行为是什么，并对此达成共识。

(2)确定代币的类型：有价券、塑料筹码、小红花、小红旗或是记录分数、带有分值的小卡片等许多形式。来访者可以用获得的代币换取自己喜欢的东西。

(3)选择支持代币的强化物:即用代币可以换得食物、水果、参加某种有趣的活动等,与来访者商定奖励的内容,这一内容应当是来访者感兴趣并想获得的。

(4)建立代币兑换规则:即完成哪些行为可以得多少代币奖励,完成多少目标行为可以得多少代币,获得某种强化物需要付出多少代币,还要确定奖励的时间与方式。

### (五)放松法

放松法是一种重要的心理咨询方法。我国的气功、太极拳、印度的瑜伽术、日本的坐禅等都与放松法一样,以通过调整姿势、呼吸、意念而达到松、静、自然的放松状态。

1.放松法的咨询原理　放松状态下大脑皮层的唤醒水平下降,交感神经系统的兴奋性下降,机体耗能减少,血氧饱和度增加,血红蛋白含量及携氧能力提高,消化功能提高,有助于调整机体功能,提高心理能力。

雅可布松的渐进性放松法:渐进性放松法是美国医师雅可布松所创,他在 1929 年出版《渐进松弛》一书。

2.渐进性放松法的训练要点

(1)逐步放松以下四组肌肉

1)手、前臂、二头肌。

2)头、脸、喉、肩,包括额、颊、鼻、眼、颚、唇、舌、颈。

3)胸、胃、后背。

4)臀、大腿、小腿、脚。

(2)练习方法:躺着或坐着练。每块肌肉收缩 5~7 秒,然后放松 20~30 秒。做完全过程后可重复一遍,发现仍有紧张的部位可反复练习 2~5 次。每天练二次,每次 20 分钟,1~2 周即可掌握渐进松弛技术。练习时为提高松弛效果,应微微闭眼,注意力逐渐从一条肌肉移向另一条肌肉。不要用意志努力,也不需要想象,可以在放松时设想以下语句:丢开紧张——我感到平静和安逸;肌肉已经开始松弛柔软;紧张消融了;紧张离开了。

(3)放松训练的环境条件和准备阶段:放松训练应选择一处环境优雅、光线柔和、气温适宜的处所,周围不应有过强的干扰刺激。可以低声播放轻松、缓慢、柔和的音乐,音乐节拍为每分钟约 60 次为宜。患者训练前少量进食,但应排空大小便,宽松衣带、鞋带和颈部的衣扣。坐在舒适的椅子上,头向后靠,双手放于椅子扶手上或自然下垂置于腿上,两腿随意叉开相距约半尺,整个身体保持舒适、自然的姿势。

3.放松训练的指导语和具体步骤

(1)准备阶段:指导语:"我现在来教你如何使自己放松。为了做到这一点,我将让你先紧张,然后再放松你身上的肌肉群。先紧张后放松的用意在于使你能体验到什么是放松的感觉。因为只有知道了什么是紧张的感觉,我们才能更容易体验出什么是放松的感觉,从而学会如何保持这种感觉。现在,我让你先体验一下肌肉紧张的感觉。"(咨询师用手握住求治者的手腕,同时告诉求治者)"请用力弯曲你的前臂,与我的拉力形成对抗,请用力回收你的前臂,同时体验肌肉紧张的感觉。"(大约持续 10 秒)"好,请你放松,不再用力。尽量放松,体验感受上的差异。"(停顿 5 秒)"这就是紧张放松的基本用意。下面我将让你逐个使身上的主要肌肉群紧张和放松。从放开双手开始,然后是双臂、脚、下肢,最后是头部和躯干。"(停一下)"现在我请你……"

(2)放松阶段

第一步:"深深吸进一口气,保持一会,保持一会。"(大约10秒)"好,请慢慢把气呼出来,慢慢把气呼出来。"(停一会)"现在我们再来做一次。请你深深吸进一口气,保持一会,保持一会。"(大约10秒)"好,请慢慢把气呼出来,慢慢把气呼出来。"(停一会儿)。

第二步:"现在,伸出你的前臂,攥紧拳头,用力攥紧,注意你手上的紧张感觉。"(大约10秒)"好,现在请放松,彻底地放松你的双手,体验放松后的感觉。你可能感到沉重、轻松,或者温暖,这些都是放松的标志,请你注意这些感受。"(停一会儿)"我们现在再做一次。"(同上)。

第三步:"现在,弯曲你的双臂,用力弯曲绷紧双臂的肌肉,保持一会,感受双臂肌肉的紧张。"(大约10秒)"好,放松,彻底地放松你的双臂,体会放松后的感觉,注意这些感觉。"(停一会儿)"我们现在再做一次。"(同上)。

第四步:"现在,开始练习如何放松双脚。"(停5秒)"好,紧张你的双脚,用脚趾抓紧地面,用力抓紧,用力,保持一会,保持一会儿"(大约10秒)"好,放松,彻底地放松你的双脚。"(停一会儿)"我们再做一次。"(同上)

(3)结束放松阶段

咨询师:"这就是整个放松过程。现在,感受你身上的肌肉群,从下向上,使每一组肌肉群都处于放松状态。首先,你的脚趾,你的脚,你的小腿,你的大腿,你的臀部,你的腰部,你的胸部,你的双手,你的双臂,你的脖子,你的下巴,你的眼睛,最后,你的额头,全部处于放松状态。"(大约10秒)"请注意放松时的温暖、愉快的感觉,并将这种感觉尽量保持到1~2分钟。然后,我将从'一'数到'五':当我数到'五'时,你睁开眼睛,会感到平静安详,精神焕发。"(停1~2分钟)"好,我马上开始数数。一,感到平静;二,感到非常的平静安详;三,感到精神焕发;四,感到非常的精神焕发;五,请睁开眼睛。"放松训练的简化式也能很快地达到深度肌肉的松弛。整组肌肉须同时紧张,然后松弛。其他方法如前:紧张的持续时间是5~7秒,放松的持续时间是20~30秒,每一步也至少重复一次,体验紧张与松弛的不同感觉。

方法:①握紧双拳,拉紧二头肌和前臂,放松;②皱额,同时将头尽量向后靠,顺时针方向转圈。然后使脸部肌肉似胡桃状皱编起来:眼睛眯紧,唇并拢,舌抵上颚,肩膀下缩,放松;③深深吸气,同时弓起背,屏住气,放松,深深吸气,收缩胃,屏住气,放松;④将脚趾和脚向上拉,拉紧胫部,持续一会儿,放松,蜷曲脚趾,同时拉紧腿肚、大腿、臀部、放松。

4.放松训练应注意的问题　①第一次放松训练,作为示范的咨询师应同时做。为求治者提供模仿的对象;②坚持练习1~2周才会达到全身松弛;③肌肉收缩与放松之间应有足够的间隙时间,以便对松弛与紧张感有鲜明的对比;④会谈时进行的放松训练,最好用咨询师的口头指示;⑤如果求治者在放松过程中有严重不安感,则应停止治疗。

# 第三章　康复功能训练

## 第一节　日常生活技能训练

为了帮助患者早日回归家庭,回归社会,恢复社会功能,我们应该在临床治疗的同时开展相关的康复功能训练,其中基本一项的就是生活技能训练。生活技能训练包括下列几方面内容:①督促生活懒散的患者晨起后洗脸、刷牙、漱口,饭前便后洗手,注意清洁卫生,及时梳理头发,整理好自己衣冠。男性患者要督促其刮胡子,勤洗澡,及时更换衣裤、床单、被套、枕套。按时修剪指甲,可以每天晚上睡前洗脚;②按照气候、季节的变化更换衣服,按照不同的场合选择衣服;③做一些力所能及的劳动,洗衣、打扫室内卫生等;④帮助患者建立良好的生活习惯,如有规律地起床、睡眠、进餐等;学会利用公共设施,如打电话、乘公车等;⑤掌握一些基本的社交礼仪,如见面打招呼等;帮助患者学会合理理财,简单的炊事作业等,目的是使患者得到快乐,享受生活。

根据生活自理能力训练的内容,我们将具体的训练分为十课来讲述、学习与训练。其中每一节课都包括课程目的、训练程序和课后作业三部分。

### 一、小组活动介绍

1.相关知识讲解

(1)什么是生活技能小组:因为疾病造成了大家不同程度的功能缺损,以至于不能很好地自理生活,生活自理小组是让大家具备最基本的生活自理能力及日常生活中常用的简单的技能。

(2)训练内容及方式:训练内容包括洗漱、洗衣服、整理内务、理财(安全存放金钱、制订消费计划、利用银行服务)、利用公共设施(看站牌、乘用交通工具)、基本的社交礼仪(见面打招呼、交流技巧)、求助(求助电话号码、部门、人员)、基本的电话礼仪(接打电话的礼仪)、合理着装等共9项内容。训练方式为每周3次小组活动,前两次内容为学习,第三次为强化练习,每次课程40分钟。

(3)小组规则:准时参加;积极热情地投入,参与到互动活动中来;多实践。

2.实地操作

(1)准备:白纸、笔。

(2)操作:①组员做自我评价,谈谈关于生活技能的常见问题和注意事项,记录下来并进行讨论;②谈谈对参加小组活动的理解与活动的意义,记录下来并进行讨论。

3.课堂作业　谈一谈自己对第一次参加小组活动的感想。

## 二、洗漱

1.相关知识讲解

(1)刷牙:①选择牙刷的标准。原则是要有较好的清洁牙菌斑的能力,同时还要不伤害我们的牙齿。因此,牙刷要选用刷头较小并且刷毛较软的,同时牙刷的刷柄最好选择"~"形的,这样可以刷到比较靠后的地方,特别是最后一颗牙的远中面;②刷牙方式。建议实施"三三制",即三餐后及时刷牙并保持在 3 分钟,这样有助于口腔保健。正确的刷牙方法是,顺着牙缝上下移动,先外后内,再刷净咬合面,最后轻刷舌面 2~3 次,帮助去除口腔异味;③牙刷应当定时更换(3 个月之内换一次)。

(2)洗脸:①用温水洗脸,这样不刺激皮肤;②可以适当地使用香皂或洗面奶之类的产品,以便更彻底地清洁皮肤,去除油脂、细菌等。

(3)注意个人卫生的整洁与保持:①定期刮胡子、剪指甲;②定期洗澡,更换衣服;③晚上睡觉前要洗脚;④注意讲究卫生,如饭前便后要洗手,吃水果要洗净等;⑤仪容仪表的整洁与保持。

2.实地操作练习刷牙洗脸

(1)准备:牙刷、牙膏、杯子、洗脸毛巾、洗面奶或香皂。

(2)操作:工作人员示范讲解,然后小组成员逐个演示。

3.课程小结

(1)总结当天所学内容。

(2)强调重点的理论知识和操作要领。

(3)总结患者操作中存在的问题及提出改正建议。

4.课后作业

(1)在生活中保持洗漱的习惯。

(2)练习正确的洗漱方法。

## 三、洗衣服

1.相关知识讲解

(1)用适量的温水让洗衣粉充分溶解。

(2)将衣服浸泡在水内,20~30 分钟(掉色的衣服要分开浸泡,将衣服先浸泡在浓盐水里可减少衣服掉色,浸泡时间 2~3 小时)。

(3)洗涤:重点搓易脏的地方,如领口、袖口、胸前等。

(4)洗完后在清水里漂洗干净。

(5)晾晒:多数的衣服可以用衣架晾晒,羊毛衫、毛衣类的衣服沾水后会变得很重,衣架晾晒会自然下垂,使衣服变形,可将它们装入网兜内自然晾干。

(6)注意事项:①新买来的内衣最好用清水洗过后再穿;②内衣最好与其他的衣服分开洗,用专用清洗剂,并在阳光下晾晒;③有的衣服不能用水洗,这时要注意送去干洗,如毛料大衣等。

2.实地操作练习

(1)准备:洗衣盆、洗衣粉。

(2)操作:工作人员示范讲解,然后每人洗 1 件自己的衣服。

3.课程小结

(1)总结当天所学内容。

(2)强调重点的理论知识和操作要领。

(3)总结患者操作中存在的问题及提出改正建议。

4.课后作业

(1)在生活中自己洗自己的衣服。

(2)练习正确的洗衣服方法。

## 四、整理内务

1.相关知识讲解

(1)患者在家庭生活过程中,自己的房间应如何整理:①床单。床单要扯平,并将四周包裹床垫。枕头放在床头,被子放在对面;床底下不放东西;②家庭摆设。家具摆放整齐,简洁。尽量将物品放置在抽屉里,或者整理箱内;物品分类放置,有固定位置,以便使用时拿取方便,使用后放回原处;食物、药品放置在适合储藏的地方,防止变质;③衣柜。将不穿的衣服叠好整齐地放在柜子里,最好将衣服按季节,按内衣、外衣分类存放。

(2)如何套被罩、叠衣服:①套被罩:从被套外面抓住上边的 2 个角,要抓住不放,然后从里面把抓住的 2 个角从被套的开口处伸出去,抓住被子上面的两个角。再把被子从被套下面的口往里面拽,全部拽进去后,抖一抖。最后把底下的被角整理好;②叠衣服:以衬衣为例,扣上所有的纽扣,将衬衣正面向下平铺在床上,即背面向上。拎起右袖管,将右侧部分按领口宽度向左侧折叠,袖管部分从肩膀处开始折叠。左侧部分同。将衬衣底部拎起,按底线与领口重叠的规则折叠。

2.实地操作练习整理内务

(1)地点:社区活动室,准备被褥、被罩,供康复者操作练习使用。

(2)操作:工作人员示范讲解,然后指定患者操作,其余患者观看学习。

3.课程小结

(1)总结当天所学内容。

(2)强调重点的理论知识和操作要领。

(3)总结患者操作中存在的问题及提出改正建议。

4.课后作业

(1)在生活中定期整理自己的内务。

(2)练习正确的整理内务方法。

## 五、理财

1.相关知识讲解

(1)什么是个人理财:①个人理财 = 人 + 钱。我们每个人的一生,从生到死都要与钱打交道。因为,钱是我们生活的必需品,人的衣、食、住、行离不开钱,我们每天都在自觉或不自觉地运用和处理着钱财,这就是个人理财;②个人理财就是对个人(家庭)的财务进行科学的、有计划的、系统的全方位管理,以实现个人财产的合理安排、消费和使用,有效地增值和保值;③简单地讲,个人理财就是处理好自己的钱财。

(2)住院患者的理财要点:①安全存放金钱。住院期间自己保留小部分金额的金钱,家属留给自己的绝大部分零用钱可由工作人员协助管理;在院外学会利用银行服务;②按照基本的生活需要消费,做到量入为出;③能掌握常用货品价格,会根据消费做出财政预算;④懂得如何支配余钱;⑤适当的时候会予以讨价还价,掌握讨价还价的技巧。

2.实地操作练习理财

(1)准备笔、白纸。

(2)操作:在工作人员帮助下,让患者试做一个自己的理财计划。

3.课程小结

(1)总结当天所学内容。

(2)强调重点的理论知识和操作要领。

(3)总结患者操作中存在的问题及提出改正建议。

4.课后作业

(1)在生活中保持理财的习惯。

(2)练习正确的理财方法。

# 六、如何乘坐交通工具

1.相关知识讲解

(1)如何看站牌:①公交车站牌。认识站牌上箭头所指的含义。掌握到达同一个目的地有几种方法(几种车次);②地铁站牌。学会看地铁站牌,需要乘坐几号线,在哪换乘更方便等。

(2)乘车:①乘坐公交车。买票时应注意无人售票的须投币,使用公交卡刷卡须注意刷卡次数,是刷1次还是刷2次;②乘坐地铁。买票或使用公交卡刷卡(刷2次)。

(3)求助:乘公交车时找不到车站或是站牌较模糊时,可以找人求助,问路旁的行人或问交通协管员该坐哪路车;最简便的方法就是直接乘坐出租车,以便节省时间到达目的地。

2.课堂练习

(1)准备:本市的公交及地铁线路图。

(2)操作:患者根据自己的实际情况,熟悉常用公交地铁线路。

3.课程小结

(1)总结当天所学内容。

(2)强调重点的理论知识和操作要领。

(3)总结患者操作中存在的问题及提出改正建议。

4.课后作业 练习正确乘坐交通工具的方法。

## 七、基本的社交礼仪

1.相关知识讲解

（1）什么是社交礼仪：现代社交礼仪泛指人们在社会交往活动过程中形成的应共同遵守的行为规范和准则。具体表现为礼节、礼貌、仪式、仪表等。

（2）社区康复患者社交基本要点：①见面打招呼。每位病友要有见面打招呼的意识，要学会与人交流打招呼常用语："你好（您好）！""早上好！""睡得好吗？""最近工作忙吗？""今儿天气真好呀"；②交流。两人谈话时应注意要对对方有个尊称，"您"或对方的名字或是叔叔、阿姨等一些称呼用语；和别人谈话时要有目光或眼神的交流，不能东张西望，否则有不尊重对方的嫌疑；说话时要注意语气、说话方式，有时需要婉转一些，太直接了容易伤害到对方；别人在说话的时候，不能贸然打断；谈话时要有适当的距离，不要太近或太远。

2.角色扮演

（1）准备：设定5~6个社交场景（如清晨的第一次相遇）。

（2）操作：患者分为2人1组，选定各自的社交场景，练习打招呼及相互交流。

3.课程小结

（1）总结当天所学内容。

（2）强调重点的理论知识和操作要领。

（3）总结患者操作中存在的问题及改正建议。

4.课后作业  回家后，在1周时间内，至少要与10个人主动打招呼，并有对方签名（每人发1张纸，写道，"如此人与您主动打招呼，请您在此签个名字，谢谢"，工作人员签上名字）。

## 八、如何求助

1.相关知识讲解

（1）掌握紧急求救电话：120（救护）；110（匪警）；119（火警）；122（交通事故台）；114（查号台）。

（2）遇到突发公共卫生事件时的处理方法：了解在什么样的情况下应打哪个求救电话，如着火、生病或家里煤气漏气应打哪种求救电话。如遇到紧急情况须打求救电话时，自己一定要保持冷静，说话时要保持口齿清晰，并要告诉对方自己目前所在的详细地址，所发生的情况。

2.角色扮演

（1）准备：设定5~6个场景（如家里着火了，如何求救）。

（2）操作：指定患者选择任一场景，模拟求助实况，其他患者予以补充、讨论。

3.课程小结

（1）总结当天所学内容。

（2）强调重点的理论知识和操作要领。

（3）总结患者操作中存在的问题及提出改正建议。

4.课后作业　用家里电话给社区医师打个电话,汇报自己最近的病情。

## 九、基本的电话礼仪

1.打电话基本礼仪　①接听及时,最好在电话铃响三声内接听,如铃声响了很长时间才拿起听筒,在接听后出于礼貌要先向对方表达歉意,"抱歉,让您久等了";②拿起听筒后要自报家门,并向对方问好;③礼貌应答;④通话时语气要友好、谦虚、恭敬;⑤通话终止时要向对方道一声"再见",打电话的先说再见,接电话的后挂断,否则让人误认为有种不耐烦的感觉。

2.实地操作

(1)准备:用电话1台(可以不连电话线)手机一台。

(2)操作:工作人员示范讲解,然后患者轮流用电话或手机进行操作,以模拟的形式给站在另外一端的社区医师打电话。

3.课程小结

(1)总结当天所学内容。

(2)强调重点的理论知识和操作要领。

(3)总结患者操作中存在的问题及提出改正建议。

4.课后作业　用家里电话操作,每人给亲戚、同学、朋友打个问候电话,自己记录打电话的过程及内容。

## 十、合理着装

1.相关知识讲解

(1)TPO原则:着装应掌握TPO原则,即着装要考虑到时间(time)、地点(place)、场合(occasion)。总的来说,着装要规范、得体,就要牢记并严守TPO原则。TPO原则,是有关服饰礼仪的基本原则之一。其中的T、P、O三个字母,分别是英文时间、地点、场合这3个单词的缩写。它的含义,是要求人们在选择服装、考虑其具体款式时,首先应当兼顾时间、地点、场合,并力求使自己的着装及具体款式与着装的时间、地点、场合协调一致,较为和谐般配。

(2)时间:从时间上讲,一年有春、夏、秋、冬四季的交替,一天有24小时变化,显而易见,在不同的时间里,着装的类别、式样、造型应因此而有所变化。如冬天要穿保暖、御寒的冬装;夏天要穿通气、吸汗、凉爽的夏装。白天穿的衣服需要面对他人,应当合身、严谨;晚上穿的衣服不为外人所见,应当宽大、随意等。

(3)地点:从地点上讲,置身在室内或室外,驻足于闹市或乡村,停留在国内或国外,身处于单位或家中,在这些不同的地点,着装的款式理当有所不同,切不可以不变应万变。例如,穿泳装出现在海滨、浴场,是人们司空见惯的,但若是穿着它去上班、逛街,则会令人哗然;在中国,夏天女生可以穿小背心、超短裙,但她若是以这身行头出现在着装保守的阿拉伯国家,就显得有些不尊重当地人了。

(4)场合:你的穿着打扮必须考虑是什么季节、是否特定的时间,比如说工作时间、娱乐时间、社交时间等;必须考虑到要去的目的地、场合。工作场合需要穿工作装,社交场合穿正装。还有就是要考虑到你的目的性,比如为了表达自己悲伤的心情,可以穿着深色、灰色的衣服。一个人身着款式庄重的服装前去应聘新职、洽谈生意,说明他郑重其事、渴望成功。而在这类场合,若选择款式暴露、性感的服装,则表示自视甚高,对求职、生意的重视,远远不及对其本人的重视。

"云想衣裳花想容",相对于偏于稳重单调的男士服装,女士们的服装则亮丽丰富得多。得体的穿着,不仅可以使人显得更加美丽,还可以体现出一个现代文明人良好的修养和独到的品位。

2.角色扮演

(1)准备:设定 5~6 个场景(如参加某公司应聘)。

(2)操作:指定患者选择任一场景,描述自己如何着装,其他患者补充、讨论。

3.课程小结

(1)总结当天所学内容。

(2)强调重点的理论知识和操作要领。

(3)总结患者操作中存在的问题及提出改正建议。

4.课后作业　在生活中练习合理着装。

## 第二节　自主服药技能训练

服药技能训练课程的主要内容包括:为什么急性期、恢复期和维持期都需要药物治疗;按时服药的重要性;服药时的注意事项;常见药物不良反应的识别、处理及求助。

### 一、分级

按照患者自主服药的不同程度,将服药技能训练分为五级,从第一级到第五级,患者由护士紧密督促协助服药到完全能够自己保管药物、自主服药。其中详细的阶段划分如下。

第一级:认识药物的性状,剂量。药物由患者家属管理,家属摆好药物后让患者服药。每次服药时由家属告诉患者药物的剂量、性状(2 周时间)。

第二级:养成按时服药的习惯。药物由患者家属管理,家人摆好药物后,患者按指定的时间服药(2 周时间)。

第三级:学会药物的自我管理。药物由患者家属管理,患者在家人帮助下摆药,并按指定的时间在家人面前服药(4 周时间)。

第四级:学会药物的自我管理(日间)。药物存放在病房内的家庭药柜内,患者定时取药、服药,无须在家人面前服药。

第五级:学会药物完全自我管理。患者自行定时服药,无须家人督促。如服药过程或精神状态出现问题,患者会被降回第三级。

### 二、训练

我们把每一级患者需掌握的知识、技能和相关注意事项依次分为五课讲述。

**（一）第一级患者适用**

具体操作如下。

1.患者药物由家人保管,存放在家庭药柜内。

2.患者家人负责为患者准备所服药物。

3.每次服药时向患者介绍所服药物的名称、性状、剂量。

**（二）第二级患者适用**

1.具体操作

（1）患者药物由家人保管,存放在家庭药柜内。

（2）家人负责为患者准备所服药物。

（3）家人规定每次服药时间（注意与其他服药时间错开）,患者按照规定时间准时服药。

（4）家人按照患者服药情况填写服药技能记录卡。

2.评级准则　通过第一级训练要求的患者可升至第二级,即患者能连续1周准确认出每次所服药物的名称、性状和剂量及没有拒服药物的行为,病情稳定。

**（三）第三级患者适用**

1.具体操作

（1）患者药物由家人保管,存放在家庭药柜内。

（2）患者自行准备所服三餐药物,由家人查对。

（3）家人遵照医嘱帮助患者规定服药时间,患者按时服药。

（4）家人按照患者摆药及服药情况填写服药技能记录卡。

2.评级准则　通过第二级训练要求的患者可升至第三级,即患者在第二级训练过程中1个月内没有出现3次及以上无原因不能按时服药及没有拒服药物的行为,病情稳定。

3.监察制度

（1）患者的药物由家人保管,并须由家人直接检查和督导患者能否建立一个良好的服药习惯（即没有逾时服药,或忘记服药、取药错误,和漏服某些药物等）。

（2）为了方便记录患者的服药行为,每名患者均设有1张《服药技能记录卡》。当家人观察到患者在服药时出现问题,便会及时在表上做出记录。

（3）若患者在训练过程中在《服药技能记录卡》上1个月内有3次及以上未能按时服药或取错药的记录,继续留在第三级。

**（四）第四级患者适用**

1.具体操作

（1）进入第四级的患者,需要开始学习自行保管药物。

（2）药物存放在患者自己专用药柜内。柜门外贴上《完成服药颜色卡》,每次自行取服药物,服药后自行放回原位,并把《完成服药颜色卡》反转,以示其已完成自行服药。

（3）由家人为患者规定服药时间,患者按时到药柜处服药。

2.评级准则　通过第三级训练要求的患者可升至第四级,即没有 3 次及以上未能按时服药或取错药的情况记录,以及没有拒服药物的行为,病情稳定。

3.监察制度

(1)家人每天定时检查药柜《完成服药颜色卡》,查看是否有患者忘记服药。如果有,予以提醒,要求患者补服药物;如果没有,提醒患者将颜色卡翻转,并做详细记录。若患者经常称已服药但又忘记翻牌,家人要注意时时抽检药品,以确定患者是漏服还是忘记翻牌。

(2)如发现患者在适应上有困难或欠缺自信,家人需给予相应的帮助及督导。因不易准确、实时观察患者的一系列服药行为是否符合要求,所以药物清点只以患者余下的药物数量是否准确作为评估准则。

(3)药物清点按以下标准进行,持续 3 次药物清点中(每周 1 次),药量的差距在 2 日以内,而该名患者又能维持良好的服药习惯。

**(五)第五级患者适用**

1.具体操作

(1)患者可自己规定合适的服药时间,并于指定时间前后 30 分钟内服药;如需更改服药时间,可与家人协商,重新制订一个服药时间。

(2)若发现患者将药物随处摆放,丢弃药物等,家人要及时将药物收回,并降回第三级。

2.评级准则　通过第四级训练要求的患者可升至第五级,即在持续 3 次药物清点中(每周 1 次),药量的差距在 2 天以内,以及没有拒服药物的行为,病情稳定。

3.监察制度

(1)为了鼓励患者培养自行按时服药的习惯,减少对家人的依赖,家人不会直接监察患者的服药情况,但会随机地以间接的方法观察,在患者自定的服药时间观察患者是否主动服药。

(2)患者须接受家人每周清点 1 次药物。

(3)药量的差距在 1 天以内(以差距最大的一种药物为准),则患者可继续制订服药安排,以及维持 1 周 1 次的药物清点。

(4)药量的误差在 1~2 天,会对其服药行为重点观察,点药周期改为每 3 天 1 次。若在随后 2 次的药物清点过程中发现药量的误差仍维持在 1~2 天,则该名患者被降回第四级别;药量的误差在 1 天以内,则继续每周清点药物 1 次,以重新对其评估;药量的误差在 2 天以上,则患者被降回第三级别的服药行列;即使患者能通过家人的定期药物清查,维持药量误差在 1 天以内,但只要家人有理由评估患者有发病的可能,或服药可能出现问题,则视情况将其药物清点周期缩短至 3 天 1 次,甚至将其降至第三级别服药。

# 三、课后训练(供患者使用)

此部分内容的设置目的是更好地帮助患者参加并通过服药技能训练。通过本次训练,做到规律服药,以达到病情稳定、减少复发的目的,还可以了解服药的其他相关知识。

包括遵医嘱服药的意义,培训内容,入组标准,课程安排等内容。

1.关于课程的相关知识

(1)遵医嘱服药,可以减少疾病复发;达到最佳治疗效果;血药浓度稳定,减少不良反应。

(2)参加服药技能训练,我们可以学到:药物常见不良反应的识别;常见不良反应的应对方法;如何正确处理治疗和不良反应之间的关系;养成按时、按量服药的良好习惯,为出院后自己服药做准备。

(3)什么样的患者适合参加服药技能训练:愿意接受药物治疗;愿意接受服药训练。

(4)如何才能取得理想的训练效果:准时参加训练;按阶段要求完成所有训练项目;学习细节步骤、反复练习;除了在训练课上学习,课下也要注重实践和总结。

(5)服药技能训练的安排:依从性练习是采用小组的方式,每周 2 次,每次 30~40 分钟,共持续 2 周,使患者获得有关抗精神病药物的知识。

(6)服药技能训练的原则:早期参与、自我鼓励、循序渐进、执行统一、相信自己。

2.药物治疗相关知识

(1)急性期治疗:有效地控制症状,如幻觉、妄想、精神运动性兴奋、抑郁、焦虑等精神病性症状或情绪症状;减少患者的痛苦,防止自杀和因症状支配对他人产生的不良影响。

(2)恢复期治疗:防止已缓解的症状反复,进一步控制症状、提高疗效;便于医师进一步观察药物疗效和不良反应,以做出及时调整;促进患者更好地融入社会。

(3)维持期治疗:精神障碍的药物治疗和一些慢性躯体疾病治疗一样,症状控制并不意味着就可以停药。①维持治疗的目的主要是为了减少疾病的复发。有证据表明,精神分裂症、双相情感障碍等如果不坚持足够长时间的药物治疗,复发率高达80%以上;②减少残疾发生率:精神分裂症等重性精神疾病的致残率很高,而反复发作是高致残率的重要原因之一;复发减少了,患者的自信就会提升,生活质量也会提高,最终可重新回归社会。

(4)服药时注意事项:①在经医师调整药物后,患者应按时按量规范服用;②每天在同一时间服药,习惯成自然,防止漏服药物。另外,按时服药可以使血药浓度比较恒定,一方面提高治疗效果,另一方面可以减少不良反应的发生;③在服药期间禁止饮酒,尽量不饮用刺激性的咖啡、浓茶等;④禁止从事高空作业、开车等工作;⑤妊娠期、哺乳期女性要在医师指导下服药;⑥常见药物不良反应的识别及应对;⑦根据所服药物不同进行个体化的指导。

3.服药习惯训练

第一级:药物由患者家属管理,家人摆好药物后指导患者服药,每次服药时由家人告之药物的剂量、性状(2 周时间)。患者家属接受社区工作人员药品相关知识培训。

第二级:药物由患者家属管理,家人摆好药物后,患者须按指定时间服药(2 周时间)。

第三级:药物由家人管理,患者在家人看护下摆药,需按指定的时间在家人面前服药(4 周时间)。

第四级:药物存放在患者个人药柜内,定时取药、服药,但无须在家人面前服药。

第五级:药物自行管理,每次服药后签字,家人定期评估、检查服药情况,包括所服用药物的剩余量,服药后的反应等。

# 第三节　社交技能训练

精神病患者普遍存在社交功能缺陷,社交功能缺陷的表现为不会主动发起谈话、难以表达自身情感和解决现实问题的能力差等多个方面。社交技能缺陷影响了精神病患者建立和维持社会关系、独立生活和就业,严重影响了他们的生活质量和社会功能。

## 一、理论基础

1.社交技能的定义　每个人都生活在一定的社会环境中,他的行为也受着社会文化的制约。社交技能是指符合社会规范,得到社会认可的人际行为能力。社交技能包括衣着得体、谈吐得当、合理地表达感受、保持恰当的人际交往距离等内容,还包括能在不同场合做出相应的恰当行为。大多数重性精神疾病患者都不同程度地表现出社交技能缺陷,有的患者是由于开始患病时年龄小,没有学习过社交技能;有的是由于疾病严重或长期住院等原因丧失了这种能力。社交技能的缺陷使得许多患者难以建立和维持社会关系、难以成功地扮演社会角色,如在公司里扮演员工的角色、在家庭里扮演配偶的角色等,难以满足自身各种需要。通过提高社交技能,能使患者更多地利用婚姻、友谊、工作等有力的社会支持资源,减少挫折感,降低复发风险。

2.社交学习理论

(1)示范:很多患者很难通过他人的言语反馈来改变自己的行为,但他们却能够在观察小组工作人员的技能示范后改变自己的行为。

(2)强化:在每一项社交技能训练中,工作人员都要从头到尾对学员运用社交技能的行为给予足够的正性强化,同时还要引导小组其他成员也做出正性强化。高强度的正性强化、严格避免贬低或批评,能使学员感觉参加社交技能训练是一段相当愉快,而没有任何顾虑的学习经历。

(3)形成:精神分裂症患者在社交技能上取得的进步往往是一点一滴积累起来的。这要求工作人员留意学员行为中那些哪怕是极其微小的、看上去微不足道的改变。对这些微小的改变给予强化,学员就会有进一步的改善。

(4)反复学习:在社交技能训练中,学员在小组中以角色扮演的形式反复练习社交技能,小组结束后,还要以家庭作业的形式练习。小组工作人员的目标是为学员们提供尽可能多的机会进行练习,使他们形成习惯,能在恰当场合运用这些技能。

(5)推广:有效的社交技能训练,要求既能够让学员学会特定的社交技能,又能够在他们的生活中使用这些社交技能。社交技能能否得到推广是社交技能训练的最终检验标准。因此,社交技能训练在设计上就要最大限度地将学员在训练中学到的技能推广到训练之外的情景之中。学员在训练中学习了一种技能,训练结束后要完成家庭作业,在日常环境中练习技能。接下来进行的训练中还要复习家庭作业。工作人员或其他有关人员要鼓励学员在日常生活环境中使用目标技能。偶然出现一些情况时，也可以鼓励学员使用技能。鼓励社交技能的推广是社交技能训练的关键组成部分，经常还会要求与学员直接接触的其他人员也参与进来，以保证目标技能出现时能得到强化。

## 二、操作流程

1.明确为什么要学习技能　小组工作人员可以带有倾向地提问技能有什么重要性，通过这种方式来引导学员发现为什么要学习新的技能。学员得出了原因之后，下一步最好再提问不运用某种技能的不利之处。在某些小组，学员没有能力自己想出为什么要学习技能，工作人员可以直接告诉他们原因。为了检查学员们理解的情况，工作人员要鼓励他们换一种说法来复述根本原因。这样，正确的理解可以得到强化，错误的解释可以得到纠正。

2.讨论技能步骤

（1）技能步骤需要写下来并张贴在房间里的固定位置，让所有参与的人都能够看到。给学员们分发用大字体印刷的技能的各个步骤。（做成学员手册）以角色扮演的方式示范技能，然后和学员回顾扮演的过程。

（2）小组2名工作人员，一个人演示技能，另一个人做搭档。在开始角色扮演之前，工作人员先要告诉学员，他将要演示这项技能，而大家的任务是观察工作人员都运用了技能的哪些步骤。

3.进行角色扮演

（1）工作人员的角色扮演结束后，工作人员立即和学员们回顾该技能的每一个步骤，逐个步骤地引导他们说出这个步骤有没有表演出来。在回顾各个步骤之后，要求学员们从总体上评价工作人员进行的交流是否是有效的。

（2）角色扮演开始和结束要有明显的标志。要有专门进行角色扮演的位置，一般是学员围坐一圈，中心是表演区，开始角色扮演时，表演者进入表演区，工作人员说"现在开始角色扮演"。结束的时候，工作人员说"停"，表演者离开表演区。这样可以增加角色扮演的戏剧性，吸引那些没有什么兴趣的患者或那些存在认知损害的患者的注意力。

（3）基本技能的角色扮演，要持续至少15~45s，其他更复杂的技能需要的时间则更长。

4.请学员进行角色扮演

（1）工作人员要说明希望每一个参与小组的人都有机会练习这项技能。接下来就由一位学员和一位工作员进行角色扮演。

（2）学员的第一次角色扮演练习，要用工作人员演示过的同一个场景。

（3）要从那些合作的并且技能水平比较高的学员开始进行角色扮演，这样做有利于小组中技能水平比较低的成员在随后的角色扮演中模仿水平较高的成员。

（4）用要求的口气邀请学员参加角色扮演，"我希望你来做角色扮演"，而不要让他们自己主动出来参加。这样能更有效地请到学员。

5.给予肯定的反馈

(1)在学员们进行角色扮演后,总是要马上告诉他们具体什么地方做得好,必须要找到真正的优点。可以由工作人员给予肯定的反馈,也可以是工作人员引导其他学员给予。可以问"你们觉得××使用了这项技能的哪些步骤"。

(2)工作员们要注意保证这一阶段所有的反馈都是积极和肯定的,消极的或纠正的反馈出现后要马上打断。如果某个学员的表现实在太差,工作人员担心其他人找不到值得表扬的地方,可以引导他们注意目光交流、语气、手势等非语言的方面。工作人员要避免使用"还可以""还不错"等不是很肯定的评价。

(3)给予肯定反馈的时间是 0.5~2 分钟。

6.给予纠正的反馈

(1)纠正反馈应该是简短的、非批评性的、中肯的,越是针对具体的行为越好。

(2)由工作人员单独给予纠正反馈更为合适,因为这样能使学员最大限度地把注意力集中到那些关键点上。

(3)纠正反馈不需要详细罗列学员的所有问题,而应该集中到技能的 1~2 个关键点上。

(4)可以这样说:"你的角色扮演做得很好,要是……就会更好"。

7.安排同一个学员用同样的场景再进行一次角色扮演

(1)要求学员再次用同一场景进行角色扮演,要根据纠正反馈做出 1~2 处小的变动。

(2)再次进行角色扮演之前要给予参与者指导。

(3)指导要具体,要限定在 1~2 处最显著,而且是学员最有可能改进的方面。

(4)指导要用提要求的方式("我希望你能这样做……")。

8.给出进一步的反馈

(1)第二次角色扮演后也要给出肯定的和纠正的反馈。

(2)针对进步做肯定的反馈。如果学员没表现出工作人员所希望的进步,也要对别的表现得好的方面做出肯定的反馈。

(3)还是要把纠正反馈限制在 1~2 方面,点到为止反而效果最好,眼光要放得长远,过多的纠正会使学员失去信心。

9.安排其他学员进行角色扮演并做出反馈

(1)每一次角色扮演、适用于每一个学员的原则是都是同样的,针对具体行为的反馈和针对每一次微小进步的充分赞扬。

(2)除了第一个进行角色扮演的学员要求是比较合作,水平比较高的,安排其他学员进行角色扮演不要有固定的顺序。

10.布置课后作业并在下一次训练的开始进行复习

(1)社交技能训练成功的关键是要在现实环境中使用技能,所以课后作业很重要,无论怎么强调都不为过。

(2)布置作业的例子:"你们已经在小组中通过角色扮演练习过这项技能了,但你们还要在各自日常生活中再试着运用技能,这很重要。下次课要告诉我你们成功地运用了哪些步骤,还有哪些问题和困难。"

(3)作业布置得越清楚越具体越好,而且要在学员的能力范围之内。

(4)发给学员作业纸,让他们记录作业完成情况,下次开课的时候收回。

11.分享作业

(1)每次训练开始的时候先分享上次的作业。

(2)分享作业时让学员说出他在什么场合使用了什么技能,或者说说自己觉得当时可以使用什么技能但没有用。

(3)如果学员成功地使用了技能,就询问他的目的是否达到了。要指出运用技能的积极结果,这样参与者能感受到使用技能的努力得到了认可。

(4)如果某个学员使用了技能,但是却没有取得成功,工作人员可以发起一个简短的讨论,看看在这种场合可不可以用其他的方式来达到目的。

(5)对于没有完成作业的学员,要帮助他们确定什么场合适合使用技能。并在下一次布置作业的时候问他们有没有困难,帮助他们解决困难。

## 三、课程部分

具体的社交训练课程旨在训练四项基本技能(倾听、表达积极的感受、提要求、表达不愉快的感受)和会谈技能、有主见的技能、处理矛盾的技能、交友约会的技能、职业技能和维护健康的技能共 6 方面的常用技能,共设置 12 课。

工作人员首先需要熟悉理论基础部分的内容并熟练掌握,然后把这些理论应用此部分的授课过程中。课程的具体持续时间可以据实际情况而定。

### (一)基本社交技能

基本社交技能是有效人际交往的基石。这些社交技能包括倾听(还要让对方知道你在倾听)、以明确而有策略的方式向别人提出要求、向他人表达自己的感受(包括正性的和负性的)。对于很多社交场合来说,这些技能都是很重要的,并不仅限于亲密的人际关系。因此所有参加社交技能训练的患者都能从学习这些基本技能中受益。

这四项技能为组员提供了掌握其他更复杂技能所必需的练习和方法,所以称它们是基本技能。例如,要成功掌握诸如妥协和协商、表达不同意见这样更复杂技能就必须先学会倾听的技能。同样,掌握了提出要求的技能就可以帮助组员学习询问信息和提出约会的技能。另外,指导者还可以使用基本技能帮助组员熟悉社交技能训练的方法。

1.第一课(倾听)  在任何交谈中,让对方知道你在注意听他说话,这非常重要。对方知道你在听就更有可能继续和你说。你可以通过一些方法向对方表示你的兴趣。

(1)技能步骤

1)看着对方。

2)点头,或者说"嗯""对""我知道"等,让对方知道你在听。

3)向对方重复他所说的话。

(2)角色扮演备选场景

1)听一个人讲他的爱好。

2)听一个人讲他喜欢的电视节目。

3)听社区康复指导老师讲社区活动的制度。

4)听医师讲关于服药的问题。

5)听朋友讲最近出去玩的事。

（3）注意事项

1)原理部分是帮助患者明确为什么要学习技能(参考理论部分社交技能训练的步骤)。

2)由两个人进行角色扮演,一个人说,另一个人按照以上步骤练习技能。

3)听别人说话时患者经常难以集中注意力,第一次练习这项技能时很重要一点是要让角色扮演时间短(30s以内)而且简单。

4)这是工作人员第一次接触学员,要热情地向他们传递积极期望,即期望他们能通过小组的学习实现个人的目标并从中获得乐趣。

5)这一课的训练目标要简单,让学员不会有太多压力,要让他们在小组中有轻松、舒服的感觉。

6)以后每次都要在同一时间进行训练,这样做可以强化学员小组有一个正式治疗的意识,可以减少脱落。还可以和家属协商给予患者一些物质和精神上的奖励。

2.第二课(表达积极的感受)　当人们遇到一系列困难的时候,他们倾向于只关注自己的问题,而忘记了去注意其他人所做的积极的事情。注意积极的事情有助于增加人的归属感和成就感。而且当一个人知道他某件事做得很好的时候,就更喜欢重复做这件事来取悦别人。

（1）技能步骤

1)看着对方。

2)准确地告诉他这件事让你很高兴。

3)告诉他为什么你会高兴。

（2）角色扮演备选场景

1)有人做了一顿饭,你吃着很好吃。

2)朋友帮你解决了一个问题。

3)有人把你叫醒了,以便让你准时参加训练。

4)你去一个地方,家人开车送你。

（3）注意事项:有些患者可能会抗议,说做好事的人知道他们是在做好事,所以没有必要再说出来。小组工作人员可以提醒患者们,每个人都愿意被别人感谢。

3.第三课(提要求)　有时候必须要让别人做什么或者改变他们的行为,任何人的一生中都会出现这种情况。要求听起来像是命令或者唠叨,都会让对方不愿意接受。而用积极的方式提要求,没有那么大压力,才更容易得到满足。当然,也并不能保证对方肯定会满足你的要求,但是记住以下几点会对你有所帮助。

（1）技能步骤

1)看着对方。

2)准确地说出你希望他做什么。

3)告诉他你对这件事的感受。

4)提要求的时候可以这样说,"我请你_____""谢谢您,请您_____
_____""这件事对我很重要,请您帮我_____"。

(2)角色扮演备选场景

1)邀请某人和你一起去吃午饭。

2)请某人帮你干活或跑个腿。

3)向社区康复指导老师提出一个问题。

4)向朋友借 MP3 听。

5)请身边某人关小收音机。

(3)注意事项

1)这项技能训练不会使高功能的患者觉得枯燥,他们进行这项训练很重要。引导他们说出想提要求但是不知道怎么提的场景,进行训练效果更好。

2)对于低功能的患者来说,建议他们提要求时只说一句话,例如"谢谢您,请您_____
_____"。

3)要提醒组员,虽然以这样的方式提要求最容易得到满足,但不保证对方一定能答应他们。

4.第四课(表达不愉快的感受)   即使人们全力以赴去让别人满意,有时候也会把事情做得让人不高兴甚至生气。和别人一起生活,一起做事自然而然会发生不愉快的事。不愉快的感受有发怒、悲伤、担心、烦恼和焦虑。把感受表达出来有助于避免争执或者出现更糟糕的感受。但表达不愉快的感受时要注意就事论事。

(1)技能步骤

1)看着对方,说话时要冷静而坚决。

2)准确地说出对方所做的什么事使你不愉快。

3)告诉他,他这么做你的感受如何。

4)建议他如何避免以后再发生这种事。

(2)角色扮演备选场景

1)康复的病友在室内吸烟。

2)你看电视时爸爸换频道。

3)家属取消周末的见面。

4)和朋友约好一起吃饭,他迟到了。

(3)注意事项:这项训练要求小组成员确定不愉快的感受(技能步骤第 3 项),但不是所有人都能够做到这一点。一个办法是在第一次教这项技能的课上写出来一些不愉快的感受,列成一个表。这个表可以写在一个挂图上,然后把这个挂图放在小组角色扮演时能看到的地方。

**(二)会谈技能**

会谈技能包括以友好的、令人满意的、符合社交习惯的方式发起、维持和结束同他人的会谈。人类是社会动物,轻松而不焦虑的谈话能力对于保持自我的良好感觉和同他人进行交往的感觉都很重要。精神分裂症患者通常缺乏充分的会谈技能,部分是由于处理信息的速度缓慢,难以确定感兴趣的主题,结果在社交中经常表现得很糟糕。良好的会谈技能对于建立友谊和其他亲密关系非常重要,对于在工作场所和同事搞好关系也非常重要。对于很多精神分裂症患者来说,会谈技能的训练的目的既要增加人际交往的频率,也要改善人际交往的质量。良好的会谈技能要求能追踪对方的主题变化和非语言暗示,并做出自然的反应,因此要达到满意的会谈技能经常需要几个月的训练。对于很多人来说,要想同他人交谈得比较舒服需要大量的训练,但是他们也有很多机会同广大的不同的人来练习会谈技能。

第五课(发起并维持谈话):在很多场合你想和别人谈话。他可能是你不怎么认识的人,也可能是从没遇见过但又想认识的人。有时候人们可能会羞于发起谈话。有时候你希望有更深入的交谈而不只是简单谈几句,你可能希望谈得时间更长些,因为喜欢这个人,或者对所说的事很感兴趣。人们经常不知道如何使谈话继续下去,或者谈得很不舒服。我们发现,记住一些步骤更容易把这件事做好。

1.技能的步骤

(1)选择恰当的时间和地点。

(2)如果你不认识他,先做自我介绍。如果你认识他,说"你好"等问候的话。

(3)选择你想谈话的主题或者提一个问题。

(4)判断对方是否在听、是否愿意交谈。

(5)继续问你关心的问题,或谈你想谈的话题,或诉说你对某件事的感受。

2.角色扮演备选场景

(1)吃午饭时一个病友和你坐在一起。

(2)和表姐一起看电视,似乎她也喜欢这个节目。

(3)和别人讲你在报纸上读到的一篇文章。

(4)和治疗师谈你喜欢的某家饭馆的一道菜。

3.注意事项

(1)技能步骤中的第1~4项要求患者判断发起谈话恰当的时间和地点,谈话的对方是否对交谈感兴趣。因此,工作人员要花时间帮助患者寻找、确定社交暗示线索,这很重要。

(2)患者可能需要在帮助下确定谈话的主题。工作人员可以和学员们制订一系列主题用来发起谈话。

(3)患者可能难以判断在不同场合问什么样的问题是妥当的。工作人员可以用角色扮演的形式来帮助患者找到在不同场合可以问的妥当的问题。例如,将要训练的场景是吃午饭时一个人和你坐在一起,工作人员可以让患者先想出一系列他们觉得妥当的问题,以便在角色扮演时有选择的余地。

(4)工作人员需要区分"一般性"问题和那些更个人的问题。在小组中列举这两种问题的例子将有助于进行区分。

### (三)有主见的技能

有主见的技能是指能坦率地说出自己的要求、表达自己的感受(尤其是负性感受)、拒绝做自己不愿意做的事。多数人都发现,至少是在某些场合有主见(或者"维护自己的利益")是很有挑战性的,而精神分裂症患者这方面的技能更加欠缺。造成这种情况的部分原因可能是想要讨好别人、不想惹麻烦、不知道自己真正想要什么,或者就是不知道怎么说"不"。因此,教授有主见的技能要包括帮助患者认识在特定的社交场合,自己在做什么、不希望做什么。

精神分裂症患者经常需要通过大量的练习有主见的技能,才能在别人面前轻松地表达自己的意思。患者一般遇到的需要良好的有主见的技能的场合,包括处理和朋友、家人、医师(及其他治疗团队成员)、同事及主管之间的关系。学习有主见的技能,患者经常得益于讨论什么是别人对你的希望或要求,什么不是。不知道什么时候有主见才合适的患者,会受益于对一般社交场合的讨论和从其他学员那里得到的反馈。最后,可能还有必要告诉其他与患者接触的人,如治疗团队成员或者家庭成员,告诉他们患者在训练有主见的技能,以便这些人能支持适当的有主见的社交技能,而不是打消患者的积极性。

1.第六课(拒绝要求) 我们不能总是别人要我们做什么我们就做什么。我们可能没时间、可能感觉自己做不来,可能觉得这件事没有道理。但是,如果我们很没有礼貌地拒绝,可能会伤害对方,或者惹恼对方。如果我们没有明确拒绝或者说得含含糊糊,就可能导致误解甚至争吵。

(1)技能步骤

1)看着对方,说话时要冷静、态度坚决。

2)告诉他你不能按照他说的做。用类似的句子"抱歉,我不能＿＿＿＿＿＿＿＿＿＿＿＿"。

3)有必要的话给出理由。

(2)角色扮演备选场景

1)社区老师约您下午 2 点谈话,但您这个时间已经定好要参加培训课程。

2)妈妈叫你练书法,但你不喜欢书法。

3)妈妈叫你帮忙去超市买东西,但是你很累了。

4)朋友向你借钱,你没有。

5)你妈妈要你帮忙准备晚饭,但是你想去看一个电视节目。

(3)注意事项

1)培训老师需要提醒患者在有些场合,拒绝一些要求是不合适的,如要求患者遵守安全规定,患者应该听从老师的建议。

2)也有时候拒绝要求可能会对患者不利,比如拒绝服药或拒绝就医,因为这样做的后果很严重。这个时候鼓励患者使用妥协与协商的技能而不是拒绝要求,效果更好。

2.第七课(抱怨) 清楚地表达你的意见、礼貌地提出要求能避免很多不愉快的事情发生。但是,有时候还会发生不愉快的事情。这时候你需要抱怨,抱怨的同时给出解决建议效果最好。

（1）技能步骤

1）看着对方，说话时要冷静、态度坚决。

2）说出抱怨，就事论事。

3）告诉对方可以怎么解决问题。

（2）角色扮演备选场景

1）你睡觉的时候爸爸把你吵醒了。

2）妈妈做的菜太咸了。

3）买东西时售货员少找钱了。

4）你在餐馆点完菜很长时间也没有上菜。

（3）注意事项

1）这项技能要求学员在抱怨之前能确定适合抱怨的场合，工作人员可以在训练前鼓励学员们用头脑风暴的形式想出可能出现的场景。然后针对这些场合进行训练，这样学员们可以事先想想他们打算提出什么样的解决问题的办法。

2）工作人员要提醒学员们，虽然这是最好的表示抱怨的方法，但并不保证他们建议解决问题的办法一定被采纳。

### （四）处理矛盾的技能

解决同他人的矛盾的技能复杂而重要，满意的生活有很多方面都要用到这项技能，包括从他人的亲密关系中获得乐趣，以及使工作富有成效。处理矛盾的技能和有主见的技能存在部分重叠，精神分裂症患者经常会有处理人际矛盾的困难，这项技能对他们很有帮助。对矛盾的一般反应包括躲开出现矛盾的环境，或者简单地否认存在矛盾。这样的应对方式可以带来暂时的解脱，但矛盾并没有得到解决，从长远来看反而常常会使问题更严重。

教授处理矛盾的技能，很重要的一部分是教患者如何理解他人的观点，如何回应他人的观点，同时也要教他们如何表达自己的观点。让他人知道你明白他的观点，这意味着对他的理解和尊重，这样可以减少双方的愤怒和敌对情绪。积极的倾听技能，如换一种说法重复对方所说的话，对解决矛盾有非常大的帮助，这种技能可以通过经常的练习来掌握。患者会遇到很多存在潜在矛盾的社交场合，这些场合可以作为技能训练的焦点。这些场合一般包括和家人、朋友相处，同医师或者其他治疗团队成员协商治疗决定，在工作场所处理和同事或者领导的矛盾，同住院或宿舍的工作人员打交道等。除了从患者自身处了解情况外，收集经常接触患者的其他人提供的信息，对于了解患者在哪些场合产生矛盾可能有价值。

1.第八课(妥协和协商)　人们经常遇到意见不合的情况，即便他们想一起做事。这时最好能达成妥协。妥协，即双方达到基本满意，但通常需要放弃一些东西。妥协的目标是达到所有相关的人都能接受的状态。

（1）技能步骤

1）简要地解释你的观点。

2）听取他人的观点。

3）重复他人的观点。

4）建议妥协方案。

（2）角色扮演备选场景

1）你想和朋友去吃火锅,但是他那天不想吃火锅。

2）你和妈妈一起看电视,你想看演唱会,你妈妈想看电视剧。

3）全家人计划出去玩,爸爸说想去香山,你觉得还不如去颐和园。

4）你想让爸爸陪你去参观博物馆,但他有别的事。

（3）注意事项:不是所有患者都能理解协商和达成妥协的意义。因此,工作人员在角色扮演开始前要花时间解释这些概念,这很重要。可以这样解释,协商的时候,双方都要说明他想要从对方那里得到什么。所有的要求都说出来以后,双方必须重新探讨这些要求,从而达成妥协。通常,达成妥协的时候双方都能满足一些需求。

2.第九课(不同意他人的观点而不争吵)　不是我们接触的所有的人都会同意我们所有的想法和意见,正像我们不会完全同意别人。不同意他人的观点不一定非得导致不满或者争吵。实际上,如果人人的想法全都一样,生活也会变得很无聊。当你不同意他人的观点的时候,如能记住这几点,通常能把事情办得更加顺利。

（1）技能步骤

1）简要说明你的观点。

2）倾听他人的观点,不要打断。

3）如果你不同意他的观点,只是简单地说"行啊",来表示不同意。

4）结束交谈或者转到其他话题。

（2）角色扮演备选场景

1）你和爸爸对一部电影的好坏有不同的看法。

2）你和妈妈对于你穿什么样的衣服好看有不同的看法。

3）你和家人对于你应不应该去干卖报纸的工作(或做收银员、保洁等)有不同意见。

4）关于什么事对于帮你找工作最重要,你和爸爸有不同意见。

（3）注意事项:一定要强调这项技能是用在有不同的观点但不会产生严重后果的场合。在可能出现比较严重后果的场合,如不同意医师关于用药的意见,可以使用妥协和协商的技能。还有一些场合,任何形式的意见不同都会招致激烈甚至是暴力的反应,例如你遇到一个症状严重的精神病患者,这时候可能更适合使用离开的办法。

**（五）交友约会技能**

对于大多数人来说,生活质量很重要的一个方面是亲密的人际关系。但是精神分裂症患者经常会在与别人建立和维持亲密关系的时候遇到明显的困难。同时,改善人际关系也是很多患者的目标。改善人际关系可以提高他们的生活质量,也可以对他们的病情有积极的影响。因此,很多患者都对学习这项技能有很大的兴趣。

交友约会技能要求至少有基本的会谈技能。没有恰当地发起、维持、结束谈话的能力,想要直接发展友谊进行约会简直是不可能的事。进行交友约会技能训练的时候,也可以在会谈技能上再多下一点功夫。会谈技能对于发展和他人的亲密关系很重要,但还有两个领域的技能对于提高亲密关系的质量、长时间维持亲密关系非常关键,即有主见的技能和解决冲突的技能。

第十课(邀请):有时候你想邀请别人和你一起做点什么,他可能是你刚刚遇到的人,也可能是你已经认识的人。我们发现,如果你按照下面所列的步骤邀请别人时能更容易。

1.技能步骤

(1)选择合适的邀请对象。

(2)建议他和你一起做点什么。

(3)听他的反应,做出判断:①如果对方同意,就选择见面的时间、地点,有可能需要和对方协商;②如果对方表示他没有兴趣,说"没关系"。

2.角色扮演备选场景

(1)邀请朋友参加你的生日聚会。

(2)邀请一个异性朋友(或自己丈夫、妻子)一起去看电影。

(3)邀请一个刚认识的朋友一起去吃饭。

(4)邀请一个刚认识的病友去参加公园的健身活动。

3.注意事项

(1)有些学员在判断邀请合适的对象上有困难。工作人员在开始训练前需要花一些时间,帮助学员找到一些在判断谁可以是潜在邀请对象上需要考虑的关键因素。例如,学员可以问自己这样的问题"我和他有多熟?""我希望和他/她交男女朋友还是一般朋友?""这个人和我约会是不是合适(如,想和已婚异性交男女朋友,或者本人已婚还想再找异性做男女朋友就不合适等)?""我们之间有什么共同点"。

(2)工作人员需要提醒学员,总会有邀请被拒绝的时候。要事先准备好被拒绝,想出一些策略来处理可能出现的被拒绝的情况,比如对自己说"保持冷静、不要生气",学员们还可以向朋友或者自己信任的人倾诉自己被拒绝的感受。

**(六)职业技能**

多数精神分裂症患者没有工作,那些有工作的一般也会有很多困难。就业率低不代表他们不想找工作,他们很希望能有一份自己可以胜任的正规工作,得到相应的报酬,尤其是希望能和没有精神障碍的人一起工作。职业技能包括找到工作、保持工作和处理在工作中出现的问题。

有一系列与工作有关的社交场合需要进行训练。很多学员可以受益于面试的技能训练,尤其是当他想要找工作而没有专门的职业咨询师帮助。在工作中难免和同事、客户、领导进行交流,这就需要掌握有效的社交技能。这些技能包括我们已经学习的会谈技能、有主见的技能和处理冲突的技能,所以拥有这些技能有助于适应工作环境。但还是有一些与工作有关的比较特殊的社交场合,需要对学员进行训练。

第十一课(面试):要想找到工作,第一印象很重要,面试给了你这样的机会。我们发现如果面试之前准备一下自己可能被问到的问题,并按照以下几个步骤做,面试会变得更加顺利。

1.技能步骤

(1)和面试者进行目光接触。

(2)自我介绍,语气要自信。

(3)告诉面试你的人,你为什么想干这份工作。

(4)回答任何与工作有关的提问。

(5)表示感谢。

2.角色扮演备选场景

(1)参加超市收银员的面试。

(2)参加餐馆服务员的面试。

(3)参加医院志愿者的面试。

3.注意事项

(1)工作人员在训练开始之前要帮助学员列出一般面试最有可能问的问题。学员可以准备这些问题,如"你以前有没有工作经验?""你有什么能力?"的答案。

(2)需要花时间讨论面试中第一印象的重要性。还有必要讨论穿着打扮得体、注意个人卫生的重要性。

(3)需要反复提醒学员保持目光接触、说话镇定自信。

### (七)维护健康的技能

处理与健康有关问题的技能,包括了解自己的疾病和所服药物、到医疗机构求治的能力。但很多人都会对医疗机构产生恐惧心理。自己到医疗机构求治要用到几种技能,包括有主见的技能、集体生活技能、解决冲突的技能(如妥协和协商)。不难想象,即使是症状最轻的患者,能做到既了解自己的病情,又能主动到医疗机构求治已经很不容易,更不用说症状严重的患者了。对于精神分裂症患者来说,他们的疾病复杂,而且伴有注意范围狭窄、处理问题缓慢、认知功能紊乱等问题,要做到这几点更是难上加难。

精神分裂症患者往往需要在有主见、处理冲突等技能上进行全面的训练。此外,还要让他们了解积极参与维护自身健康的重要性。许多患者需要有关精神症状方面和药物如何改善精神症状方面的知识,同时也需要可能出现的其他身体疾病和症状方面的知识。最后,由于患者多少都会有过一些和看病有关的负性经历,很重要的一点就是帮助他们克服恐惧,说出自己的问题。

第十二课(如何就诊):为了更好地康复和预防复发,要定期去就诊。门诊时间通常很短,需要充分地利用好这段时间。我们发现事先做一些准备,并按照以下几个步骤去做,就能在就诊的时候取得更好的效果。

1.技能步骤

(1)事先列出问题清单。

(2)详细而简要地向医师诉说你的问题。

(3)回答医师所询问的问题。

(4)仔细倾听医师给你的建议。

(5)简单重复以确认自己真正听明白。

2.角色扮演备选场景

(1)你服药1个月了,觉得药物不管用。

(2)医师给你增加了药量,你想知道为什么。

(3)你感觉自己好像有复发迹象。

(4)吃药后你发胖了(或总是很困,不能上学/工作或月经不规律等)。

3.注意事项

(1)工作人员可以发起讨论,就诊前列出问题清单有什么重要意义(避免遗忘、节省时间等)。在某些程度上清单类似于日记,区别在于清单主要记录关于疾病的内容,包括精神及躯体症状、不良反应、想要询问医师的问题等;而日记里就可包含生活中的任何事情。我们建议用一个本专门记录就诊前的问题清单,这样便于保管。当然有人已习惯写日记而不愿写清单,这样也可以,但是要准确,而且为了保证简洁,在就诊前要把最近一段时间所出现的关于疾病的问题摘抄下来。

(2)工作人员应该强调学员理解医师建议的重要性,鼓励学员在不理解的时候多问问题,甚至可以找其他医师去问。

(3)就诊时常提到的问题,是药物不良反应的问题,关于这方面要注意以下几点:①精确描述不良反应的症状;②询问这些症状是否由于药物引起;③听医师讲解如何解决这些问题;④另一个经常问到的问题是调药,并不是所有想调药的想法医师都能够同意,如果不同意,妥协或协商的技能可能是有作用的。工作人员最好说明什么情况下可以减药,如医师认为病情稳定而又维持了足够的疗程或有严重的药物不良反应才可以减药;⑤向学员介绍维持药物治疗的时间。首发患者临床治愈后需药物维持2年,第一次复发患者治愈后需药物维持5年,2次以上复发患者建议终生服药;⑥本次课假定学员知道自己在吃什么药、为什么吃药并能初步判断什么是药物不良反应。如果学员做不到这几点则需要另外花时间进行相关知识的教育。

## 四、课后训练(供患者使用)

我们每个人都生活在一定的社会环境中,我们的行为也受着社会文化的制约,我们的社交能力也正因此而接受着挑战。在我们接触的患者中,大多数都表现出不同程度的社交技能的缺陷。有的人是由于开始患病时年龄小,没有学习过社交技能;有的是由于疾病严重或长期住院等原因丧失了这种能力。所以,我们根据这些因素,特意设置了关于提高社交技能的训练。

### (一)社交训练患者须知

1.社交缺陷的表现及危害　社交技能缺陷会使得许多人难以建立和维持社会关系,难以成功地扮演社会角色,难以满足自身的各种需要,从而使人表现出自闭、自我专注、缺乏对他人的关心、不能表达对他人的感受、不能体会别人的感受、在一些社交场合下感到羞涩、不敢与陌生人交往、不能够处理好人际关系、不能很好地解决问题等,最终导致难以融入社会。

2.提高社交能力的意义　帮助患者防止社交能力继续下降、并在原有社交基础上有所提高或解决部分社交缺陷,最终使患者能融入社会。

3.参加社交技能训练的收获

(1)积极有效的倾听。

(2)自如的表达内心感受。

(3)以恰当的方式提出要求。

(4)如何发起并维持谈话。

(5)自信的阐述自己的观点。

(6)通过协商处理矛盾。

(7)求职面试的技能。

(8)如何与医师有效的交流病情。

4.社交训练的预期目标　改善自我专注和自闭,恰当表达正性情感,能与周围人交流。并通过社交技能的提高,更多地利用婚姻、友谊、工作等社会支持资源,从而减少挫折感,降低复发风险。

5.为什么要以小组的形式进行社交训练

(1)小组的人员基本固定,大家都相对熟悉,可以畅所欲言。

(2)隐私内容相对保密。

(3)小组的训练形式和过程可以为大家提供尽可能多的练习机会,从而使我们练习的技能形成牢固的习惯,能像天性一样在恰当的场合中运用。

6.参加社交技能训练的成员及组织者是谁　每期训练均由6～10名患者组成,1～2名治疗师负责组织和引导,因为活动时需要由两人组队完成角色扮演,所以我们一般会见到偶数人参加较多。

训练的组织者是由社区的精防工作人员担任的,他们接受过社交小组的培训,并已组织过多期小组,有着丰富的经验。

7.社交技能训练的内容有哪些　社交技能训练内容包括四种基本技能、会谈技能、有主见技能、处理矛盾技能、交友约会技能、职业技能和维护健康的技能等。各项技能中又包括对倾听、提要求、抱怨、拒绝、妥协及面试等话题的细节讨论等。

8.每次训练课是怎么进行的　治疗师讲解本次要学习的社交技能注意事项,然后由他进行示范。大家以角色扮演的形式进行模仿,最后治疗师引导大家进行点评。点评以鼓励为主,也会及时纠正问题。每次训练结束前治疗师还要留下课后作业,为的是把所学到的技能运用到日常生活中去。

9.社交技能训练的课后作业及其意义是什么　社交技能训练的关键在于能在现实环境中使用这些技能,所以课后作业就是因此而设计的。每次课后作业的内容都是根据本次训练主题而定,旨在锻炼大家的实践能力。

10.哪些患者适合参加社交技能训练　当你自觉有社交技能缺陷、并且病情允许时,只要你自愿都可以参加社交技能训练。

11.社交技能训练的成员应遵守哪些规则　规则是由训练前大家讨论产生的,并且一定要大家一致通过,这样大家接受和遵守起来才会更容易。如:公平公正,每个小组成员间都是平等关系;尽量参加所有的小组活动,并且准时出席;开放自己,全身心投入小组活动;尊重其他组员,不随意批评或指责他们;与其他组员平均分享讨论时间,不与别人抢时间和话题;尊重自己的感受,不强迫自己在不自在的情况下发言;将所学知识与其他患者分享,积极投入互助活动,助人自助;思索小组活动内容,并尽力完成课后作业;当涉及其他组员隐私时,要为其保守秘密……

12.哪些人不适合参加社交技能训练　当您药物不良反应严重、注意力难以集中或躯体疾病严重时,就不建议您参加训练了。因为这时您会参加的很辛苦,并且影响您参加的质量。建议您等病情稳定之后再参加。

13.社交技能训练的时间安排　训练为每周3次,分别为每周一、周三、周五的上午,每次1小时的时间。1次训练周期为4周。

14.参加训练时您需要做些什么　准时出席;尽量完整的参加12次训练;第一次参加活动时做自我介绍;与大家一起协商讨论活动规则;每次活动过程中与病友分享自己的亲身体验;积极发言,与治疗师密切配合,尊重其他组员;扮演时全身投入表演,其他病友演完后主动鼓掌,按时完成每节课后作业。

**(二)社交训练课后练习册**

练习册的目的是帮助康复者更好的记忆训练步骤,不用担心,非常容易。第一步,技能步骤用来配合小组训练使用,空格部分在工作者讲授课程时会给以说明,这是训练过程中需要重点学习的地方,大家记录下来可以强化记忆。第二步,课后作业下一节课时会在工作者的指导下,与其他组员分享,这样可以帮助康复者将理论应用到实践之中。第三步,注意事项里点出了每次训练中需特别注意的地方,康复者在实践过程中可以有所侧重。

1.第一课(倾听)　在任何交谈中,都应该让对方知道你在注意听他说话。一方面这是应有的尊重,另一方面对方知道你在注意听就更有可能继续对你说。不礼貌的倾听有可能会影响我们的人际关系,所以这一课内容主要训练我们在倾听时该怎样做。可以通过以下的具体方法,向对方表示你有兴趣听他说话。

(1)技能步骤

1)我们训练小组的成员名字(最少记住3个)。

2)倾听时要注意交流,用或的方式让对方知道你在听;适当的重复对方所说的话,不轻易打断对方的发言。

(2)课后作业:在门诊就诊过程中,向自己的主管医师询问自己的病情及用药情况。

(3)注意事项:在这一课里你需要记住,倾听别人谈话时,注意眼神的交流,不要轻易打断别人的发言,因为那样会显得没有礼貌。

2.第二课(表达积极感受)　所谓"表达积极的感受",是告诉别人在他们帮助你、对你好的时候你的感受。当人们遇到困难的时候,他们倾向于只关注自己的问题,忘记了去注意其他人为他所做的积极的事情。注意积极的事情有助于增加人的归属感和成就感,能使人们之间的关系更加亲密。而且当一个人知道他某件事做得很好的时候,就更喜欢重复做这件事来让别人高兴。

(1)技能步骤

1)对方先帮助你了。

2)说出对方为你做了什么事。

3)告诉他你为什么会感谢他。

(2)课后作业:自己的亲属为自己做了很多事,选择其中之一向他们表达感谢。

(3)注意事项:有的人会认为做好事的人知道他们在做好事,所以没必要说出来。但是,你要记住,每个人都喜欢被别人感谢。大方地说出你的谢意吧,他们听了会很高兴的。

3.第三课(提要求)　有时候必须要让别人做什么或者改变他们的行为,每个人的一生中都会出现这种情况。命令式的要求,或者唠叨都会让对方不愿听从。而用积极的方式提要求,没有那么大压力,才更容易得到满足。当然,并不能保证对方肯定会满足你的要求,但是记住以下几点会对你有所帮助。

(1)技能步骤

1)看着对方。

2)准确地说出你希望他做什么。

3)告诉他为什么要他做这件事。提要求的时候可以这样说:"我请你＿＿＿＿＿＿＿＿＿""谢谢您,请您＿＿＿＿＿＿＿＿＿""这件事对我很重要,请您帮我＿＿＿＿＿＿＿＿＿＿"。

(2)课后作业:找人换零钱。

(3)注意事项:本次训练主要强调提要求的方式和方法,我们应着重强调"请"字的重要性,因为这样代表着尊重。虽然我们使用这样的方式提要求最容易得到满足,但并不保证对方一定会答应,所以当要求得不到满足时,自我心态的调节也是很必要的。

4.第四课(表达不愉快的感受)　所谓"表达不愉快的感受",是告诉别人他的所作所为让你不愉快。和别人一起生活、一起做事,自然会发生不愉快的事。不愉快的感受有发怒、悲伤、担心、烦恼和焦虑。把这些不愉快的感受表达出来有助于避免争执,避免出现更不好的感受。表达不愉快感受的时候要注意就事论事,不要把这次的事和以前的事联系起来,不要因为单独的一件事就给对方做出一个负面的评价。

(1)技能步骤

1)看着对方,说话时要冷静而坚决。

2)准确地说出对方所做的使你不愉快的事件。

3)告诉他,他这么做你的感受。

4)建议他如何避免以后再发生这种事。

(2)课后作业:如果遇到让你不愉快的事,把不愉快的感受表达出来。如果没有遇到,回忆以前的一件事;当时你有不愉快而没有表达出来,想想怎么表达出来最好。

(3)注意事项:本次训练的重点应注意,确定哪些感受是不愉快的。技能步骤中的第3步很重要,注意不要情绪化。

5.第五课(发起并维持谈话)　交谈是建立和维持友谊的重要方法。在很多场合,你想与之谈话的人可能是你不太熟悉的人,也可能是从没遇见过但又想认识的人。人们往往不好意思先开口和陌生人或者面熟却没说过话的人交谈。即使和对方说过几次话了,你还可能感觉每次都说得太少,不知道下一句说什么,或者说出话来让听的人感觉很不舒服,自己也感觉说的不得体。我们发现,记住一些步骤更容易把这件事做好。

(1)技能步骤

1)选择恰当的时间和地点。如果你不认识他,先做自我介绍。如果你认识他,说些问候的话。

2)选择你想谈话的主题或者提一个问题。

3)判断对方是否在听、是否愿意交谈。

4)继续问你关心的问题,或谈你想谈的话题等。

(2)课后作业:和一个你不太熟悉的人谈谈你在报纸上读到的一篇文章。

(3)注意事项:如果你想和他的交谈能够继续维持下去的话,可以适当地选择有共同兴趣的话题。在维持谈话阶段,问问题是一个好办法,但要区分"一般性"问题和"个人"问题,不要问陌生人或不熟悉的人诸如收入、学历、患有什么病等问题。可以问有关爱好、天气、新闻等问题。

6.第六课(拒绝要求)　我们不能总是在别人要我们做什么时就去做什么。我们可能没时间,或者感觉自己做不来,可能觉得这件事没有道理。但是,如果我们很没有礼貌地拒绝,就可能伤害到对方,或者惹恼对方。如果我们没有明确拒绝或者说得含含糊糊,就可能导致误解甚至争吵。

(1)技能步骤

1)看着对方,说话时要冷静、态度坚决。

2)告诉他,你不能按照他说的做。用类似的句子"抱歉,我不能＿＿＿＿＿＿＿＿＿＿＿＿＿＿"。

3)有必要的话给出理由。

(2)课后作业:妈妈叫你帮忙去超市买东西,但是你很累了。

(3)注意事项:拒绝的技能可以使我们更有主见,但有些场合拒绝要求是不合适的。比如,工作人员要求你遵守一些住院规定时。也有的时候,拒绝要求可能会对康复不利,如拒绝服药或拒绝就医,因为这样做会耽误治疗。这个时候,使用妥协与协商的技能而不是拒绝要求,效果会更好。

7.第七课(抱怨)　清楚地表达你的意见、礼貌地提出要求,这样能避免很多不愉快的事情发生。但是,有时候还是会发生不愉快的事情。这时你需要学会抱怨,抱怨的同时给出解决问题的建议效果最好。

（1）技能步骤

1）看着对方,说话时要冷静、态度坚决。

2）说出抱怨。

3）问对方可以如何解决问题。

（2）课后作业:课后如果遇到需要抱怨的情况,使用抱怨技能。如果没有遇到,回忆以前的一件事,当时你应该抱怨却没有抱怨,想想怎么表达出来最好。

（3）注意事项:怎样使一个不积极的抱怨变身为积极的抱怨,主要注意态度的坚决、头脑的冷静和就事论事的解决方法。当然,还有必不可少的建议。这些都能够很好的帮我们解决目前的困扰。但是需要记住,当我们提供了一些建议和解决问题的方法时,对方并不一定每次都会采纳,所以不能过多依赖抱怨。

8.第八课(妥协与协商)　即便人们很想一起做事,也经常遇到意见不合的情况。这时最好能达成妥协。妥协,即双方达到大体满意,但通常需要放弃一些东西。妥协的目标是达到所有相关的人都能接受的状态。

（1）技能步骤

1）说明你的观点。

2）明白他人的观点。

3）找出你和他人的观点分歧的地方。

4）通过协商和妥协,找到双方都可以接受的方案。

（2）课后作业:看电视的时候和一起看的人协商看哪个频道。

（3）注意事项:协商的时候,双方都要说明他想要从对方那里得到什么。所有的要求都说出来以后,双方必须重新探讨这些要求,双方都需要妥协一些方面。通常,达成妥协的时候双方的要求都能部分得到满足。

9.第九课(不同意他人的观点不必争吵)　我们的想法和意见不可能得到所有人的肯定,正如我们不会完全同意别人一样。不同意他人的观点不一定非得导致不满或者争吵。实际上,如果人人的想法全都一样,生活也会变得很无聊。当你不同意他人观点的时候,记住以下几点,通常能把事情办得更加顺利。

（1）技能步骤

1）简要说明你的观点。

2）明白他人的观点。

3）如果你不同意他的观点,只是简单地表示不同意。

4）结束交谈或者转移话题。

（2）课后作业:如果遇到和别人观点不同的情况,使用这项技能。如果没有遇到,回忆以前的一件事,当时你因为和别人观点不同而争吵起来了,想想怎么表达出来结果会更好。

（3）注意事项:本次训练主要记住两个词"不同意"和"不争吵"。当我们不同意他人观点的时候,争吵也许是最糟糕的解决办法。技能步骤第4步很重要,当我们发现不能继续深入地讨论的话,结束或转移话题也许更有用。

10.第十课(面试)　要想找到工作,第一印象很重要,面试给了你一个机会。如果面试之前准备一下自己可能被问到的问题,并按照以下几个步骤做,面试会变得更加顺利。

(1)技能步骤

1)和面试者进行接触。

2)自我介绍,语气要自信。

3)告诉面试你的人,你想从事这份工作的原因。

4)回答任何与工作有关的提问。

5)表示感谢。

(2)课后作业:试着总结自己的特长,并写一封求职信。

(3)注意事项:有时候即使我们写了很好的求职简历,也认真准备面试了,还是有可能找不到自己想要的工作,这时,你要知道,很有可能这不是你自己的原因。

11.第十一课(如何就诊)　为了更好地康复和预防复发,定期去就诊是必需的。门诊时间通常很短,需要充分利用。事先做一些准备,并按照以下几个步骤去做,就能在就诊的时候取得更好的效果。

(1)技能步骤

1)事先列出问题清单。

2)详细而简洁地向医师诉说你的问题。

3)回答医师所询问的问题。

4)仔细倾听医师给你的建议。

5)简单重复,以确认自己真正听明白了。

(2)课后作业:列一张问题清单下次就诊时用。

(3)注意事项:在这次训练中,我们可以什么都不了解,但是必须要记住一点就是如何列问题清单,因为这直接关系到我们和门诊医师之间的有效沟通。

12.第十二课(邀请)　你想邀请别人和你一起做点什么,他可能是你刚刚遇到的人,也可能是你已经认识的人,如果按照下面所列的步骤,可能在邀请别人的时候能更容易一些。

(1)技能步骤

1)选择合适的邀请对象。

2)建议他和你一起做点什么。

3)听他的反应,做出判断:①如果对方同意,可以约定见面的时间、地点;②如果对方表示他没有兴趣,表示没关系。

(2)课后作业:邀请一个刚认识的病友一起去锻炼身体。

(3)注意事项:不是每次邀请都会被接受,总会有邀请被拒绝的时候。要事先想出一些策略来处理被拒绝的情况,如对自己说"保持冷静不要生气"。同时,我们还可以向朋友或者自己信任的人倾诉自己被拒绝的感受。同时,本次训练是所有训练的最后一节,我们要说一些我们参加完整套训练之后的感受,必要时可以写下心得体会等。

## 第四节 职业技能训练

职业技能康复是精神障碍患者康复的一个重要内容和目标,是帮助康复对象进行计划和设想、给予职业咨询和职业训练、改善工作环境及解决与就业有关的问题等的过程。另外,通过职业康复,帮助康复者找回在工作生活中失去的信心和勇气,逐步恢复劳动能力,实现自我价值。

### 一、入选标准及作用

职业技能的训练对象是病情相对稳定、有学习和就业要求的患者。目前康复园开设的职业康复项目有一次性餐具加工、洗车、超市、话吧复印室等。

### 二、职业技能训练的特点

这些训练的目的在于提高患者职业技能水平,而不在于有多少经济效益。当然如果既能保证患者职业能力的提高,又能使患者有些经济收益,这对调动患者参加康复活动的积极性也是很重要的。

在职业康复工作进行中可以有效地融入多种康复技能,如生活技能的理财、洗衣、个人卫生的保持、对动物的养殖和关爱等。社交技能的语言表达、角色扮演、礼仪服务意识、遇事的解决和处理等训练,以及兴趣爱好和体能训练等。各种康复训练融入康复者的生活、工作当中,不断学习、强化,利于康复者接受和掌握。

### 三、职业技能训练工作制度及流程

#### (一)洗车房工作制度

1.洗车店员工作规范

(1)员工上班时间着装必须整洁干净。

(2)正确爱护和使用洗车房的物品和设备,使用前做好设备的检查,如发现问题及时上报。

(3)爱护洗车房的物品,不得挪为私用。

(4)有客户来洗车或咨询时,应热情接待、微笑服务,遇到不能处理的问题及时向上反映。

(5)洗车场地必须每天工作结束后清洁干净。

(6)不得擅自移动顾客车辆。

(7)洗车账目清晰,车牌、价格记录准确,每天做好结账工作。

2.店面卫生要求

(1)店面无污渍、无涂鸦文字,地面无积水、无积土、无废弃物。

(2)店内布置合理,物件摆放有条不紊,没有堆积的杂物。

(3)工具、设备应定位摆放,作业完毕应归还原位,保持洁净无污渍。

(4)样品及陈列架无灰尘、污渍,没有随意放置的物品。

（5）作业完毕即应进行现场清理,样品、工具、设备应擦干净,检查有无问题。

（6）毛巾、布块、蹭毯应清洗和拧干蓄水;易流失、易挥发耗材应有效封存,作业过程还应不时整理现场以时刻保持良好的店容店貌。

3.洗车店工作时间　夏秋季为上午 8:30~11:30、下午 14:00~19:00;冬春季为 8:30~17:30。

4.质量标准

（1）洗车质量标准

1）是否快速清洁脚垫。

2）检查汽车边、角、孔、缝是否清洗干净。

3）检查轮胎、轮毂是否清洗干净。

4）检查观后镜、车裙前后保险杆是否清洁无水渍。

5）检查四门边是否洁净无泥沙。

6）检查车身表面是否贴附毛巾的遗屑。

7）检查车内前档及侧窗玻璃是否洁净明亮。

8）检查工作台及仪表台是否洁净无灰尘。

9）检查所有烟灰缸是否倒过并清洗擦干。

10）内室沙尘是否吸净。

11）检查脚垫是否擦(干)净归位,客户寄存脚垫,应做好标记,统一归放。

（2）场地质量标准

1）作业完毕是否扫净地面全部积水。

2）水管是否收好归位。

3）吸尘器是否收好归位。

4）其他各项设备、用品是否收好归位。

5.洗车操作流程　由工作人员指挥车辆进入到冲洗地点→工作人员准备好冲水枪→水枪头对准车辆→按动电机开关开机→对车辆进行第一次冲洗→全车冲洗完毕关闭电机→用沥好的洗车液进行打沫→对全车进行仔细打沫→打沫完毕→对车辆进行冲沫→要求把洗车液全部冲洗干净→工作人员指挥车辆开到安全不妨碍下一辆车冲洗的地方→开始对全车外部进行擦拭→对车辆内饰进行擦拭→用吸尘器对车内饰进行吸尘做细部清洁→用毛刷刷洗轮毂→对全车再进行扫尾擦拭→全车擦拭完毕。

**（二）超市工作制度**

1.店面员工工作规范

（1）严格按照营业时间开门营业。

（2）上班时间工作服整洁干净,不能穿奇装异服,女营业员不能穿着暴露,男营业员不能穿跨栏背心,不能穿拖鞋上岗。

（3）每天清理卫生,逐一检查货架,确保整洁、安全,每月 15 日检查货品有无过期,将散放于各区域的商品归回原位,处理破损索赔商品,按需上货,列好上货清单,提前上报。

（4）微笑服务，使用文明用语。

（5）同事之间协调工作，轮换工作，有特殊情况需提前请假。

（6）记账按照规定要清晰、易于辨认，收费时用验钞机，避免收假币。

（7）认真交接班，每月月底盘点，并做好各项记录。

2.商品布置、陈列、销售

（1）一般商品的陈列

1）分类清晰。

2）价格从高至低顺序排列。

3）高价商品放置玻璃展柜易于看管的位置。

4）展示面统一，整齐。

5）重和易碎商品应尽量放置在下层。

（2）新奇商品的布置

1）整个货架或几个卡板布置同一促销商品。

2）商品交叉布置。

（3）货架头商品布置

1）销售量很大的商品。

2）新奇商品。

3）销售呈上升趋势的商品。

4）季节性商品。

3.超市工作流程　8:00 准备工作（打扫卫生、收银机开机、点清备用金），8:30 开门营业。14:00 交接班，交班时点清收入双人签字，上交康复护士签字保管；接班时点清备用金，检查货物发现有缺货及时补货。20:30 关门结业，点清收入双人签字、放入指定位置收好、机器日结并关机、检查各种设备没有安全隐患，锁好门窗。

**（三）话吧复印室工作制度**

1.员工工作规范

（1）每天按照规定时间开始营业，营业前要将话吧复印室卫生打扫干净，不留死角。

（2）复印机由康复护士指导、协助康复者使用，严禁其他人员擅自动用。非因公操作及使用不当造成设备、材料损失的，由责任人按损失程度予以经济赔偿并追究责任。

（3）要注意对机器进行日常保养，保持机器的清洁，保障复印机正常运行；对机器在使用过程中出现的问题、故障要有详细记录，并尽快上报给康复护士以便及时处理、解决。

（4）注意节约，反对浪费。应动脑筋想办法，千方百计以最小的消耗获得最大的效益，节约开支。

（5）遵守法规，对于国家禁止复印打印的内容不予打印复印，发现违法犯罪或可疑情况，及时向负责人报告。

（6）工作人员必须认真负责，保质保量为群众服务。详细登记请领复印用纸的规格、数量、类别、用途等,以便统一管理。

(7)注意用电安全,经常检查,复印机不工作时应处于休眠或关机状态,复印室内无人时应关掉复印机并切断电源。

(8)合理收费,严格按照收费规定执行,康复护士每天应将当天收入汇总记账并妥善保管,每月上交康复部。

(9)下班时应关好电源及门窗,做好防盗、防火等预防工作。

2.复印流程 按下总电源开关→开始预热→调整好纸张大小及墨迹的浓淡→打开复印面板→将要复印的页面按照方向大小摆好,要复印的面朝下→盖好复印面板→按下开始键复印→检查是否复印合格→将复印好的文件交给顾客→收费。

3.传真流程

(1)发送传真:开机→放入要传的文件→拨号→听到对方的传真信号→按下传真键→确认完成传真→收费。

(2)收传真:开机→将传真电话号码告知对方→按传真键→挂机→等待文件传送→确认完成→收费。

4.话吧流程

(1)拨打电话:营业前检查电话是否正常→顾客上门→告知收费详情。

拨打电话→通话成功开始计时→通话结束后→按照电话报时及实际时间收费。

拨打电话→通话不成功→确认后→不收费。

(2)接听电话:告知收费详情→同意后告知对方电话号码→对方来电→开始计时→通话结束后→按照电话报时及实际时间收费。

### (四)筷子加工车间工作制度

1.员工工作规范

(1)严格遵守企业制度,积极发挥主人翁的精神,爱岗敬业。

(2)严格遵守考勤制度,如有特殊原因不能按时参加者,请提前请假。

(3)严格按照工作程序进行,保质保量地完成任务。

(4)上班时间不得吃东西,不得聊天或做其他与工作无关的事,听从工作人员的安排,有问题及时反映。

(5)装好的产品要检查,合格品和次品要严格分开,以免出现质量问题。

(6)所出成品要码放整齐,包装箱上要字迹清楚地写明产品名称、数量及客户店名,杜绝出现缺数现象。

(7)每天工作台面要保持干净整齐,废料、次品不得随处乱扔,下班后主动将自己工作区内的废料放入废料区。

(8)每天所使用包装箱、袋、牙签等,按使用量领取,不得多取、浪费、多报、多拿等。

(9)工作中如有身体不适或其他原因及时与工作人员讲明。如如厕、吸烟等返回后必须重新按要求洗手、消毒。

(10)爱护本室设施,注意安全。本室内任何物品不得带出车间。

2.筷子加工技能训练流程

（1）技能训练前准备：车间主任安排工作，由康复护士带领康复者到库房领取此次训练物品如各种筷子、湿巾、包装袋、箱皮、胶带等。

（2）工作分组：筷子加工技能训练分 3 个步骤，由康复护士把康复者分为 3 组作业即手工包装筷子湿巾组，餐具热压封口组，成品计数组。

（3）筷子加工技能训练：筷子加工技能训练过程中，康复护士全程观察指导康复者，观察康复者的表现并做好记录及出勤情况。

（4）成品入库：全天训练结束前，车间主任、康复者、康复护士一起将成品运入仓库并记录成品数量。

（5）训练结束：康复护士记录此次训练的过程及康复者的康复情况。

# 第四章　精神分裂症

精神分裂症是最常见的一种精神病,其原因不明,发病机制仍是未完全澄清,多起病于青壮年,常有感知、思维、情感、行为等多方面的障碍和精神活动的不协调。一般无意识障碍和智能障碍,病程多迁延。近百年来,许多国家的精神病学家均对它进行过描述,尽管意思不尽相同,但总的临床表现、病程、转归趋于一致。

## 第一节　病因与发病机制

### 一、遗传方面的研究

1.家系研究　普通居民的患病率为1%,精神分裂症同胞患病率为8%,双亲之一患有精神分裂症的其子女患病率为14%,双亲均患有精神分裂症的其子女患病率为40%,血缘越近,患病率越高。

2.寄养子的研究　Heston调查母亲患有精神分裂症的子女共47名,生后3天,即自动寄养在健康的父母家庭,对照组健康母亲的子女50名寄养在其他健康的家庭,检查时子女已36岁,结果母亲患有精神分裂症的子女中有5名诊断为精神分裂症,而对照组无一例,该研究支持精神分裂症遗传因素重于环境因素。

3.孪生子的研究　目前报告MZ的同病率为50%,而DZ的同病率为10%。

4.分子遗传学的研究　通过连锁分析,用限制性片段长度多态进行基因定位,精神分裂症与染色体部位有许多关联,如长臂染色体5、1、18,短臂9和X染色体均被涉及,大量文献表明异源性遗传为精神分裂症发病的基础。

### 二、脑结构的改变

1.尸解研究　表明精神分裂症患者的大脑比正常人轻且小,侧室有扩大,特别是前颞角,内侧颞叶结构体积缩小如海马旁回、颞叶回,这些改变均趋向于大脑的左侧。

2.组织学研究　表明在海马、颞叶皮质、扣带回,内鼻侧皮质的细胞结构紊乱,这些与胶质细胞的增生不一致,可能由于晚发性细胞异位或当脑发育时神经细胞分化障碍,也可能是神经细胞异位从其固有的部位和皮质联系中断。精神分裂症的病理学改变倾向于左侧大脑。此种一侧化的本质可能就是精神分裂症的障碍。

3.脑结构的影像学研究　气脑造影的研究证明精神分裂症患者侧脑室扩大。

(1)CT:CT发现精神分裂症侧室扩大,第三脑室扩大,脑体积有一定程度缩小。这与患者脑组织通常量的减少相一致,精神分裂症CT的改变为非特异性,这些改变在疾病的初期即能发现并呈非进行性发展。

(2)MRI:有研究发现MRI比CT观察更加清晰,如进一步确定精神分裂症患者有颞叶缩小。单卵双生子的研究,发现患病的双生子其侧脑室较未患病的双生子明显扩大,大多数患病的双生子的侧室要小于正常范围。并发现这些改变主要在左大脑半球而非右侧。

（3）PET:在精神分裂症患者并未用抗精神病药物治疗和阴性症状的患者,有研究测量出大脑葡萄糖代谢和血流量,额叶血流异常。有人发现慢性精神分裂症用药维持治疗者脑血流偏低与左背侧前额皮质和精神活动贫乏有关。前右侧扣带回的血流量则与精神活动紊乱有关。同时发现患病的双生子海马缩小与前额叶血流低呈相关性。

4.EEG　有研究报道与健康人比较,发现精神分裂症患者普遍增加慢波、快波、阵发性活动,意义仍不清楚。

5.诱发电位　有研究发现 P300 波幅减低,同时精神分裂症患者 I 级亲属中也有类似的异常,但非特异性改变。

6.跟踪运动　跟踪运动的异常可能为精神分裂症遗传表现型生物学的标志,因为在精神分裂症的 I 级亲属中也有一定比例的异常。

### 三、临床神经学的改变

软体征指缺乏定位意义的神经体征,Rochford 发现有 65 例患者在药物治疗前就有软体征。Sander 报道他的患者均为第一次发病,几乎有 3/4 的精神分裂症患者至少有一个软体征。普遍异常为主体感觉、皮肤绘画感觉、平衡感、本体感觉,反映了本体感觉和其他等感觉信息综合缺陷。

### 四、神经心理的异常

第一次发作的精神分裂症患者在未经药物治疗前,通过神经心理测试可以发现其在言语记忆、学习、注意、警觉和视运动过程存在普遍性认识损害。与对照组比较最明显的差异是言语学习和记忆。第一次发作就有认识损害,非进行性的下降,因此均一致认为是精神分裂症患者神经发育的异常。由于注意缺陷,患者无能力控制相关信息,闯入意识领域而发生临床症状。

### 五、生化异常

1.多巴胺(DA)假说　反复高剂量的苯丙胺可以导致妄想型精神病,与精神分裂症难以鉴别,在急性精神分裂症患者如给予苯丙胺和哌甲酯能明显加重精神分裂症症状。因为这二种药物均为多巴胺释放剂,从而导致精神障碍,因此可采用氟哌啶醇防治。另外有研究证明典型的抗精神病药物能阻滞多巴胺受体,达到改善精神分裂症的症状的效果。高香草酸(HVA)在血浆水平也能反映其中枢水平,治疗后 HVA 水平下降则症状改善。多巴胺受体有许多不同的亚型,$D_5$ 和 $D_1$ 有关,$D_3$、$D_4$ 与 $D_2$ 有关,$D_2$ 受体与临床效应有关。

2.五羟色胺(5HT)假说　近年来,5-羟色胺在精神分裂症研究中引起重视,因为不典型的抗精神病药物即 5-羟色胺、多巴胺受体拮抗剂、拮抗 5-羟色胺,可减轻精神病症状,拮抗 $D_2$ 受体可以缓和运动障碍。

3.去甲肾上腺素(NE)假说　有研究报告长期使用抗精神病药物可以降低蓝斑中 NE 神经元的活性,某些抗精神病药物的治疗效应,可涉及 $\alpha_1$、$\alpha_2$ 去甲肾上腺受体的活性。日益增多的资料提示当精神病复发时去甲肾上腺素可调节多巴胺系统。

4.γ-氨基丁酸(GABA)假说　有资料假说某些精神分裂症患者在海马有 GABA 神经元的脱落,GABA 系抑制性神经元,它的脱落可使 DA 和 NE 神经元过度活跃。

### 六、发育方面的病因

1.围生期　围生期精神分裂症患者回顾性研究发现患者组的围生期伴发症多于正常对照组,单卵双子不同病的研究也发现患病的双生子常常有分娩期伴发症,但最近的研究并未发现产时伴发症和患精神分裂症危险增加,有研究认为产时伴发症只限于男性患者,与早年发病有关。

2.儿童发育问题　一项报告母亲为精神分裂症的 207 例儿童经精神检查和认识障碍测试,当时他们的年龄为 8~12 岁,检查反映了对平流电的反应,学习成绩和对双亲的问卷。18 年后再测试,发现 13 例患了精神分裂症,29 例为边缘性精神分裂症,5 例自杀身亡。

3.人格因素　从家系研究发现精神分裂症具有分裂人格素质和某些有关的人格障碍,然而许多精神分裂症患者在疾病发生前无明显的人格障碍,仅少数有分裂人格的人发生精神分裂症。

### 七、心理社会因素

Brown 等应用一个标准化程序收集 50 例精神分裂症患者从第一次发病到复发,新近入院完整的资料,并与对照组比较,发现发病前 3 周内发生的事件增加,这些事件 6 个月内可以使精神分裂症发病危险加倍,故可以影响精神分裂症的发生或复发。最近已有人报告精神分裂症患者得病前所受的精神创伤远远超过对照组好多倍。因此有人提出心理社会因素明显影响疾病的发生、过程、复发和结局,是当今的热点。

## 第二节　临床表现与分类

### 一、临床表现

1.前驱症状　在精神分裂症发生前即有此症状,常是病后患者的回忆或患者亲属事后提供。如焦虑、抑郁、多疑,注意力不集中,学习成绩下降,听不进,学不进,原因不明,亲属总觉得患者与以前不一样,实际上其人格略有改变。

2.早期症状　早期症状指疾病最初阶段出现的症状,症状较为单一,出现的频率也并不高,整个的社会功能影响不大,家人常以"合理化"的解释掩盖了疾病的本质,常见的早期症状如下。

(1)感知综合障碍:尤其为形体感知综合障碍,如面部不对称,鼻子不正等。有所谓"窥镜"症状。

（2）强迫症状：精神分裂症患者的强迫症状内容多较离奇，焦虑症状不明显，常伴有家族史和其他精神病的症状，一旦其他精神病性症状好转，强迫症状也随之好转。

（3）思维云集：称强制性思维，思维自动涌现，使患者感到很陌生或诡异，原因不明，常伴有注意力不集中。

（4）神经症症状：既是早期症状，或为前驱症状，如头痛、头昏、注意力不集中，记忆力不好，其中失眠是个标志，甚至通宵不眠。有些患者常无明显的精神因素，不主动求治，工作和学习能力下降，懒散且不求上进。

（5）突然冲动行为：冲动行为原因不明，目的不清，说不清当时为什么突然冲动。

（6）情绪紧张和恐惧：常对亲人说感到无法解释的恐惧，总觉得有人对其不利，或对家人不利，又说不出具体人。

3.发展阶段症状　发展阶段症状有精神分裂症症状，常见症状对诊断起重要作用。

（1）思维障碍

1）思维联想障碍：思维散漫，破裂性思维，在诊断精神分裂时具有重要的价值。此外还有思维中断、思维云集、媒介联想、音韵联想、内向性思维。内向性思维等是 E Bleuler 的 4A 症状之一，为精神分裂症的原发症状之一。

2）思维逻辑障碍：精神分裂症患者不按照逻辑的基本规律，结果有许多特征性症状，如概念的混乱，象征性思维，语词新创，逻辑倒错等。

3）思维内容的障碍：主要为妄想，有特征妄想和常见妄想之分。特征妄想，在诊断时具有价值。

原发妄想有妄想知觉，突发妄想和妄想情绪。特征性妄想有被控制感，影响妄想，被洞悉感。常见非特征性妄想，如被害妄想、嫉妒妄想、非血统性妄想、夸大妄想等，其中最常见的为被害妄想，如持续 1 个月，在诊断中也起作用。

（2）情感障碍：情感淡漠，情感迟钝、平淡，情感淡漠是精神分裂症的 4A 症状之一，也是情感障碍的基本症状。

特征性症状为情感不协调，情感倒错。特别是精神分裂症患者的抑郁症状，有人认为在头 3 个月出现可能为精神分裂症症状的一部分，或心理社会因素所致的抑郁症状。如在维持治疗阶段的抑郁症状多为抗精神病药物所致，尤其是典型的抗精神病药物如氟哌啶醇、氯丙嗪等。

（3）意志活动与行为障碍：缺乏主动性，喜独居或闭门不出，不与外人交往、退缩、孤僻、脱离现实、无目的出走或活动，呆立、呆坐或卧床，意志活动的减弱在慢性症状中多见，急性期出现精神运动性兴奋，不协调性。

所谓怪异行为一方面由幻觉妄想支配，另一种患者不知所以然，这种行为多为人所不能理解，患者自己也不理解，或突然冲动，或意向倒错。

（4）感知障碍：常见的有听幻觉，如出现频繁，持续 1 个月在诊断上有意义。此外有命令性幻听、评论性幻听、争议性幻听、思维鸣响、思维被广播或能听到声音来自于身体某一部位。均为特征性症状，具有诊断价值。

（5）急性精神分裂症：症状根据 WHO（306 例）统计其排列次序为，自知力缺乏

（97%）、听幻觉（74%）、牵连观念（70%）、敏感多疑（66%）、情感平淡（66%）、声音与患者对话（65%）、妄想情绪（64%）、思维异化（52%）、思维鸣响（50%）等。

（6）Schneider Ⅰ级症状：Ⅰ级症状的顺序为思维化声；第三人称的听幻觉；评论性听幻觉；躯体幻觉；思维被夺或思维被插入；思维被广播；妄想知觉；体验到被外力所影响和形成的情感和动作。

4.晚期阶段症状　处于晚期阶段，指治疗非常困难，患者无法工作或学习，甚至生活需要人照顾。临床以阴性症状为主，如脱离现实，情感淡漠、思维贫乏、兴趣缺失，有时也可终日沉浸于幻觉、妄想之中，行为怪异，最终趋向于不注意清洁卫生，而致衰退。

（1）有统计慢性精神分裂症症状为脱离社会（74%）、活动减少（56%）、缺乏交谈（54%），少有兴趣（50%）、动作迟缓（48%）、活动过多（41%）、怪异想法（34%）、怪异行为（34%）及不注意仪表（30%）等。

（2）有统计发现大约30%患者从未治疗过，除少部分自发缓解，大部分进入晚期阶段。趋向晚期阶段的精神分裂症患者常有下列三种情况。

1）迁延持续性：病程起病缓慢，尽管发现及时，治疗也未耽搁，但病情始终不能被治愈，残留一些症状，如听幻觉，自言自语，最后进入晚期衰退状。

2）间歇发作性：病程经过治疗也能缓解，但是再发作如果不治疗，或治疗依从性很差，则很容易进入晚期状态。华西医科大学在农村调查发现精神分裂症患者有70%经过中西药治疗，其中经过一次治疗的占100%，二次治疗的占66.9%，三次治疗仅占27%，说明复发后再治疗的患者减少，这部分患者大部分进入晚期阶段。

3）潜隐性：慢性进行型不清楚确切起病时间，慢性进行性发展，无追求，无上进心，与亲人疏远，沉默少语，进入慢性状态。

## 二、临床类型

1.单纯型　单纯型精神分裂症患者中城市人口占2.2%，农村人口占4.9%。国外认为本型起病潜隐，行为古怪，脱离现实，无明显精神分裂症症状，难以可靠确认。在我国依然存在此类型，发病多为青少年，起病缓慢，发病原因不明，最初不易被人觉察。早期出现头痛、头昏、失眠、疲乏、记忆力不好，注意力涣散，工作学习效率下降，随后人格改变，孤僻、懒散，不与人交往，睡大觉，不注意个人卫生，不修边幅，情感淡漠，不遵守劳动纪律，无故旷工、旷课，有时无目的出走，幻觉妄想极为罕见，治疗效果差，预后不良。

2.青春型　此类型城市人口占18.4%；农村人口占13.6%，本类患者起病急骤，很快达高潮。主要表现为思维破裂或思维不连贯，有时喃喃自语，思维内容荒谬，有片断妄想，零乱不固定，令人难以理解，离奇，有丰富的幻觉。情感反应喜怒无常，变化多端，表情做作，动作无意义，打手势，扮鬼脸，行为幼稚，愚蠢，不爱清洁。常有不协调的精神运动兴奋及本能冲动，有性欲，食欲亢进，有时有手淫。及时治疗，效果较好。

3.紧张型　国内资料报道日渐减少，原因不明。国内调查城市2例（1.5%）；农村无一例。开始呈木僵状态，表现为不言、不动、不饮、不食，面无表情，推之不动，呼之不应。口内常包有大量唾液，膀胱内积有大量尿液也不解。僵卧于床，可以呈蜡样屈曲，空气枕头。夜深人静时,可以起床解便,觅食,偶尔人闯入或遇外界刺激,则又卧床,如果木僵解除则呈精神运动兴奋,可以毁物,冲动。此型可以自动缓解,治疗效果较好。

4.妄想型　妄想型又称偏执型,是精神分裂症患者中最多见的一型。发病多在 30 岁以后,起病缓慢,开始时敏感、多疑,怀疑有人在议论自己,逐渐形成关系妄想,进而泛化,形成系统妄想。以被害、嫉妒、夸大等妄想多见,伴有听幻觉,有时可以强化了妄想。一般待人接物均正常,情感反应正常,甚至工作也正常,一旦谈及妄想则暴露无遗,精神衰退不明显,治疗效果好。

5.未定型或未分化型　很难归入以上任何一类型,称为未定型或为混合型。

6.残留型　缺乏活跃期症状,过去至少有过一次精神分裂症发作,慢性症状或者急性期的两个或以上的症状残留,如奇怪的观念,不寻常的行为或明显怪僻,患者已无精力和并不沉浸于紊乱的色彩之中,有人统计这类型可占 14%。

7.Ⅰ型和Ⅱ型　基于精神分裂症的阳性和阴性症状,Crow 等把精神分裂症分为Ⅰ型和Ⅱ型。

Ⅰ型:以阳性症状为主,急性发病,缓解时社会功能良好,有实验证明多巴胺活性过度,使用抗精神病药物疗效较好,脑结构正常。

Ⅱ型:以阴性症状为主,起病缓,无多巴胺活性过度的实验证明,典型抗精神病药物治疗效果差,预后不良,有脑结构的改变,特别是脑室的扩大。

多数患者是Ⅰ型和Ⅱ型的混合,Crow 等认为Ⅰ型和Ⅱ型不可能基于脑结构病理学的基础去鉴别。这种Ⅰ型和Ⅱ型的分法未被 DSM-Ⅳ分类所采纳。

# 第三节　诊断与鉴别诊断

对精神分裂症的临床评估内容包括:①确认精神分裂症相关症状的存在,其数量和严重程度;②了解精神分裂症发病情况、持续时间、病程特点;③了解对患者社会功能的影响;④探索发病与影响预后的可能危险因素。

## 一、病史收集

鉴于精神障碍的特殊性,病史采集应包括所有可能的信息来源,精神分裂症患者因精神症状、自知力损害及社会功能受损等原因,常需由知情人提供病史,知情人可能是家属、同事、同学、朋友等,有时还需要补充其他信息加以证实。因此在采集病史时,要注意全面性、客观性,切忌主观性和片面性。主要内容应包括如下几点。

1.病前是否存在心理社会因素　如负性生活事件及对患者的影响;可能的诱因。

2.本次发作的临床表现　包括起病的急缓,最早出现的精神症状,最突出的症状,有无躯体(主要是自主神经系统方面的)症状,以及睡眠、饮食和体重变化等。尤其要注意有无自杀、自伤、冲动毁物、暴力伤人或外走等行为,以及症状的存在特点。还应询问患者的生活自理及社会功能状况。

3.病程特征　应询问既往发作情况,首次发作时的年龄;每次发作的主要症状,严重程度,持续时间;间歇期有无残留症状;注意寻找可能被忽略的早期恶化或复发的证据。

4.治疗情况　应询问既往的治疗情况,包括各种治疗手段及其疗效,使用过的药物名称、最大剂量、疗效及主要不良反应。在治疗巩固期和维持期的剂量和疗效,治疗对病程的影响等。

5.既往史　询问是否患有躯体疾病,是否有精神活性物质滥用和依赖,以及既往药物过敏史。

6.个人史　对儿童和青少年患者应特别询问母亲在孕期的健康问题、酗酒或物质滥用问题,分娩过程是否顺利,围生期是否发现有先天缺陷或损伤,关注早年心理发育期的成长环境,有无家庭暴力和虐待史。成年人应关注病前性格特点,是否有孤僻内向、敏感多疑、固执胆小、消极回避的倾向。应了解患者的婚恋及家庭关系情况;女性患者应了解月经情况;应了解患者的饮酒和吸烟情况。

7.家族史　询问两系三代有无精神障碍、精神异常和行为异常史,特别是精神病家族史。

## 二、精神检查

1.合作患者的精神检查

(1)一般表现

1)接触情况:注意接触主动性、合作程度、对周围环境态度,意识清晰度。

2)日常生活:包括仪表、饮食、二便及睡眠。参加病房活动,与医护人员和病友接触情况。女患者要注意经期情况。

3)定向力:包括自我定向如姓名、年龄、职业,以及时间(特别是时段的估计)、地点、人物及周围环境的定向能力。

(2)认知障碍

1)感知障碍:①错觉;②幻觉;③感知综合障碍。要注意错觉、幻觉、感知综合障碍的种类、性质、强度、持续时间、频度,以及对情绪、行为和社会功能的影响,与其他精神症状的关系等。例如,幻听是真性还是假性、言语性或非言语性、有无评论性和命令性内容、持续时间、出现频率、情绪和行为是否受幻听影响和支配、有无妄想性加工、与其他症状如妄想的关系、对社会功能的影响、对幻听的自知力等。

2)思维障碍:①思维形式障碍:注意语量、语速、言语流畅性、连贯性、是否切题。注意有无思维松弛和破裂。注意交谈时的言语反应速度,有无迟缓和黏滞;②思维内容障碍:如观念与妄想的种类、性质、强度、持续时间、频度,以及对情绪、行为和社会功能的影响、与其他精神症状的关系等。例如,妄想是原发性或继发性、具体内容、出现时间、持续时间、系统性、荒谬性、泛化性、妄想内容的情感性质、出现时的情感状态、有无进一步妄想加工、与其他精神症状的关系、对妄想的自知力等;③思维逻辑障碍:精神检查中主要注意病理性象征思维,语词新作,诡辩症,其他病理性逻辑推理障碍等。但需注意各种精神症状如幻觉和妄想等都存在逻辑问题,不应罗列在本项。

3)注意力:评定是否存在注意减退或注意涣散,有无注意力集中方面的困难。

4)记忆力:如有记忆减退,应进一步检查。

5)智能:包括一般常识、记忆力、计算力、理解力、分析综合及抽象概括能力等,若有智能损害,应进一步检查。

6)自知力:需判断自知力的完整性及对治疗的态度。可以从是否异常、是否有病、是否需要治疗几个层面询问。

(3)情感障碍:应注意患者情感障碍的表现,有无情感平淡、情感退缩、情感不协调等。还需要注意患者的表情、姿势、肢体语言、语调语速、内心体验、情感稳定性、对周围人与事物的反应性、态度和感染力等。

(4)意志行为障碍:应注意患者的意志行为障碍的表现、对社会功能的影响、与其他精神症状的关系等。还要注意意志行为的指向性、自主性、目的性、坚定性、果断性、切实可行性等方面的障碍。

2.兴奋激越、木僵和不合作患者的精神检查　对兴奋激越和木僵等不合作患者的检查常有困难,应密切观察病情变化,通过耐心细致的观察可以对患者的表情、情感反应和言语行为进行分析和判断。特别注意在不同时间和不同环境的变化。检查时具体应注意四方面。

(1)一般外表:①意识状态:一般可从患者的自发言语、面部表情、生活自理情况及行为等方面进行判断。特别对兴奋激越患者,要注意其言语运动性兴奋状态,通过多方面细致观察、分析有无意识障碍,并可通过患者的自发言语、生活起居及对医护人员接触时的反应,分析判断有无意识障碍;②姿势:注意姿势是否自然,有无怪异姿势,姿势是否维持较久不变或多动少停。患者肢体被动活动时的肌张力和反应;③日常生活:饮食、睡眠、二便自理情况。女患者料理经期卫生情况。拒食患者对鼻饲、输液的反应。对木僵患者要关注排尿情况,避免急性尿潴留所致膀胱破裂。

(2)言语:注意兴奋激越患者言语的内容及其连贯性、吐字是否清晰、语调高低、能否用手势或表情示意。缄默不语患者有无用文字表达的能力,有无失语症。

(3)面部表情与情感反应:注意患者面部表情变化与环境的协调性,如接触工作人员及家属的情感反应差异,对问话的情感反应。患者独处时,睁闭眼情况,有无双目凝视,精神恍惚等表现。

(4)动作与行为:患者的活动量,有无本能活动亢进;怪异姿势如蜡样屈曲与异常动作,如刻板动作、持续动作、模仿动作等;执行要求情况如违拗、被动服从等;有无自伤、自杀、冲动、攻击行为。

### 三、躯体与实验室检查

应进行必要的躯体和实验室检查,检查应全面、仔细、认真。实验室检查包括血、尿常规,血生化,电解质,甲状腺功能,激素水平等,还应进行胸透或胸部 X 线片、脑电图、心电图等检查,尤其注意血糖、血脂、肝肾功能、心电图等。以便对同时存在的躯体疾病做出诊断,或排除可能引起精神分裂症样症状的其他躯体疾病。

虽然目前尚没有客观的生物学指标可用于精神分裂症的诊断,但可选择有一定参考价值的眼球轨迹(追踪)运动试验和近红外脑血流热成像检查辅助诊断。另一个可能的生物学指标是事件相关电位 P300,事件相关电位 P300 为内源性诱发电位,与注意、记忆功能、信息处理等有关,部分精神分裂症患者会出现波幅降低和潜伏期延长。

有条件的医院可进行 CT 或 MRI 检查,以排除脑器质性疾病引起的精神病性症状。有研究表明,部分精神分裂症患者会出现脑室扩大、脑沟变宽、额叶变小等改变,但这些变化与病程和抗精神病药物的使用是否有直接的关系尚不清楚。

### 四、CCMD-2-R诊断标准

1.症状标准  至少有两项下述症状,且各症状并非继发于意识障碍、智能障碍及情感高涨或低落,单纯型精神分裂症另有规定。

(1)联想障碍:明显的思维松弛或破裂性思维,逻辑倒错,病理性象征性思维。

(2)妄想:原发性妄想(如妄想知觉、妄想心境),妄想内容自相矛盾,毫无联系的两个或多个妄想,妄想内容荒谬离奇,不需核实即可肯定为病理性的。

(3)情感障碍:情感倒错或情感不协调。

(4)幻听:评论性幻听、争议性幻听、命令性幻听、思维化声、持续一个月以上反复出现的言语性幻听,或能听到言语来自体内某一部位。

(5)行为障碍:紧张症状群或怪异愚蠢行为。

(6)意志减退:较以往显著的孤僻、懒散或思维贫乏或情感淡漠。

(7)有被动体验或被控制体验,被洞悉感或思维被播散体验。

(8)思维被插入或被撤走,思维中断或强制性思维。

2.严重程度标准  自知力丧失或不完整,至少有下述情况之一:①社会功能明显受损;②现实检验能力受损;③无法与患者进行有效的交谈。

3.病程标准  精神障碍的病期至少持续 3 个月,单纯型另有规定。

4.排除标准

(1)上述症状可肯定并非由于脑器质性精神障碍、躯体疾病所致精神障碍及精神活性物质和非依赖性物质所致精神障碍所引起,已确诊的尚未缓解的精神分裂症患者,若以后再患上述各种疾病,应下两个诊断。

(2)若症状同时符合精神分裂症与心境障碍的诊断标准,则分裂性症状的病程至少长于心境障碍的病程两周以上,方可诊断精神分裂症。

### 五、DSM-Ⅳ诊断标准

1.特征性症状  下列两项以上均应在 1 个月内的(假如治疗成功可少于 1 个月):①妄想;②幻觉;③言语紊乱(如常突然思维破裂或思维不连贯);④明显的精神活动的分裂或紧张症行为;⑤阴性症状,如情感平淡,言语贫乏,意志活动缺乏。

注:仅特征性症状一项中,如妄想离奇,幻觉的组成以连续的评论,或听到 2 个或 2 个以上的人的相互对话的声音。

2.社交或职业功能障碍发病以来,疾病明显时期,如工作,人际关系或自我照顾方面有一个以上的重要功能水平低于病前(起病于童年或青少年则未能达到应有的人际关系、学业或职业水平)。

3.病期精神障碍至少持续 6 个月,这 6 个月内必须包括 1 个月的符合特征性症状标准的症状(急性期症状)、包括前驱症状和残留症状在前驱或残留期,精神障碍可以仅有阴性症状或 2 个以上特征性症状标准所表现较轻的症状(如离奇观念,不寻常的感知体验)。

4.排除心境障碍及精神分裂症心境障碍,精神分裂症情感性障碍和情绪障碍有精神病症状已被排除,因为:①精神分裂症急性期无重性抑郁、躁狂和混合发生;②在急性期假设情绪发作则要比急性和残留期相对短些。

5.排除活性物质和一般内科疾病,精神障碍并非由于活性物质或一般内科疾病,是由于直接的生理反应(如某种药物滥用,某种治疗药物)。

6.与广泛性发育障碍的关系,假如有孤独症或广泛性发育障碍的历史,只有当明显的妄想或幻觉出现至少 1 个月,才能附加诊断精神分裂症(如经治疗成功,限期可以缩短)。

## 六、ICD-10 诊断标准

1.症状和病程　至少有下列(1)项中一个症状、综合征和体征,或至少有下列(2)项中两个症状、体征,出现的时间至少 1 个月。

(1)至少下列一个症状一定出现:①思维化声,思维插入或思维被夺及思维被广播;②明确涉及躯体或四肢运动,特殊思维,行动或感觉被影响,被控制或被动妄想,妄想知觉;③评论患者行为的幻觉,讨论患者在他们中间的幻觉,或声音来自某部的幻觉;④与文化不相称或完全不可能的持续妄想(如控制气候,或与另一个世界交往)。

(2)下列症状中至少有 2 个:①任何形式的持续性幻觉,每天发生至少持续 1 个月,伴有妄想(内容为逃跑或伴伤害)无明显情感色彩,或伴有持续性超价观念;②思维断裂,插入或语词新创,或发现言语不连贯或无关的言语;③紧张行为,如兴奋,作态,蜡样屈曲,违拗缄默和木僵;④阴性症状,如显著的淡漠,言语贫乏,情感反应迟钝或不协调(显著不是由于抑郁症状或抗精神病药物所致)。

2.排除标准

(1)排除躁狂或抑郁发作。

(2)排除脑器质性疾病,乙醇或药物中毒,药物依赖或戒断症状。

## 七、鉴别诊断

1.躁狂症　躁狂症有轻躁狂、急性躁狂和谵妄性躁狂之分,轻躁狂由于程度轻,达不到影响社会功能的程度,所以一般人不以为然。尽管有话多,动作多,情绪欣快,易于与精神分裂症鉴别,基本上无幻觉和妄想。急性躁狂与谵妄性躁狂,很难与急性精神分裂症鉴别,但是急性和谵妄性躁狂消退时,尚可见躁狂的表现,并无幻觉和妄想,如有也是偶尔出现或不牢固或不系统。追问病史可能有抑郁发作史,则可与精神分裂症鉴别,因精神分裂症少有情绪高涨,与环境接触不好,有时有怪异行为,不可理解思维及幻觉,妄想明显。

2.抑郁症　精神病性抑郁症与精神分裂症鉴别,抑郁患者有情绪低落,悲观失望,忧心忡忡,对前途堪忧,脑子发木开不动,认为活着没有意思,有自杀行为,常伴有听幻觉均为贬低她的谈论,或有自罪自责妄想等很容易误诊为精神分裂症。从病史可以发现以抑郁症而起病,有明显的话少,动作少,情绪低落,常有抑郁症发作史,有自杀行为,均应先考虑抑郁症。精神分裂症有抑郁症状,但有幻觉、妄想及精神分裂症的特征性症状,可以鉴别。

3.反应性精神病　在明显的精神创伤后立即起病,常有意识障碍,精神症状常反映了精神创伤,情感反应表现为愤慨、紧张、惊恐不安、焦虑,精神因素解除,精神症状易消失,缓解彻底,不留人格缺陷,能主动讲述精神因素后而起病,缓解后不易再发,易与精神分裂症鉴别。

4.器质性精神病　器质性精神病包括躯体疾病和脑器质性疾病所致的精神障碍,急起的则有急性脑综合征,即意识障碍,缓慢起病则有慢性脑综合征,即人格改变与痴呆。躯体疾病的精神障碍,常随着躯体疾病的好转而好转,如躯体疾病诱发精神分裂症,则躯体疾病好转,而精神分裂症症状则日趋明朗。

5.神经症　因为精神分裂症有前驱神经症症状,但神经症患者自知力完整,主动求治,人格完整,不影响工作和社会适应能力,无精神病性症状,除癔症性精神发作,或癔症性精神病外,癔症发作以情感色彩明显,症状与精神创伤有关,带有发泄性或充分向外表达倾向易为人理解,呈阵发性,间隙期间精神状态正常易与精神分裂症鉴别。

# 第四节　治疗策略

## 一、治疗分期与目标

1.急性期治疗目标

(1)预防伤害,控制异常行为,降低精神病性症状和相关症状的严重性(如激越、攻击、阳性与阴性症状和情感症状)。

(2)了解导致急性发作发生的可能因素。

(3)尽快恢复功能的最佳水平。

(4)建立患者和家庭的联盟。

(5)制订短期和长期(预防复发)的治疗计划。

(6)防止严重药物不良反应的发生,如恶性综合征、抗胆碱能意识障碍等。

2.巩固期(稳定期)治疗目标

(1)维持巩固急性期所用的有效药物治疗至少6个月,防止已缓解的症状复发,并使阴性症状获得进一步改善。

(2)对患者减少应激,提供支持,降低复发的可能性。

(3)增加患者适应日常生活的能力。

(4)进一步缓解症状和巩固临床痊愈,促进恢复。

(5)监测药物不良反应(如迟发性运动障碍、闭经、溢乳、体重增加、糖脂代谢异常、心肝肾功能损害等),根据疗效与最少不良反应调整药物剂量,提高治疗依从性。

3.维持期(康复期)治疗目标

(1)维持症状持续缓解,预防复发。

(2)促进患者的功能水平和生活质量持续改善。

(3)监测与处理药物持续治疗中的不良反应。

(4)确立院外患者病情和诱发因素的监护人。

(5)提供心理干预,提高药物治疗效果与依从性,改善预后。

## 二、首发患者和复发患者的急性期治疗策略

对于首发患者要:①早发现、早治疗,急性期患者临床症状以阳性症状、激越冲动、认知功能受损为主要表现,宜采取积极的药物治疗,争取缓解症状,预防病情的不稳定性;②积极按照治疗分期进行长期治疗,争取扩大临床缓解患者的比例;③根据病情、家庭照料情况和医疗条件选择治疗场所,包括住院、门诊、社区和家庭病床治疗;当患者具有明显的危害社会安全和严重自杀、自伤行为时,通过监护人同意需紧急收住院积极治疗;④根据经济情况,尽可能选用疗效确切、不良反应轻、便于长期治疗的抗精神病药物;⑤积极进行家庭教育,争取家属重视、建立良好的医患联盟,配合对患者的长期治疗;定期对患者进行心理治疗、康复和职业训练。

国外研究显示,大多数首次发作的患者对治疗反应良好,约70%的患者经过3~4个月的治疗,精神症状或综合征可以获得临床缓解,约83%的患者在1年末仍取得稳定的临床缓解。通常首次发作患者对药物疗效和不良反应都比较敏感;药物的治疗剂量也常常低于慢性患者。维持治疗期临床缓解的患者复发率低,家庭成员的教育和对患者的支持非常重要。

治疗开始前需详细询问病史,进行体格、神经系统及精神检查,同时进行各项实验室检查,如血尿常规、肝肾功能、甲状腺功能、血糖、血脂、心电图、乙肝指标、梅毒筛查、血或尿液精神活性物质检查等。体重和生命体征应常规测定。育龄女性患者进行妊娠检查。诊断不明确或需要鉴别、排除躯体疾病所致者可进行脑电图、脑诱发电位、脑CT、脑MRI等检查。对精神症状进行评估,了解患者有无自杀念头或企图,有无伤害、冲动行为,有无情绪低落,对于急性精神病性或激越性患者,可以对患者进行保护性非自愿治疗。抗精神病药物适应于精神分裂症的急性发作的治疗,包括第一代和第二代抗精神病药物。医师根据患者过去的治疗经历,包括治疗效果和不良反应来选择抗精神病药物。积极治疗患者的共病。监测患者最初2~4周的治疗反应,包括治疗效果和早期不良反应,如直立性低血压、头晕、锥体外系不良反应、失眠、镇静等。药物治疗不依从、药物快代谢、药物吸收不良、物质滥用和应激性生活事件是急性期药物治疗效果不佳的常见原因。关注药物相互作用,尤其与细胞色素P450酶系相关的代谢。精神病性症状严重或药物治疗效果不佳者,或伴有抑郁与自杀念头,需要快速控制病情时,可以联合使用电休克治疗。

急性期为家属或患者提供的帮助包括:向家属(或患者)介绍精神分裂症的疾病性质、症状表现及危害性、药物治疗的重要性(缓解症状和预防复发)、治疗疗程、药物治疗

过程中可能出现的不良反应及应对措施,告知家属目前选用的治疗方案。

急性期为患者提供心理社会干预,降低患者的心理刺激和应激,促进患者放松,为保证患者及照料者的安全提出建议,争取家属和患者的配合,教育患者与医师合作,配合治疗,提高治疗依从性和增强药物疗效。在症状改善后,鼓励患者恢复正常的活动,以利达到预期治疗目标。

增效治疗在急性期可治疗患者的共存症状;苯二氮䓬类药物可以治疗紧张症状,焦虑和激越;抗抑郁药物可以治疗共存的抑郁和强迫障碍;心境稳定剂和 β 受体阻滞药可以降低敌意和攻击的严重性。

### 三、稳定期(巩固期)治疗策略

稳定期(巩固期)治疗策略:①仍以药物治疗为主;以原有效药物、原有效剂量坚持继续巩固治疗,促进阴性症状进一步改善,疗程至少 6 个月;②治疗场所建议在门诊或社区进行治疗;③开展家庭教育和对患者的心理治疗。

稳定期向家属或患者提供的帮助包括:告知患者及家属坚持药物治疗的重要性,降低剂量或停止药物治疗可以导致症状反复或复发。如何识别及处理精神症状的反复,监测长期药物治疗中的不良反应。心理社会干预仍为支持性干预,加强患者和家属的继续教育,包括疾病的病程、预后,影响病程和预后的相关因素,如治疗依从性等,恢复社区日常生活和活动,减少对患者的应激和刺激,促进患者和家属对疾病的认识,增强治疗的依从性,鼓励患者在工作或日常生活中发挥出尽可能高的合理的水平,促进社会功能的恢复。

### 四、维持期(康复期)治疗策略

维持期(康复期)治疗策略:①根据个体及所用药物情况,确定是否减少剂量,把握预防复发所需剂量;②疗效稳定,无特殊不良反应,尽可能不换用药物;③疗程视患者个体情况而定,5 年内有 2 次以上(包括 2 次)发作者应长期维持治疗。治疗场所主要在门诊随访和社区随访;④加强对患者及家属的心理治疗。

维持期向家属或患者提供的帮助包括:帮助患者认识疾病复发的先兆症状,以便及时处理;帮助患者认识药物的治疗作用和常见的不良反应,提高长期用药的依从性;在恢复社会功能回归社会过程中,帮助患者应对社会应激性事件;督促患者积极锻炼、增强体质,预防躯体疾病的发生及所带来的应激反应。

对大多数处于维持期(康复期)的精神分裂症患者,心理社会干预对药物治疗是有效的增效治疗,可以改善预后。维持期抗精神病药物治疗对降低复发风险具有重要价值。这个时期的抗精神病药物剂量因人而异,以不引起精神分裂症症状加重和复发为准,因为重要的是维持病情稳定,预防复发。这个时期需要监测患者药物治疗的不良反应,包括神经系统、代谢、内分泌、性功能、心血管和镇静等。

这个时期由于阴性症状、认知缺陷和社会功能不良,多数患者有功能损害。需要评估患者是否残留阴性症状,是否这些残留症状继发于抑郁或帕金森综合征。有共病强迫或抑郁障碍,可附加抗抑郁药物。心境稳定剂可以稳定情绪。苯二氮䓬类药物有抗焦虑和治疗失眠作用,但不宜长期使用,避免产生耐受性与依赖性。

## 五、慢性患者的治疗策略

慢性患者病程多迁延、症状未能完全控制,常残留阳性症状及情感症状,包括抑郁及自杀。抑郁症状严重或符合抑郁发作标准,抗抑郁药物可以作为抗精神病药物的增效剂。阴性症状和认知功能受损可能是主要临床表现。阴性症状有原发性和继发性之分,持续的阴性症状是功能缺陷的原发性阴性症状,治疗比较困难。继发性阴性症状的治疗包括治疗其原因,如针对阳性症状的抗精神病药物,针对抑郁的抗抑郁药物,针对焦虑的抗焦虑药物,针对锥体外系的抗帕金森药物或抗精神病药物剂量减少等。慢性患者的治疗中应达到:①进一步控制残留症状,提高疗效。可采用换药、加量、合并治疗等方法;②加强随访,掌握病情变化,调整治疗;③治疗场所可以在门诊、社区或住院;④进行家庭教育。

向慢性患者及家属提供的帮助包括:向家属(或患者)介绍疾病的性质及可能的预后,坚持药物治疗的重要性,药物治疗可能出现的不良反应,如何减少药物的不良反应等。提高患者和家属对治疗的信心,增加治疗依从性。鼓励患者积极参加活动,加强社会功能训练,回归社会,在社会生活中有望进一步改善症状,提高疗效。

# 第五章　其他精神病性障碍

## 第一节　分裂样障碍

精神分裂症样障碍在英国牛津大学教科书中称"Schizo-phrenia like disorder 精神分裂样障碍"。其包括 4 组疾病:①妄想性或偏执型障碍;②短暂精神障碍;③伴有明显的情感障碍;④对精神分裂症诊断不要求的一些障碍。在美国 Goldman 等均用"Schizo-phreniform disorder"指与精神分裂症一样,只是它的精神症状历时至少 1 个月,不足 6 个月,一次发作后患者的功能可恢复到基线水平。下面描述分裂样障碍。

精神分裂症样障碍于 1939 年由 Langfeldt 提出,当时他在奥斯陆大学精神科工作。他强调精神分裂症样精神障碍是一组异源组的患者,其特征只是精神症状类似精神分裂症而且有一个良好的临床结局。1961 年,他把具有良好预后的精神分裂症与"真性"精神分裂症区别开来。精神分裂症样障碍主要特征为有促发因素,急性起病,意识模糊,有抑郁症状和癔症特征。尽管 1958 年 Welner 和 Stromgren 也确定精神分裂症样障碍预后较好。1990 年 Bergen 等对 Langfeldt 的预测价值的标准表示相当的怀疑。DSM-Ⅳ应用的精神分裂症样障碍的术语去描述情况,与精神分裂症一样病程少于 6 个月。

### 一、流行学

很少有人知道其发病率、患病率和性别差异,有些临床医学家有印象精神分裂症样障碍最常发生于青少年和年轻人,许多研究者认为本病少于精神分裂症的一半。终生患病率大概为 0.2%,已报告年患病率为 0.1%。

### 二、病因与发病机制

1.家族史　研究已表明有精神分裂症样障碍者的亲属具有较高的患病可能性,但是疾病的分布不同于精神分裂症和双相障碍患者亲属患病的分布。特别是精神分裂症样障碍的患者亲属比精神分裂症患者的亲属更容易具有情感障碍。此外精神分裂症样障碍的亲属比双相心境障碍的更可能具有精神病性情绪障碍。

2.病因　精神分裂症样障碍的病因不明,某些患者具有类似精神分裂症障碍,然而另外一些障碍又与情感性障碍相似。由于普遍结局良好,本病大概类似的情感性疾病发作的性质。某些资料又提示与精神分裂症的关系密切。

支持与情感障碍关系密切的,研究已表明本病具有更多情感症状,尤其是躁狂症状,比精神分裂症预后好。现在发现本病的亲属情感障碍增加,故与情感障碍关系密切。生物学和流行病学的资料均表明与假说一致,本病的临床表明有类似精神分裂症的成分,也与情感性障碍相似。

3.脑影像学　已发现精神分裂症大脑下前额叶区当操作威斯康星卡记分试验时有相

对活性缺陷,已发现精神分裂症样障碍患者有同样的障碍,有一研究表明这种缺陷局限于左侧半球,也发现受损的纹状体活性抑制。也局限在左半球。当激活程序时,这资料可解释为生理性类似精神分裂症精神病和精神分裂样障碍之间,此外中枢神经系统因素也不一样。精神分裂症病程长,而精神分裂症样障碍病程短。

虽然某些资料经过 CT 和 MRI 测定表明精神分裂症样障碍可以有脑室扩大,另有资料提示这种扩大与精神分裂症见到的不同。

4.其他生物学标量 尽管脑影像研究指出在精神分裂症样障碍和精神分裂症间有相似,但通过皮肤电活性研究表明二者有差异,精神分裂症患者出生于冬季和春季具有高患病发病可能性,并为低皮肤传导反应,但在精神分裂样障碍的患者缺乏这样的联系,其意义和此单项研究难以阐明。然而此结果提示警惕假定精神分裂症患者和精神分裂症样患者之间的相似。至少有一个眼跟踪研究的结果指出两组在某些生物学标量方面可以有差别。

## 三、临床表现

1.具有精神分裂症症状,但无疾病的慢性病程。如被害妄想,思维被广播,被控制感等。

2.类似急性期精神分裂症状。

3.症状必须在 6 个月内恢复,并且功能须恢复正常水平。

## 四、诊断与鉴别诊断

1.CCMD-2-R 诊断标准

(1)除病程标准外,符合精神分裂症的各项诊断标准。

(2)持续病程不到 3 个月。

(3)如为多次发作,每次病程不到 3 个月即完全缓解,则始终维持诊断不变,只要其中一次病程超过 3 个月,即可确认为精神分裂症。

2.DSM-Ⅳ的诊断标准

(1)符合精神分裂症的 A、D、E 的标准。

(2)疾病的发作(包括前驱期,活跃期和残留期)历时至少 1 个月,但少于 6 个月(诊断不需要等待恢复,应该为"暂时性诊断")。

(3)特别标明

1)没有好的预后特征。

2)如下列有 2 个或以上的,可证明有好的预后特征:①在通常行为或功能的情况下首先注意到发生明显的精神病性症状 4 周;②在精神病发作高潮对有意识模糊或紊乱;③良好病前交往和职业功能;④缺乏情感的平淡和迟钝。

3.鉴别诊断 精神分裂症样障碍应与许多疾病相鉴别。

(1)精神分裂症:症状相似,病程 6 个月以上情感变化不明显,功能恢复不易恢复到正常水平(参见精神分裂症的鉴别诊断)。

(2)伴有精神病性的情感障碍:具有一些精神病性阳性症状,很难讲清能否恢复到以前的功能水平。病程至少 2 周,有肯定的情感反应,排除非器质性疾病所致。

（3）分裂情感障碍:精神分裂症症状,难以说清是否回到以往的功能水平。要求有 2 周的幻觉或妄想并无情感障碍,在疾病过程中有情感的成分,非器质性疾病所致。

（4）妄想性障碍:仅仅为离奇的妄想,不能恢复到以往的功能水平,病程至少 1 个月,情感症状不明显,无器质性原因。

（5）短暂精神障碍:有阳性症状,病程 1 天到 1 个月,功能不下降,情感障碍不明显,无器质性原因。

（6）普通内科疾病所致精神障碍:可通过一些化验或特殊检查来确定,精神症状常随着躯体疾病的好转而好转。预后好,不易反复。

（7）活性物质所致精神障碍:可以有幻觉、妄想,这些物质的中断或撤除时有依赖性则可有戒断症状,随着药物撤除时间推移,则精神功能会恢复,可用来鉴别。

### 五、治疗和预防

1.住院治疗是必要的,因为常常急性起病,在家中不好管理,也不易按时、按量吃药,同时亲属也不了解本病的性质,不知道如何处理。住院治疗不仅获得最佳治疗,同时还能做一些心理治疗,教授给亲属如何对待疾病的一套知识,这是利大于弊的。

2.急性疾病时期可以应用典型的抗精神病药物,如幻觉、妄想或伴有兴奋症状。则典型的药物如氟哌啶醇或氯丙嗪既能控制兴奋躁动,对阳性症状也有效,但不会使患者产生严重的不良反应。可以合并苯二氮䓬药物,使病员睡眠有利于恢复,也不致使氟哌啶醇或氯丙嗪的剂量过量。治疗 2 周,如果有效可以继续应用,如果无效,尚可改用非典型抗精神病药物,如氯氮平、利培酮或奥氮平等。尤其是氯氮平,它既具有有抗精神病作用,也具有镇静作用,可以作为首选药物。

3.如本病患者仅有阳性症状,无精神运动兴奋则可首选舒必利,它是强有力的阻滞 $D_2$ 受体的药物,对阳性症状有效果。剂量为每天 $600 \sim 800mg$,它的锥体外反应轻些。

4.有些研究已表明精神分裂症样障碍的患者对抗精神病药物治疗比对精神分裂症患者更有效,并且显效快。有一研究发现用抗精神病药治疗 8 天,对精神分裂症样障碍患者治疗的有效率为 75%,而精神分裂症患者只有 20%。

5.特别对于有木僵或抑郁症状者,可以进行电惊厥治疗。

6.某些报告提示,假如一患者有反复发作的倾向,如用抗精神病药物效果不佳可以用锂盐,卡马西平或丙戊酸钠来治疗和预防。

7.临床稳定以后,抗精神病药物在病情不反复的情况下可以逐渐撤除。此外还应教育患者认识早期代偿失调的症状。

8.如反复发生,应维持治疗和诊断的再评价是需要的。

9.应警惕精神分裂症样障碍患者自杀,特别精神分裂症症状消失,许多患者进入迁延性的抑郁期,可以为疾病自然过程,也可以为患者理解到患了精神疾病。而这种抑郁对于抗抑郁药物治疗疗效很差。自杀危险性大,出院后应密切注意,自杀观念一出现则应再入院。

综上所述,心理治疗是非常必要和有效。任何一个精神科医师必须做到解释性心理治疗,这对分裂样的患者大有裨益。

### 六、病程与预后

1.自然病程　精神分裂症样障碍,在某些患者,仅仅为单一的发作,但另一些患者可以反复发作,分别历时不等。第一次发作常在较晚的青少年期或成人的早期,常伴有一个明显的促发因素或危机。较好预后者在病前常有良好的与人交往和职业功能,是突然发病,而非潜隐起病。在急性发作时常伴有意识模糊或定向力障碍,如果情感迟钝或平淡则意味着预后不良。病期超过 6 个月或数年,则诊断应改变,许多患者最终发展成为精神分裂症。随着恢复不完全,以后可以为躁狂或抑郁发作,有或无精神病症状。

2.预后　一般良好,尤其伴有意识障碍者预后良好,根据 DSM-Ⅳ提示病程越短,预后越好。精神分裂症样障碍患者也可以有自杀的高危险性,在精神病期也可以有抑郁期。如果在心理治疗情况下可改善预后和加速患者的恢复。

精神分裂症样障碍应不超 6 个月,在 6 个月内迅速恢复后,并功能恢复到以往水平,预后好。

## 第二节　分裂情感性障碍

本病是指一组分裂症状和情感症状同时存在,又同样突出,常反复发作的一种精神病。关于分裂心境障碍的定义,有很多不同的看法,这给流行病学调查带来了困难。国外有资料表明,分裂心境障碍的发病率为 2/10 万,与躁狂症相近,相当于精神分裂症的 1/4。国内上海、苏州两地调查住院 301 例精神分裂症中,此病有 16 例,占 5.3%,近似于国外同类研究的结果(2%~11%)。

### 一、病因与发病机制

分裂心境障碍因精神分裂症和情感障碍的同时遗传致病的可能性较小,对此病患者的家族调查中,没有发现分裂心境障碍家族性的证据。最近的研究发现,无论是先证者为精神分裂症还是分裂心境障碍,家族中精神分裂症的发病率相同。目前较为一致的看法是分裂心境障碍在遗传学上介于精神分裂症和双相情感性精神病之间。

对分裂心境障碍患者生物学的研究结果发现其与情感障碍有相似之处。如 5-HT 重吸收减少,REM 潜伏期缩短及生长激素对可乐定反应迟钝等,但患者的脑脊液检查发现 NE 和 5-HT 增加,这与精神分裂症的研究发现相似。放射性核素标记的 DST 和 TRH 抑制试验发现分裂心境障碍患者的反应接近于精神分裂症,与心境障碍相差较大。

### 二、临床表现

1.发病年龄以青壮年多见,女性多于男性。

2.起病较急,发病可存在应激诱因。病前个性无明显缺陷,部分患者可有分裂症、躁郁症家族史。

3.有典型的抑郁或躁狂症状,同时具有精神分裂症症状。这两种症状同时存在或先后出现。

4.病程是间歇发作,症状缓解后不留明显缺陷。

## 三、诊断

1.CCMD-2-R 的诊断标准

(1)符合精神分裂症和心境障碍的症状标准。

(2)严重程度标准,符合以下两项:①社会功能显著下降;②自知力不全。

(3)分裂性症状与情感性症状在整个病程中多同时存在,出现与消失时间比较接近。但以分裂性症状为主要临床表现,时间必须持续 2 周以上。

(4)可排除其他各种精神障碍。

(5)可分为躁狂型、抑郁型及混合型。

如果一个患者在不同发作中分别表现为分裂性症状或情感性症状的主要临床相,仍按每次发作的主要临床相做出各自诊断。

2.ICD-10 的诊断标准

(1)躁狂型:必须有显著的心境高涨,或不太明显的心境高涨伴有易激惹或兴奋。在同一次发作中,应明确的至少存在一个,最好两个典型的精神分裂症症状。

本类别适用于单次躁狂型分裂情感性发作及大多数发作为躁狂型的反复分裂情感性发作,含精神分裂样精神病,躁狂型。

(2)抑郁型:必须有明显的抑郁,至少伴有两种典型的抑郁症状或属于抑郁发作的有关行为异常。在同一次发作期间明确存在至少有一种,最好两种典型的精神分裂症症状。

本类别适用于单次抑郁型分裂情感性发作,以及大多数发作为抑郁型的反复发作性障碍,含精神分裂样精神病,抑郁型。

(3)混合型:精神分裂症症状与混合型双相障碍同时存在。包含循环性精神分裂症,混合型精神分裂症及情感性精神病。

3.DSM-Ⅳ 的诊断标准

(1)有一个不间断的疾病时期,在此期间出现一次重性抑郁发作,一次躁狂发作,或一次混合发作。同时又有符合精神分裂症 A 标准的症状表现。

注:重型抑郁发作必须包括 A1 抑郁心境。

(2)就在此疾病时期中,曾在没有明显情感(心境)症状之时,存在妄想和幻觉至少 2 周。

(3)在急性期和残留期的整个疾病时期的某一阶段出现符合心境发作标准的症状。

(4)此障碍并非由于某种物质(例如某种滥用药物,某种治疗药品,或由于一般躯体情况所致之直接生理效应)。

可注明类型:①双相型:如包括一次躁狂或一次混合发作(一次躁狂、一次混合发作或重性抑郁发作);②抑郁型:如只包括重性抑郁发作。

4.鉴别诊断　需与分裂心境障碍鉴别的疾病有伴有抑郁和情感高涨的精神分裂症、躁狂症、精神病性抑郁和器质性精神病。同时要注意,药物或其他躯体疾病所致的精神病性综合征。

(1)精神分裂症伴发抑郁:较常见。表现为精神病性症状,同时存在精神分裂症阴性症状,症状持续时间较长,恢复缓慢且不完全,需长期使用抗精神病性药物。

(2)精神分裂症伴发躁狂:情绪状态较高的精神分裂症不同于分裂心境障碍,其情绪高涨持续时间较短,且通常伴有情感紊乱,如情感不协调等。精神分裂症患者的情感高涨常使检查者难于接受,也就是说不能引起共鸣。

(3)伴有精神病性症状的情感性障碍:当情感障碍的妄想与情感协调时,与分裂心境障碍鉴别并不困难。抑郁症患者多为罪恶、贫穷、疾病和虚无妄想。对于同时存在的与情感不协调的精神症状如被害妄想,思维被插入,思维被广播等,不同的诊断标准所做的诊断不同,造成鉴别困难的主要原因是由于诊断标准的差异,而非症状本身所致。

(4)器质性精神病:这类疾病由于有特殊的器质性症状,鉴别不难。但当兴奋性药物如可卡因、安非他命、哌甲酯使用不当时,患者出现偏执症状和情感高涨,撤药后抑郁。由于无意识障碍,故与分裂情感性精神病的表现相似。造成这种情况的药物还有酚噻嗪类、左旋多巴、皮质激素。因此,对非典型精神病患者,尤其表现为急性发作的病程,要怀疑有药物中毒的可能。

## 四、治疗和预防

根据分裂心境障碍的不同亚型选择药物。

1.躁狂型　丙戊酸钠和卡马西平替代合并锂盐治疗。

2.抑郁型　抗抑郁药三环类和 SSRI 类均有效,也可合并抗精神病药物,但要注意,与 SSRI 合并用药时,SSRI 可通过抑制分解代谢而增加抗精神病药物的血药浓度。有研究显示电休克的疗效优于三环类药物合并抗精神病药物的疗效,且抑郁型患者的自杀风险与心境障碍相同,故可考虑采用电休克治疗。

3.分裂心境障碍有衰退的可能,宜长期预防用药。

## 五、预后

介于心境障碍和精神分裂症之间,但疾病的结局因临床表现的多样性而不同,国外有学者根据 ICD-10 的诊断分类对预后进行研究,发现分裂心境障碍,双相型较好,而抑郁型相对较差。

# 第三节　偏执性精神障碍

偏执性精神障碍是指一组以系统妄想为主要临床表现的精神障碍,又称妄想性障碍。主要包括偏执狂、偏执性精神病、急性妄想发作。本组精神障碍病因未明,与患者病前个性缺陷、个人素质及生活处境相互作用有关。

被害妄想、嫉妒妄想和夸大妄想等,是偏执性精神障碍中占主导地位的症状,这些所谓系统妄想又称为偏执症状。其妄想内容并不荒谬离奇,常与患者的生活环境有关。除了与妄想直接相关的行为和态度外,患者的情感、言语和行为无任何异常,极少有幻觉,人格保持完整。

## 一、临床类型

1.偏执狂 偏执狂的发病年龄多在中年或稍后,发病缓慢且以系统妄想为主要症状,并伴有相应的情感和意向活动,人格保持较完整。系统妄想建立在与患者人格缺陷有关的一些错误判断或病理思考的基础上,妄想的结构有层次,条理分明,其推理过程有一定的逻辑性,内容不荒谬,有的与患者经历及处境有密切联系,并根据现实情况赋予一种新的解释,妄想不泛化,不伴有幻觉,患者坚信不疑。

患者病前个性可见主观、自我中心、固执、自命不凡、敏感、多疑、爱好幻想、容易激动和自我评价过高等特点。临床上分为以下类型。

(1)诉讼狂:这是偏执狂中较为常见的一个类型,患者认为受到人身迫害、名誉被玷污、权利被侵犯等,而诉诸法庭。患者思维良好,进行诉讼仔细而认真,考虑问题周到,即便遇到阻力也毫不后退,反而增强其必胜信心。千方百计公之于世,请求社会上的声援可谓不屈不挠,为正义而斗争。

(2)夸大狂:患者自命不凡,才华出众,自称有惊人的发明或创造,不久即可成为百万富翁。甚至能预测未来,是著名的预言家。

(3)嫉妒狂:这也是常见的亚型之一,患者对配偶不信任,认为对自己不忠诚或有第三者介入。妄想常伴随强烈的情感和相应的行为,故而对配偶采取跟踪,偷偷检查其提包或信件,限制与异性交往,不许一人外出,尤其在晚间时刻。严重者可发生暴力行为。

(4)色情狂:多发生在女性患者。患者坚信某一异性对自己流露爱慕之情,可是碍于客观情况,如双方均已婚配,或年龄相差较大,对方社会地位较高,不敢公开表示,采取以眉目传情方式来求爱。患者自称有超人的洞察能力,若有人劝阻,则认为是破坏者。一旦遭到对方拒绝,可由迷恋转为怨恨,而设法采取报复手段,加害于对方。

2.偏执性精神病 偏执性精神病与偏执状态是同义语,其临床表现与偏执狂有近似之处,但妄想结构没有偏执狂那样系统,亦不固定,可伴有幻觉。发病年龄多在中年。患者病前个性特征有一定缺陷,如主我中心、自卑、敏感多疑或固执等。症状的出现常与社会隔绝有关,如移民、流亡者和俘虏中并不少见。听力障碍也可能为促发因素之一。听力障碍者由于人际交往之间难以得到相互理解,患者往往感到被人冷落、轻视。特别是在人多的场合下,认为自己受到排斥,甚至感到被嘲笑,从而导致妄想出现。

患者多徐缓发病。妄想内容较固定,常见被迫害、夸大、嫉妒和关系妄想等。妄想结构欠严密,条理性较差。情感表现无明显异常,社会适应良好,人格保持相对完整,一般预后相对较好。

3.急性妄想发作 急性妄想发作是一种发作性精神障碍,又称妄想阵发。急性妄想发作多急性起病,临床表现以一过性妄想体验,妄想多急骤出现,并快速充分发展,成为本病主要的临床相;妄想内容多样,如被迫害、夸大、嫉妒、被控制、宗教或神秘妄想等。

妄想结构较为松散,且不持续、固定。有时可出现两三种妄想同时存在,但其中可能有一种占优势。在妄想的背景上可出现各种较生动的幻觉,患者感到身临其境。

情绪的多变性亦是本病的重要症状之一。随着妄想的起落,患者可表现情绪高涨或低落,或从恐惧到茫然,也可有焦虑或激越。情绪障碍可交替出现,持续时间不长,一般为几小时或一两天。情绪障碍与妄想相比,不占突出位置。

患者可有行为异常或大声喊叫,这多与妄想及情绪变动有关。意识方面未见明显障碍,但有时患者突然感到走入一个新的环境而呈现迷惑恍惚,此时可出现错觉或幻觉、人格解体症状,并因此表现活动增多或沉默少语,过后患者有一种似梦非梦的感受。有的患者出现近记忆受损,但大脑检查结果是阴性的。

本病多见于青壮年,一般持续数周,有的仅几天,最长者不超过 3 个月。病情多为完全恢复正常,预后良好,但少数患者可有复发倾向。

## 二、诊断与鉴别诊断

偏执狂和偏执性精神病均以系统而固定的妄想为主要表现,而情感无任何异常。两者的鉴别在于偏执狂妄想内容系统而严密,接近现实和个人经历,不伴有幻觉,长期随访无人格变化,社会功能良好。病程标准:至少持续 3 个月(ICD-10)。

急性妄想发作是以突然出现的结构松散、不固定的妄想为主要症状,可同时伴有情感异常。症状的出现和消失均快,一般不超过 3 个月,这就是发作性的特点。否则应根据临床症状诊断为其他精神疾病。

偏执性精神病与精神分裂症是较为容易误诊的,尤其在疾病早期。精神分裂症有明显的思维过程、情感及行为多方面的异常,其妄想内容荒诞离奇;且不固定,常伴有幻觉。社会功能明显受损,长期随访可见精神衰退。

偏执性精神障碍还应与情感性精神病鉴别,如严重抑郁症可出现疑病或罪恶妄想,躁狂症可出现夸大妄想等;与脑器质性障碍和药源性引起的精神症状鉴别,如痴呆的被偷窃妄想等相鉴别。因为短时间的偏执症状亦可出现。只要详细询问病史,认真进行精神检查和躯体检查,可逐一排除。

急性妄想发作需要与急性应激障碍鉴别,某些类型的急性应激障碍可急性发病,并有一过性妄想体验,预后良好。区别要点在于急性应激障碍患者发病前都遭遇明显而较强烈的精神创伤,其妄想内容多与创伤体验密切相关而较少变化。此外一般无人格缺陷,尚可见不同程度的意识障碍。

## 三、治疗

1.药物治疗　抗精神病药物可使症状缓解,对急性妄想发作效果较好,疗程结束后根据具体情况给予短期维持治疗。但对偏执狂和偏执性精神病治疗的最终结果可能是令人失望。因患者拒绝治疗,也难以进行长期治疗。医师要随机应变,也可从某些非主要症状着手,如情绪不好,睡眠障碍等进行调理,打开局面。当出现兴奋、激动或影响社会治安行为时,可采用低剂量抗精神病药物治疗,必要时应用注射长效针剂。如患者因妄想引发攻击行为或有出现此类行为高度可能性时,须强制入院治疗。

2.心理治疗　急性妄想发作效果较好,对偏执狂和偏执性精神病通常也相当困难。建立良好的医患关系,这是进行治疗的前提,关键问题在于患者是否信任及合作,能否按要求定期与治疗者见面,即便能接受治疗,也难以长期坚持。治疗效果也难以随访。

# 第四节　急性短暂性精神障碍

急性短暂性精神障碍在 CCMD-3 中归入第二大类,即"精神分裂症和其他精神病性障碍"之列,是一组起病急骤,以精神病性症状为主的短暂精神障碍。所谓急性,指在两周或更短时间内从缺乏精神病特征的状态转变为明显异常的精神病性状态,并对其社会功能造成了一定损害,48 小时内起病者称为暴发性起病。所谓短暂,指这些精神病性症状持续时间一般小于 1 个月,缓解彻底。所谓以精神病性症状为主,主要是指临床症状具有精神病性特征,但其临床表现又具有片断、凌乱、多变、多样、不稳定性,既可有情感症状,又可有精神病性症状。如片段的幻觉、妄想,或多种多样、变化莫测的幻觉、妄想,或凌乱的言语、行为或紧张综合征、情绪不稳定等。

CCMD-3 将急性短暂性精神障碍分为:分裂样精神病、旅途性精神病、妄想阵发。在临床实践中很难在就诊的一个时间点、横断面确切的把握整个精神异常的概貌、转归。随访研究发现,急性短暂性精神障碍存在三种可能的结局:①终生只发病一次,完全恢复到其病前状态。这应该说是最符合定义的一种结局;②发展成精神分裂症。是否诊断分裂样精神病只是病程标准问题。就诊时病程不到 1 个月,若经过系统、正规治疗,病程仍达到 1 个月,即可修正为精神分裂症;③间断性、反复短暂发作。每次均急性发病,但每次病程均短于 1 个月,间歇期完全正常,但在一定的应激诱因下又发病。从急性短暂性精神障碍临床特征描述,以及现有的研究文献归类可看出,急性短暂性精神障碍尚难以作为独立的疾病单元,因此其具体病因不明,多数病例系多因素综合作用的结果。

## 一、临床类型

1.分裂样精神病　除病程持续时间小于 1 个月外,符合精神分裂症的其他各项诊断标准。很多情况下分裂样精神病是一种过渡性诊断,其实质是精神分裂症。

2.旅途性精神病　旅途性精神病是我国学者提出的一类特殊精神障碍,国际分类系统中没有。病前存在明显的综合性应激因素,如精神刺激、精神紧张(害怕钱财被偷等)、过度劳累、慢性缺氧、睡眠缺乏、营养及水分缺乏、躯体条件差、电解质紊乱等。但在同等条件下,只有少数人发病,故认为与其自身神经类型不稳定有关。常在长途旅行中发生,以意识模糊、片断的幻觉、妄想、行为紊乱为主要表现。病程短暂,停止旅行和充分休息后数小时至一周内可自行缓解。具有起病突然、病程短暂,缓解彻底的特征。

3.妄想阵发　妄想阵发是一种以生动多样的妄想性体验为特征的发作性疾病,又称急性妄想发作。绝大多数患者无明确的病因,一般认为本病以青年人、女性多见,而不见于儿童,50 岁以上者也属罕见。常急性起病,不少病例可暴发起病,并迅速充分发展,在一周内达到高峰。以结构松散、主题众多且变化不定的妄想为主要表现,被害、夸大、嫉妒、影响、性转换、宗教或神秘妄想等皆可发生,且相互掺和。在妄想背景上,可见各种生动幻觉体验,有时患者似乎沉溺其中。情绪随妄想内容而起伏不定,可见情绪的高涨、低落、欣快、焦虑、烦恼或激越等,交替或混合出现。意识可呈现双重性,一方面患者神志清楚、定向良好、与他人可保持接触且能适应周围环境;另一方面又显得迷惑、恍惚、心烦意乱、错认,且缓解后常有梦样感受。也可出现其他症状如人格解体、活动过多或过少等,常有失眠,且睡眠前后症状可加剧。

上述症状的类型与程度常不断变化(甚至一天内就可发生显著改变),发作多在数周内突然终止,有时仅为数天,完全缓解很少超过 3 个月,但有些病例可残留持续较久的神经症样症状。绝大多数患者预后良好,缓解期精神状态正常。部分病例可反复发作,还有的患者在发作一或多次后演变为典型的精神分裂症和偏执性精神病。但现有知识尚难对此预测。

### 二、诊断

很多精神障碍均可急性起病,病初精神症状可不典型、不系统、不固定,不能形成一个临床综合征。因此,鉴别诊断至关重要。应该说,任何急性起病、病程短的精神障碍均需要鉴别。

1.详细的病史询问　病前有无"感冒"、发热、服用驱虫药物史、有无外伤、躯体疾患。脑器质性疾病、代谢性脑病、躯体疾病所致精神障碍等需要排除。血常规、生化系列,脑电图、脑部影像学检查、必要时腰穿脑脊液检查可明确。

2.精神活性物质所致的精神障碍,或是精神活性物质直接所致,如服用摇头丸、K 粉、冰毒等直接所致;或是戒断症状之一,如乙醇戒断出现的震颤谵妄。有无服用精神活性物质的历史及尿检可作为鉴别手段。

3.急性应激障碍　特别是反应性精神病,其起病、症状内容及转归均与明显心理因素有关,与本病有别。而急性短暂性精神障碍可在应激下出现,但应激只是一个诱因,其临床症状内容与应激源无关。

4.癔症性精神病　依据患者起病因素和表现综合分析,如发病(尤其是第一次)有明显心理社会诱因、可有特殊的病前人格,症状出现与消退同暗示或自我暗示有一定联系、发作有潜在目的性和继发获益,可伴特殊的分离和转换症状,症状富有幻想性与情感内容及变化的戏剧性等,有时需待缓解后或再发时才能确诊。

### 三、治疗

1.如有可能,尽量住院观察,监护治疗。本病初诊时均应视为过渡性诊断,需要一定时限、一定辅助检查排除其他精神障碍,门诊一时难以明确诊断。而且本病需及时干预,避免对患者、他人造成危害;干预的及时、有效也有助于患者的预后。

2.一旦排除其他精神障碍,诊断明确。应迅速、有效控制症状。因此障碍归入精神病性障碍之下,抗精神病药应作为首选,特别是具有镇静作用、不良反应少、安全性高的非典型抗精神病药,如奥氮平、喹硫平、阿立哌唑等,视病情及安全性情况,可迅速加至治疗量。如奥氮平每次 2.5mg,每天 2 次,每天可用 2.5~5mg,3~5 天加至 15~20mg;喹硫平每次 0.1g,每天 2 次,每天加用 0.1~0.2g,3~5 天加至 0.6~0.8g。若有兴奋、躁动不安,可肌内注射氟哌啶醇;有睡眠障碍,可使用苯二氮䓬类药物。

3.因该障碍有三种分型、三种结局,一时尚难以明确,彻底缓解后也要注意专科随访一定时限,以真正明确其精神障碍性质。

# 第六章　双相障碍

## 第一节　概述

双相障碍也称双相情感障碍,是指既有躁狂或轻躁狂发作,又有抑郁发作的一类心境障碍。躁狂发作时,表现为情感高涨、言语增多、活动增多;而抑郁发作时则出现情绪低落、思维缓慢、活动减少等症状。病情严重者在发作高峰期还可出现幻觉、妄想或紧张症状等精神病性症状。双相障碍一般呈发作性病程,躁狂和抑郁常反复循环或交替出现,但也可以混合方式存在,每次发作症状往往持续相当时间(躁狂发作持续1周以上,抑郁发作持续2周以上),并对患者的日常生活及社会功能等产生不良影响。

我国精神病学家多数主张将躁狂症作为心境障碍中一个独立单元,与双相障碍并列。这体现在CCMD-3分类中(反复发作的轻躁狂或躁狂症)。但在心境障碍的长期自然病程中,始终仅有躁狂或轻躁狂发作者实为少见(约1%),且这些患者的家族史、病前人格、生物学特征、治疗原则及预后等与兼有抑郁发作的双相障碍相似。美国《精神障碍诊断和统计手册》第四版(DSM-Ⅳ)根据是躁狂发作还是轻躁狂发作来划分双相Ⅰ型和双相Ⅱ型。只要目前或病史中有达到诊断标准的躁狂发作或混合发作均属于双相Ⅰ型。有反复的抑郁发作及轻躁狂发作,但从无躁狂发作则为双相Ⅱ型。

20世纪50年代以来,随着抗精神病药和抗抑郁剂应用于精神科临床治疗,特别是20世纪60年代以后以锂盐为代表的心境稳定剂的广泛应用,双相障碍的防治水平有了长足的进步。20世纪80年代以后,由于对诊断概念和有关诊断标准的修正,医师对双相障碍诊断水平也有了很大的提高。但尽管如此,目前就全球范围而言,双相障碍的识别率和治疗率依然不能令人满意。来自欧美国家的统计资料显示,首次出现肯定的双相障碍临床症状后,要经过平均8年才能得到确诊;现症双相障碍患者中,有69%的患者曾被误诊为单相抑郁、焦虑症、精神分裂症、人格障碍和物质依赖等。

双相障碍患者接受治疗的情况更加不能令人满意。来自美国的统计调查(2014年)发现:双相障碍患者发病后要经过平均10年才能得到首次治疗,50%以上的现症患者在长达5年以上的时期内未接受过治疗,其中36%甚至长达10年以上未接受治疗。

20世纪90年代,世界卫生组织(WHO)就各国精神卫生服务状况进行多国合作调查之后,发起在全球综合医院及基层医疗机构中普及精神卫生知识,其中的一个重点就是心境障碍。从20世纪90年代后期开始,我国也开始在精神科专科医院及综合医院开展了旨在提高双相障碍诊断水平和推动规范化治疗的工作,诊断和治疗水平有了一定的改善,但无论在推动的力度和效果上与国际水准和现实需要还有相当大的距离。

## 第二节 临床特征

### 一、临床症状

主要描述躁狂发作、抑郁发作(见第五章)。躁狂发作的典型临床症状是心境高涨、思维奔逸和活动增多。

1.心境高涨 患者主观体验特别愉快,自我感觉良好,整天兴高采烈、得意洋洋、笑逐颜开,洋溢着欢乐的风趣和神态,甚至感觉到天空格外晴朗,周围的事物色彩格外绚丽,自己亦感到无比快乐和幸福。患者这种高涨的心境具有一定的感染力,常博得周围的人的共鸣。有的患者尽管心境高涨,但情绪不稳,变幻莫测,时而欢乐愉悦,时而激动暴怒。部分患者则出现愤怒、易激惹、敌意,甚至可出现破坏及攻击行为,但常常很快转怒为喜或赔礼道歉。

2.思维奔逸 表现为联想明显加速,思维非常敏捷,思维内容丰富多变,思潮犹如大海中的汹涌波涛,有时感觉到自己的舌头在和思想赛跑,言语跟不上思维的速度,常表现为言语增多、滔滔不绝、口若悬河、手舞足蹈、眉飞色舞,即使口干舌燥、声音嘶哑,仍然讲个不停。但讲话的内容较肤浅,且零乱不切实际,常给人以信口开河的感觉。由于患者的注意力随境转移,思维活动常受周围环境变化的影响致使话题突然改变,讲话内容常从一个主题很快转到另一个主题,即表现为意念飘忽,有的可出现音联和意联。常常觉得"自己的脑子非常好用",自己处于极度兴奋状态的躁狂患者思维联想速度极快,而言语表达往往跟不上联想,因此听上去话题之间内在联系不紧密,容易误为思维松弛,此时可以根据患者的情绪背景、行为与外界环境的关联性进行判断。

3.活动增多 表现精力旺盛,兴趣广泛,动作快速敏捷,活动明显增多,爱管闲事,整天忙忙碌碌,但做事虎头蛇尾,常常一事无成。对自己行为缺乏正确判断,常常是随心所欲,不考虑后果,如随便购物,常购买许多完全不需要的物品,随意交友、性乱交或盲目投资等,任意挥霍钱财,有时十分慷慨,将贵重物品随意赠送给别人。注重打扮装饰,但并不得体,常常引起周围人的注意,甚至当众表演,乱开玩笑。社交活动增多,随便请客,经常去娱乐场所,行为轻浮,且好接近异性,性欲增强。自觉精力充沛,有使不完的劲,不知疲倦,睡眠需要明显减少,病情严重时,会出现冲动毁物和攻击行为。

4.其他症状 躁狂发作时可出现夸大妄想,也可有各种偏执观念、先占观念、强迫观念、自杀观念等,应注意思维内容与情感基调的协调性。可通过询问诸如"有无特别的能力,大量的财富"等获悉躁狂患者有无夸大妄想。有时患者会表现出一种高傲或不可一世的态度,目空一切,自命不凡,盛气凌人,认为自己是世界上最强的,是世界上最富有的,有过人的才智,可解决所有的问题,乱指挥别人,训斥别人,专横跋扈、狂妄自大、自鸣得意,但毫无收获,提示夸大妄想存在的可能,或是自我评价过高,但内容并不荒谬,多继发于情绪高涨,且持续时间不长。躁狂发作时,患者的主动和被动注意力均有增强,但不能持久,易为周围事物所吸引,急性期这种随境转移的症状最为明显。躁狂发作时,由于患者自我感觉良好,常表现为面色红润,两眼有神,体格检查可发现瞳孔轻度扩大,心率加快,且有交感神经亢进的症状如便秘。因患者极度兴奋,体力消耗过大,容易引起失水,体重减轻。

## 二、病程特征

大多数为急性或亚急性起病,主要发病于成人早期。一般而言,双相障碍的发病年龄早于抑郁障碍(平均26.5岁)。调查资料显示,双相 I 型的平均发病年龄为18岁,而双相 II 型稍晚,平均约为21.7岁。躁狂发作和混合发作的自然病程大概是数周到数月,平均3个月左右。部分患者的病程可呈自限性,轻度发作即便不加治疗也可能在一段时间后自发缓解。躁狂和抑郁的发作没有固定的顺序,可连续多次躁狂发作后有一次抑郁发作。也可能反过来,或躁狂和抑郁交替发作,但很少有混合发作发展成躁狂发作的情况。发作间歇期症状可完全缓解,也有20%～30%的双相 I 型和15%的双相 II 型患者持续存在情绪不稳。间歇期的长短不一,可从数月到数年。随着年龄增长和发作次数的增加,正常间歇期有逐渐缩短的趋势。

快速循环发作是一种特殊的病程形式,其快速程度一般是指1年内有4次(或2个循环)以上的躁狂和抑郁发作。极快速循环者甚至可以48小时为一循环,两相间常无明显的间歇期,常被看作是双相障碍中的恶性病程形式,临床上中止其循环颇为棘手。快速循环可以是自发性病程,也可以是抗抑郁治疗特别是抗抑郁药促发躁狂或轻躁狂后转变而成。其中,以三环类最易诱发,安非他酮较少。有资料显示,舒必利、阿普唑仑等也可能诱发快速循环。

虽然双相障碍可有自限性,但如果不加治疗或治疗不当,复发几乎是不可避免的。未经治疗的患者中,50%的患者能够在首次发作后的第一年内自发缓解,其余的在以后的时间里缓解的不到1/3,终生复发率达90%以上,约有15%的患者自杀死亡,10%转为慢性状态。在应用锂盐治疗双相障碍以前,患者一生平均有9次发作,长期的反复发作,可导致患者人格改变和社会功能受损。病前职业状况不良、有酒依赖史、有精神病性症状、有抑郁症状、发作间歇期有抑郁特征和男性与预后不良有关;躁狂发作期短暂、晚年发病、无自杀观念和共病情况者预后较好。

## 三、体格检查和实验室检查

由于双相障碍无特异性生物学指标,故体格检查及实验室检查按一般常规进行,结合病史资料为排除双相障碍可能由躯体疾病或物质依赖所致,应进行有关的实验室检查。由于部分双相障碍患者(尤以女性)可能有甲状腺功能低下,因此应做甲状腺实验室功能测定。对过度兴奋及进食不好者应注意水、盐代谢及酸碱平衡。在治疗过程中进行药物血浓度监测,以保证疗效、监测不良反应及治疗依从性。

## 第三节　诊断与鉴别诊断

### 一、诊断和分类

临床诊断主要依据4个方面:症状,严重程度,病程和排除其他疾病。诊断分类主要掌握三个基本类型,即躁狂、轻躁狂和混合发作。国际疾病分类第10版(ICD-10精神与行为障碍分类,WHO),将躁狂发作和双相障碍发作分别作为单独疾病分类,现将ICD-10躁狂发作和双相障碍的主要分类介绍如下。

1.躁狂发作　基本的特征是心境高涨,身体和精神活动的量和速度均增加。本类中所有的亚型都仅用于单次躁狂发作,若发作之前或之后有情感(抑郁、躁狂、轻躁狂)发作,则应归于双相障碍。

(1)轻躁狂:轻躁狂是躁狂的较轻表现形式,较之环性心境,心境和行为的异常又更为持续也更为明显。轻躁狂不伴幻觉和妄想。存在持续的(至少连续几天)心境高涨、精力和活动增高,常有显著的感觉良好,并觉身体和精神活动富有效率。社交活动增多,说话滔滔不绝,与人过分熟悉,性欲望增强,睡眠需要减少等表现也常见,但其程度不致造成工作严重受损或引起社会拒绝。有时,易激惹、自负自傲、行为莽撞的表现替代了较多见的欣快的交往。可有注意力集中和注意的损害,从而降低从事工作、得到放松及进行闲暇活动的能力,但这并不妨碍患者对全新的活动和冒险表现出兴趣或有轻度挥霍的表现。

(2)躁狂,不伴精神病性症状:心境的高涨与个体所处环境不协调,表现可从无忧无虑的高兴到几乎不可控制的兴奋。心境高涨同时伴有精力增加和随之而生的活动过多,言语迫促及睡眠需要减少。正常的社会抑制消失,注意不能持久,并常有显著的随境转移,自我评价膨胀,随意表露夸大或过分乐观的观念。也可出现知觉障碍,如:觉得色彩特别生动(并且往往是美的);专注于物体表面或质地的精微细节,主观感到听觉敏锐。患者可能着手过分和不切实际的计划,挥金如土,或变得攻击性强、好色,或在不恰当的场合开玩笑。某些躁狂发作中,不出现心境高涨,而代之以易激惹和多疑。首次发作还常见于15~30岁,但也可发生在从童年后期直至六七十岁的任何年龄。发作至少应持续一周,严重程度达到完全扰乱日常工作和社会活动。心境改变应伴有精力增加和上述几条症状(特别是言语迫促、睡眠需要减少、夸大、过分乐观)。

(3)躁狂,伴精神病性症状:这是一种严重躁狂的临床表现形式,膨胀的自我评价和夸大观念可达到妄想程度,易激惹和多疑可发展成被害妄想。在严重病例中,有关身份或角色的夸大或宗教妄想可占优势。思想奔逸和言语迫促可能使患者无从被人理解。严重而持久的躯体活动与兴奋可致攻击或暴力。对饮食及个人卫生的忽视可造成脱水和自我忽视的危险状态。

2.双相障碍　本病的特点是反复(至少两次)出现心境和活动水平明显紊乱的发作,

紊乱有时表现为心境高涨、精力和活动增加(躁狂或轻躁狂),有时表现为心境低落、精力降低和活动减少(抑郁)。发作间期通常以完全缓解为特征。躁狂发作通常起病突然,持续时间2周至4~5个月不等(中数约3个月);抑郁持续时间趋于长一些(中数约6个月);但除在老年期外,很少超过1年。两类发作通常都继之于应激性生活事件或其他精神创伤,但应激的存在并非诊断必需。首次发病可见于从童年到老年的任何年龄。发作频率、复发与缓解的形式均有很大变异,但随着时间推移,缓解期有渐短的趋势。中年之后,抑郁变得更为常见,持续时间也更长。主要有以下几种亚型。

(1)双相障碍,目前为轻躁狂:①目前发作符合轻躁狂的标准;②过去必须至少有一次其他情感发作(轻躁狂、躁狂、抑郁或混合性)。

(2)双相障碍,目前为不伴有精神病性症状的躁狂发作:①目前发作必须符合不伴精神病性症状的躁狂发作的标准;②过去必须至少有一次其他情感发作(轻躁狂、躁狂、抑郁或混合性)。

(3)双相障碍,目前为伴有精神病性症状的躁狂发作:①目前发作必须符合伴精神病性症状的躁狂发作的标准;②过去必须至少有一次其他情感发作(轻躁狂、躁狂、抑郁或混合性)。

(4)双相障碍,目前为轻度或中度抑郁:①目前发作必须符合轻度抑郁发作或中度抑郁发作的标准;②过去必须至少有一次轻躁狂、躁狂或混合性发作。

(5)双相障碍,不伴躯体症状。

(6)双相障碍,伴躯体症状。

(7)双相障碍,目前为不伴精神病性症状的重度抑郁发作:①目前发作必须符合不伴精神病性症状的重度抑郁发作的标准;②过去必须至少有一次躁狂、轻躁狂或混合性的发作。

(8)双相障碍,目前为伴精神病性症状的重度抑郁发作:①目前发作必须符合伴精神病性症状的重度抑郁发作的标准;②过去必须至少有一次躁狂、轻躁狂或混合性发作。

(9)双相障碍,目前为混合状态:患者过去至少有过一次躁狂、轻躁狂或混合性发作,目前或表现为混合性状态,或表现为躁狂、轻躁狂及抑郁发作的快速转换。虽然双相障碍最典型的形式是交替出现的躁狂和抑郁发作,其间为正常心境分隔;但是,抑郁心境伴以连续数天至数周的活动过度和言语迫促,以及躁狂心境和夸大状态下伴有激越、精力和本能驱力降低,都并不罕见。抑郁发作症状与轻躁狂或躁狂症状也可以快速转换,每天不同,甚至因时而异。如果在目前的疾病发作中,两套症状在大部分时间里都很突出且发作持续至少两周,则应做出混合性双相障碍的诊断。

(10)双相障碍,目前为缓解状态:患者过去至少有过一次躁狂、轻躁狂或混合性发作,且至少另有一次轻躁狂、躁狂、抑郁或混合性发作,但患者目前无明显的心境紊乱,并已处于这种状态数月。然而,不排除患者为减少复发危险而正在继续治疗之中。

(11)双相障碍,目前为快速循环发作:在过去12个月中,至少有4次情感障碍发作,每次发作符合轻躁狂或躁狂发作、轻抑郁或抑郁发作,或双相障碍混合性发作标准。

### 三、鉴别诊断

双相障碍抑郁发作与单相抑郁障碍的鉴别详见后述抑郁障碍的鉴别诊断部分。这里主要叙述躁狂(轻躁狂)发作的鉴别诊断。

1.精神分裂症　青春型表现出的精神运动性兴奋常与环境格格不入,与患者自身的情感和思维不协调,无法让他人产生共鸣,是"不协调"的。而躁狂发作常有情感障碍家族史,急性起病,情感高涨而有感染力,表现为协调性精神运动性兴奋。

2.躯体疾病　许多躯体疾病,尤其是脑部疾病会导致或引起类似躁狂发作的临床表现。如在既往无情感障碍病史的中老年患者出现了夸大性行为,过分的社会脱抑制行为(如当众小便)往往提示额叶病变。这种情况进行系统的神经系统检查是很重要的。年轻患者在感染 HIV 或头部损伤的情况下,可能出现躁狂的表现。甲状腺功能亢进的患者也有躁狂表现。这些情况下应尽量先治疗患者的原发的躯体疾病。

3.可能导致躁狂的方药　单项抑郁发作,在抗抑郁药物及电休克治疗过程中出现的躁狂发作或者轻躁狂发作,应诊断为双相情感障碍。

某些药物可导致类似躁狂的表现,依靠病史和尿液药物筛查可以进行鉴别,可能导致躁狂的药物有:各种抗抑郁药、苯丙胺、巴氯芬、溴剂、溴隐亭、卡托普利、西咪替丁、可卡因、皮质醇、环孢素、双硫仑、致幻剂、肼屈嗪、异烟肼、左旋多巴、哌甲酯、甲泛葡胺、阿片类、苯环己哌啶、丙卡巴肼、普环啶、育亨宾等。

## 第四节　症状评估

双相障碍症状的评估除了通过临床检查和观察之外,可以应用评定量表来进行,如倍克-拉范森躁狂量表、Young 躁狂量表和汉密顿抑郁量表。

### 一、倍克-拉范森躁狂量表

倍克-拉范森躁狂量表共有 11 项,该量表有明确的评定标准,而且项目名称又与日常临床工作用术语相近,较易掌握和接受,是评定躁狂状态的较好量表。各项目采用 0~4 分的5级评分法,主要统计指标为总分,总分越高,病情越重,0~5 分为无明显躁狂症状;6~10 分有肯定躁狂症状,22 分以上为严重躁狂症状。

### 二、Young 躁狂量表

常用于评估躁狂的另一个量表为 Young 躁狂量表,主要用来评估躁狂症状及严重程度,不是诊断量表,是症状分级量表,共有 11 个条目,1、2、3、4、7、10、11 条目是 0~4 级评分,5、6、8、9 条目是 0~8 级评分,目的在于区分兴奋不合作的患者;严格按照评分标准和指导语进行,评定的时间跨度是一周;评分依靠现场交谈检查,同时参考知情人信息;两个评分之间难于确定时的原则是 0~4 分的条目选高分,0~8 分的条目选中间分。Young 躁狂量表目前尚无中国常模,国外常以 20 分作为有无躁狂的分界值。

### 三、汉密顿抑郁量表

汉密顿抑郁量表是临床上评定抑郁状态时应用得最为普遍的量表,是最标准的量表之一,有 17 项、21 项和 24 项三种版本,24 项版本的评分标准,按照 Davis JM 的划界分,总分超过 35 分,可能为严重抑郁,超过 20 分,可能是轻或中等度的抑郁;如小于 8 分,患者没有抑郁。一般来说,17 项版本的划界分别为 24 分、17 分和 7 分。

## 第五节 治疗

### 一、药物治疗

#### (一)药物治疗的原则

1.根据病情需要,及时联合用药 目前一般主张对双相障碍患者的治疗实施联合用药。药物联用最常用的是一种心境稳定剂加上一种抗精神病药物,其他联用的方式有两种心境稳定剂联用,心境稳定剂加苯二氮䓬类药物、心境稳定剂加抗抑郁药。特别兴奋躁动的患者,无法管理时,可采用氟哌啶醇每次 5~10mg,中午和晚上肌内注射两次,连续3~5 天,使用的时间不能长,否则容易出现锥体外系不良反应,当患者兴奋躁动有所缓解后,可以每晚注射一次,保证患者晚上的睡眠,也不影响其他人的休息,同时加用其他抗精神病药如氯氮平,经济条件允许的话,可以使用喹硫平、利培酮或奥氮平等不良反应较少,相对较安全的药物,然后停用氟哌啶醇。联合用药的原因主要有两个:一是因为碳酸锂等心境稳定剂的起效较慢,需要两周左右的时间,因此在该药起作用前,一般需要合用的药物快速控制患者的兴奋躁动。二是从长远的维持治疗、预防复发的目的来看,联合用药的效果更好。

2.一种药物疗效不好,可换用或加用另一种药物 如果所用的心境稳定剂已达到治疗剂量,并且时间也在 3 周以上,但效果仍不理想时,则可考虑换用或加用另一种心境稳定剂,换药之前应该排除服药不规律或藏药行为。

3.加强监测不良反应 由于治疗双相障碍的药物存在一些不良反应,必须加强监测。如碳酸锂的治疗剂量和中毒剂量很接近,当出现恶心、呕吐等胃肠道反应时,则要警惕是否为碳酸锂中毒。卡马西平或丙戊酸盐治疗躁狂也应监测是否引起严重皮炎和肝功能损害等。对于合并使用氯氮平的患者,应该定期检查血常规。有条件应该监测血药浓度。

#### (二)药物治疗策略

1.急性期的药物治疗 此期治疗目的是尽快控制症状、缩短病程。药物治疗应足量、足疗程,使病情达到完全缓解,以免症状复燃或恶化。如非难治性病例,一般情况下 6~8周可达到此目的。

2.恢复期的药物治疗 包括两个阶段:恢复期治疗和维持期治疗,从急性期症状完全缓解后即进入巩固期治疗,其目的是防止症状复燃、促使社会功能的恢复。一般而言,此期间主要治疗药物(如心境稳定剂)剂量应维持急性期水平不变。巩固期治疗的时间长短原则上是根据发作的自然病程,但在临床实践中不易掌握。一般巩固治疗时间为:抑郁发作4~6个月,躁狂或混合性发作2~3个月。如无复燃,即可转入维持期治疗。此期配合心理治疗十分必要,以防止患者自行减药或停药,促进其社会功能恢复。

维持治疗期的目的在于防止复发,维持良好的社会功能,提高患者的生活质量。对已确诊的双相障碍患者,可在第二次发作(不论是躁狂还是抑郁)缓解后即应给予维持治疗。在维持治疗期,对原治疗措施可以在密切观察下进行适当调整,或小心减去在联合治疗中的非心境稳定剂药物,或相应减少剂量。但经验说明,使用接近治疗剂量者比低于治疗剂量者的预防复发效果要好。以锂盐为例,一般保持血锂浓度在0.6~0.8mmol/L为宜。

维持治疗并不能完全防止双相障碍病情复发。因此,应教育患者和家属了解复发的早期表现,以便他们自行监控,及时复诊。导致复发的因素主要有:躯体情况,明显的社会心理因素,服药依从性差或药物剂量不足。因此,在维持治疗期间应密切监测血药浓度并嘱患者定期随访观察。复发的早期表现为睡眠障碍或情绪波动,此时可及时给予相应处理,如短期应用苯二氮䓬类药或增加原药剂量,以避免发展成完全发作。如病情复发,则应及时调整原维持治疗药物的种类和剂量,尽快控制发作。

维持治疗应持续多久尚无定论。如过去为多次发作者,可考虑在病情稳定达到既往发作2~3个循环的间歇期或2~3年后,再边观察边减少药物剂量,逐渐停药,以避免复发。在停药期间如有任何复发迹象应及时恢复原治疗方案,缓解后应给予更长维持治疗期。此期间应去除可能存在不良的社会心理因素及施以心理治疗(包括家庭治疗),更有效地提高抗复发效果。

3.随访 一般情况下,患者急性期住院治疗,在症状控制和病情缓解后进入巩固期治疗和维持期治疗,由于此阶段治疗的时间长,因此需要定期门诊随访,在医师指导下,根据病情变化调整药物剂量,适时加减药物,门诊随访是十分重要的,有相当一部分复发的患者,其复发的原因是没有征得医师同意的情况下,自行断药,导致复发。因此在出院时要向家属及患者强调门诊随访的重要性,以尽可能减少复发。一般情况下,病情稳定者一个月左右来门诊复查一次,如有病情波动随时来门诊就诊,因此家属应密切注意患者的病情变化,不要掉以轻心。

**(三)常用药物**

1.心境稳定剂 心境稳定剂是指对躁狂或抑郁发作具有治疗和预防复发的作用,且不会引起躁狂与抑郁转相,或导致发作变频的药物。目前,比较公认的心境稳定剂包括碳酸锂及抗抽搐药丙戊酸盐、卡马西平等。

(1)碳酸锂:是治疗躁狂发作的首选药物,总有效率约70%,但起效较慢,需要持续用药2~3周的时间才能显效。

1)适应证:主要治疗躁狂症,对躁狂和抑郁交替发作的双相障碍有很好的治疗和预防复发作用,对反复发作的抑郁症也有预防复发作用。也可用于治疗分裂-情感性精神病。

2)禁忌证:肾功能不全者、严重心脏疾病患者禁用,12岁以下儿童、孕妇前3个月禁用。

3)不良反应:常见有口干、烦渴、多饮、多尿、便秘、腹泻、恶心、呕吐、上腹痛。神经系统不良反应有双手细微震颤、萎靡、无力、嗜睡、视物模糊、腱反射亢进。可引起白细胞升高。上述不良反应加重可能是中毒的先兆,应密切观察。长期服用锂盐可能引起甲状腺功能低下(多为临床下功能低下,尤以女性多见)和肾功能损害,因此有甲状腺疾病和肾脏疾病的患者慎用或禁用,脑器质性疾病、严重躯体疾病和低钠血症患者应慎用本品,服本品期间不可用低盐饮食,严重心脏疾病患者禁用。

当血锂浓度>1.4mmol/L,会出现不同程度的中毒症状;早期表现为不良反应的加重,如频发的呕吐和腹泻、无力、淡漠、肢体震颤由细小变得粗大、反射亢进。当血锂浓度2.0mmol/L以上可出现严重中毒,表现为意识模糊、共济失调、吐字不清、癫痫发作乃至昏迷、休克、肾功能损害。血锂浓度在3.0mmol/L以上危及生命。一旦发现中重度的锂中毒征象,应立即停药。注意水电解质平衡,用氨茶碱碱化尿液,以甘露醇渗透性利尿排锂,不宜使用排钠利尿药。严重病例必要时行血液透析,并给予对症治疗及支持疗法。如果没有条件作血锂监测,则以临床表现作为判断中毒的依据,出现严重的胃肠道不良反应也可判断为中毒,须立即处理。

4)用法:抗躁狂治疗剂量急性期,门诊一般在750~1500mg/d;住院患者1250~2000mg/d,分2~3次服用,宜在饭后服,以减少对胃的刺激。应从小剂量开始,逐渐增加剂量,维持治疗期的剂量和在急性治疗期有所不同,一般为500~1000mg/d,可根据患者的病情调整,以避免患者复发为前提。在治疗中要严密观察不良反应。哺乳期妇女使用本品期间应停止母乳喂养,改用人工哺乳。

5)药物合并使用时的相互作用:本品与氨茶碱、咖啡因,或碳酸氢钠合用可增加碳酸锂的排出量,降低其血药浓度和药效;与氯丙嗪或其他吩噻嗪衍生物合用时,可使这些药物的血药浓度降低;与合用可促发甲状腺功能低下;与吡罗昔康合用可导致血锂浓度过高而中毒;与5-羟色胺再摄取抑制剂(SSRIs)抗抑郁药合用会增加5-羟色胺综合征的危险性,故应控制SSRIs的剂量。

(2)丙戊酸盐:主要药物为丙戊酸钠与丙戊酸镁。在美国,丙戊酸盐与碳酸锂一样,是目前使用最为普遍的心境稳定剂。疗效与碳酸锂相仿,对碳酸锂反应不佳或不能耐受的患者是较为理想的替换药物。

1)适应证:用于治疗双相障碍的躁狂发作,特别是快速循环发作及混合性发作效果较好,对双相障碍有预防复发的作用。

2)禁忌证:有药源性黄疸个人史或家族史者、有肝病或明显肝功能损害者禁用。有血液病,肝病史,肾功能损害,器质性脑病时慎用;孕妇禁用;6岁以下禁用。

3)不良反应:总体来说,不良反应发生率较低。常见有恶心、呕吐、厌食、腹泻等。少数可出现嗜睡、震颤、共济失调、脱发、异常兴奋与烦躁不安等。偶见过敏性皮疹、血小板减少症或血小板凝聚抑制引起异常出血或瘀斑、白细胞减少或中毒性肝损害。极少数发生急性胰腺炎,为一种罕见的特异质性反应。药物过量的早期表现为恶心、呕吐、腹泻、厌食等消化道症状,继而出现肌无力,四肢震颤、共济失调、嗜睡、意识模糊或昏迷。一旦发现中毒征象,应立即停药,并依病情给予对症治疗及支持疗法。

4)用法与注意事项:丙戊酸盐空腹时吸收良好,2小时可达峰浓度,饭后服药会明显延迟吸收。半衰期为5~20小时。抗躁狂治疗应从小剂量开始,每次0.2g,每天2~3次。逐渐增加至每次0.3~0.4g,每天2~3次。最高剂量不超过每天1.2g。治疗期间应定期检查肝功能与白细胞计数。用药期间不宜饮酒,因饮酒加重其镇静作用,不宜驾驶车辆、操作机械或高空作业。本品可泌入乳汁,哺乳期妇女使用本品期间应停止哺乳。6岁以上儿童剂量为每天20~30mg/kg体重,分3~4次口服。老年患者酌情减量。

5)药物相互作用:本品能抑制苯妥英钠、苯巴比妥、扑米酮、乙琥胺的代谢,使血药浓度升高;本品与氯硝西泮合用可引起失神性癫痫状态,不宜合用;阿司匹林能增加本品的药效和毒性作用;与抗凝药如华法林或肝素等,以及溶血栓药合用,出血的危险性增加;与卡马西平合用,由于肝酶的诱导而致药物代谢加速,可使两者的血药浓度和半衰期降低;与氟哌啶醇及噻吨类、吩噻嗪类抗精神病药、三环抗抑郁药、单胺氧化酶抑制药合用,可降低丙戊酸钠的效应。

(3)卡马西平

1)适应证:用于急性躁狂发作的治疗,适用于碳酸锂治疗无效,或快速循环发作或混合性发作患者。该药也可与碳酸锂合用,但剂量要相应减少,对双相障碍有预防复发的作用。

2)不良反应:在治疗初期常见的不良反应有复视、视物模糊、眩晕、头痛、嗜睡和共济失调。少见的不良反应有口干、恶心、呕吐、腹痛和皮疹等。偶见白细胞减少,血小板减少,再生障碍性贫血,肝、肾功能异常及黄疸等。因可引起系统性红斑狼疮与剥脱性皮炎,因此应慎用。

3)药物相互作用:卡马西平由CYP3A4酶代谢,同时又是该酶的强诱导剂及肝内其他氧化代谢酶的诱导剂,卡马西平使氟哌啶醇血药浓度下降50%,也可使氯氮平浓度下降,如突然停用卡马西平可使氯氮平血浓度升高100%而引起神经毒性及白细胞下降的危险,故不建议两药合用。卡马西平也可使利培酮、阿利哌唑,阿米替林、丙咪嗪及多虑平的血药浓度下降。氟西汀抑制卡马西平代谢使其血药浓度增加25%。由于卡马西平与许多药物有相互作用,故临床中尽量避免联合使用。

(4)常见不良反应的处理:一般情况下,不严重的不良反应暂不需要特殊处理,但需要密切观察不良反应是否还在加重。若心境稳定剂的剂量还未到治疗剂量,此时加大药物剂量的速度要减慢或者近期不再加大所用药物的剂量。

1)心境稳定剂:常见的不良反应为消化道症状,若出现频繁的恶心、呕吐时则需将心境稳定剂酌情减药,必要时甚至停药,在此期间要检查电解质如血钾、血钠等电解质的浓度,如果出现低钾,则可通过口服或静脉输液来纠正水电解质的紊乱。在静脉输液补钾时,滴速不可过快,并要注意尿量,有尿时方可补钾,同时要监测心电图。患者电解质恢复正常并能正常进食时则可停止补液。除了保持水电解质平衡外,因患者饮食不佳,也需要至少保证患者每天2000mL水的生理需要量。经过积极处理后,患者躯体情况恢复正常,适时加用原心境稳定剂至合适的剂量,或换用另外一种心境稳定剂,但特别警惕再次出现严重不良反应。

2)出现肝或肾损害时要及时进行保护肝肾处理,严重时也需要停药。

3)出现白细胞下降时则需要用升白细胞药,如口服利血生、鲨肝醇、维生素 B$_4$ 等治疗,并且要勤查血常规,监测白细胞计数的变化。若白细胞出现进行性下降,则需要停药,必要时隔离患者,加强护理和醋熏空气,同时可考虑使用惠尔血(进口)或瑞白(国产)等药物来升白细胞,有条件的话可请血液内科协助诊治或转诊。若出现血小板减少时则需密切观察病情变化,勤查血小板计数及其功能,同时观察有无皮下或内脏出血,如有严重的出血倾向时,停用心境稳定剂,同时要使用止血的药物,请血液内科协助诊治或转诊。

4)锂中毒的处理:因碳酸锂的治疗剂量和中毒剂量非常接近,因此在使用该药物时要特别警惕药物不良反应。碳酸锂常见的不良反应为胃肠道不良反应,通常不需要特殊处理,一旦发现中重度的锂中毒征象,应立即停药。注意水电解质平衡,同时输液促进药物的排泄,用氨茶碱碱化尿液,以甘露醇渗透性利尿排锂。严重病例必要时行血液透析,并给予对症治疗及支持疗法。

2.抗精神病药物

(1)第一代抗精神病药物:对于具有兴奋、激惹、攻击或精神病性症状的急性躁狂或混合性发作患者,伴有精神病性症状的抑郁发作患者,也可在治疗早期阶段短期联用心境稳定剂与第一代抗精神病药。第一代抗精神病药中的氟哌啶醇和氯丙嗪能较快地控制躁狂发作的精神运动性兴奋,且效果较好。治疗剂量应视病情严重程度及药物不良反应而定。病情严重者可肌内注射氟哌啶醇肌内注射,每天2~3次,每次5~10mg。氟哌啶醇可能增加锂盐的神经毒性作用,两药大剂量合用可引起严重的神经系统症状、高热、意识障碍和可逆性脑损害,这些表现既像锂中毒,又像抗精神病药的恶性综合征。或者氯丙嗪肌内注射,每天100mg,分2次给药,臀部肌内注射划区进行,以防吸收不良和寒性脓肿或感染的发生。联合第一代抗精神病药可能影响认知功能,诱发抑郁,因此不宜长期维持用药。在双相障碍治疗中,若需要长期使用抗精神病药,则以选用第二代抗精神病药物为宜。

(2)第二代抗精神病药:第二代抗精神病药物中的喹硫平、利培酮、奥氮平与氯氮平也具有一定的抗躁狂与抗抑郁的心境稳定作用,在双相障碍躁狂发作的急性期治疗阶段,可单独使用或与心境稳定剂联合使用治疗急性躁狂发作。有研究证实这类药物对双相障碍的疗效。另外,对伴有精神病性症状时,可以临时选择联用本类药物。

1)喹硫平:2003年被美国FDA批准用于治疗双相躁狂发作,2006年又被美国FDA批准治疗双相抑郁发作。临床研究发现喹硫平单用或与锂盐合用治疗双相躁狂发作具有较好的疗效,且与锂盐合用氟哌啶醇的疗效相当。

适应证:精神分裂症,双相躁狂发作,双相抑郁发作。

禁忌证:有肝脏损害、心血管疾病、脑血管疾病或其他有低血压倾向的患者应慎用。

不良反应:困倦、头晕、便秘、直立性低血压、口干及肝酶异常。

推荐剂量:治疗剂量为 400~600mg/d,分次口服。

药物相互作用:在与其他作用于中枢的药物或乙醇合用可能产生相互作用。

2)奥氮平:2000 年美国 FDA 批准奥氮平可单独用于治疗急性躁狂或双相障碍混合发作,2003 年美国 FDA 又批准其可和锂盐或丙戊酸钠短期合并使用治疗双相障碍。已有随机双盲对照研究结果证实,奥氮平对躁狂发作和混合性发作的疗效显著优于安慰剂。

适应证:精神分裂症和双相障碍的躁狂发作。

禁忌证:有低血压倾向的心血管和脑血管患者、肝功能损害、前列腺肥大、麻痹性肠梗阻和癫痫患者慎用。18 岁以下的患者、孕妇慎用。

不良反应:常见有嗜睡和体重增加。少见头晕、食欲增强、外周水肿、直立性低血压、急性锥体外系症状或迟发性运动障碍,口干和便秘,肝酶一过性升高。罕见光敏反应。可引起 2 型糖尿病及血脂增高等。

推荐剂量:治疗剂量范围 5~20mg/d,顿服或分次口服。

药物相互作用:与卡马西平、其他中枢神经系统的药物、乙醇合用可能产生相互作用。

3)利培酮:2003 年美国 FDA 批准利培酮可单独或合并锂盐或丙戊酸钠,用于治疗急性躁狂发作或双相障碍的混合发作。一些研究资料表明,躁狂症患者对日剂量 6mg 以下的利培酮联合心境稳定剂治疗具有较好的耐受性和治疗反应。

适应证:精神分裂症及双相障碍的躁狂发作。

禁忌证:15 岁以下儿童、孕妇及哺乳妇女。

不良反应:失眠,激越,疲劳,便秘。偶见直立性低血压。

推荐剂量:治疗剂量范围 2~6mg/d,分次口服或顿服。

药物相互作用:与左旋多巴和多巴胺激动剂、卡马西平、吩噻嗪、三环抗抑郁药、β-阻断剂可能产生相互作用。

4)氯氮平:能较好地控制急性躁狂,且起效迅速。临床资料显示对急性躁狂的有效率在 59%~86%,平均为 67%。

适应证:精神分裂症及双相障碍的躁狂发作。

禁忌证:严重心、肝、肾疾患,昏迷,谵妄,低血压,癫痫,青光眼,骨髓抑制或白细胞减少者禁用。对本品过敏者禁用。孕妇禁用。

不良反应:①镇静作用强和抗胆碱能不良反应较多,常见有头晕、无力、嗜睡、多汗、流涎、恶心、呕吐、口干、便秘、尿潴留、直立性低血压、心动过速;②食欲增加和体重增加;③可引起心电图异常改变。可引起脑电图改变或癫痫发作;④可引起血糖增高和血脂增高;⑤严重不良反应为粒细胞缺乏症及继发性感染。

用法:临床上主要与心境稳定剂联合应用,但也有单用氯氮平有效的报道。对快速循环型与混合型具有较好的治疗效果。治疗剂量每天 100~400mg,分次口服。

药物相互作用:与乙醇、其他中枢神经系统抑制药、抗高血压药、抗胆碱药、地高辛、肝素、苯妥英、华法林、碳酸锂、氟伏沙明、氟西汀、帕罗西汀、舍曲林、大环内酯类抗生素合用可能产生相互作用。

（3）常见不良反应的处理：上述药物不良反应的处理请参见精神分裂症有关章节。

3.苯二氮䓬类药物　苯二氮䓬类药中的氯羟西泮（罗拉）和氯硝西泮具有抗躁狂作用，两药有起效快和作用时间较短的特点，并能注射给药。临床上在躁狂发作治疗的早期阶段，常与心境稳定剂临时联合使用，以控制兴奋、激惹、攻击等急性症状，在心境稳定剂产生疗效后即可停止使用。这些药物并不属于心境稳定剂，不能预防复发，且长期使用可能出现药物依赖。

（1）氯羟西泮：口服易吸收，2 小时血药浓度达峰值，半衰期 10~18 小时。口服剂量为 2~6mg/d，分 2~3 次口服。不良反应主要有头晕、疲劳、不安等。

（2）氯硝西泮：口服易吸收，1~2 小时血药浓度达峰值，半衰期 26~49 小时。口服剂量为 1~6mg/d，分 2 次口服。若肌内注射，每次 1~2mg，每天 1~2 次。不良反应主要有嗜睡、头晕、疲劳、不安、心动过速及皮疹等。

（3）常见不良反应的处理：使用苯二氮䓬类药物出现严重的头晕及疲劳等可减少药物剂量，必要时停用该药物，不良反应则能明显缓解。同时特别警惕药物成瘾，不宜长期大剂量使用该类药物。

4.增效剂　对于难治性双相障碍患者，特别是难治性双相快速循环发作患者，候选的心境稳定剂、钙通道拮抗剂、甲状腺激素、$5-HT_{1A}$ 受体拮抗剂（如丁螺环酮）等，可考虑作为增效剂与经典心境稳定剂联合试用。

（1）钙通道拮抗剂：常用的有维拉帕米（异搏定）和尼莫地平。有研究表明它们对躁狂症状有效，对抑郁发作症状也有一定的疗效。主要与心境稳定剂联用治疗难治性双相障碍。维拉帕米口服吸收良好，半衰期约 9 小时，治疗常用剂量 80~240mg/d，分 2 次口服。不良反应主要有血压下降、心动过速、头痛、恶心、呕吐、便秘等。治疗期应注意血压和心电图的变化。尼莫地平每天用量 40~90mg/d，分 2~3 次口服，偶有一过性头晕头痛、面部潮红、胃肠不适等不良反应，临床上应避免与 β 受体阻断剂或其他钙离子拮抗剂合用。

（2）甲状腺激素：主要有三碘甲腺原氨酸（$T_3$）和甲状腺素（$T_4$），或国产粗制甲状腺素。应用甲状腺素时，应注意诱发毒性反应，可观察静息状态下的脉搏，以不超过 130 次/分为限。同时，注意不要长期使用，不论是否有效，均应在 4~6 周后停药（有甲状腺功能低下者除外）。甲状腺素主要与心境稳定剂联用治疗难治性快速循环发作，也可作为抗抑郁药的增效剂治疗难治性双相Ⅱ型抑郁患者。粗制甲状腺素为每天 40~80mg，$T_3$ 的剂量为每天 25μg，1 周后可加至每天 37.5~50μg。$T_4$ 的剂量为每天 80~200μg。两药的不良反应主要有心动过速、血压升高、面红等。

5.抗抑郁剂　在双相障碍治疗中，应用抗抑郁剂可能诱发躁狂或轻躁狂发作，或使循环频率增加，或促发快速循环发作而使治疗更加困难。因此，双相障碍抑郁发作时应慎用抗抑郁剂。下列情况可考虑使用抗抑郁剂：①抑郁发作症状十分严重；②抑郁持续时间长，超过4周以上；③既往发作以抑郁为主要临床相，本次发作仍以抑郁为主要症状；④

抑郁症状缓解后停用抗抑郁药,抑郁症状再现;⑤有抑郁症的家族史,以上几种情况则可以在充分使用心境稳定剂的前提下,合用转躁率低的抗抑郁剂。一般可首选几乎无诱发躁狂发作的安非他酮(布普品),其次选用5-羟色胺重摄取抑制剂,而尽量不选诱发躁狂作用强的三环抗抑郁药及双重作用抑制剂如文拉法辛和米氮平等。对双相快速循环发作及混合发作者,不宜使用抗抑郁剂。

对于双相Ⅱ型抑郁发作患者,心境稳定剂与抗抑郁剂合用可取得较好效果。由于Ⅱ型双相障碍,目前为重度抑郁发作类型在出现轻躁狂发作时的症状多很轻,如社会功能无明显受损,且患者乐于处在轻躁狂状态,可以考虑对此类患者不用心境稳定剂而单独使用5-羟色胺重摄取抑制剂。

## 二、心理治疗

双相障碍的全病程综合治疗中,心理治疗贯穿整个过程,在人群防治中尤为重要,通过心理治疗,提高患者和家属的自尊心,促进患者康复,提高患者和家属的应对能力;提高他们对疾病的认识,矫正他们的态度和行为。

1.双相障碍患者的心理特点　双相障碍患者因为其心境存在高涨和低落两个极端及其相互交替的过程,特别是经历过心境高涨之后,对自身疾病恢复程度的感受往往存在误差,容易将自己心境高涨时的感觉当作正常的感觉,期望自己能够"回到"心境高涨时的"美妙"感觉中。另一方面,部分以抑郁相为主的患者又因情绪持续低落而悲观失望。由于双相障碍患者情绪的交替和混乱,可同时存在物质滥用和不良行为。双相障碍患者可能存在一定的个性缺陷,如环性性格。所有这些都是双相障碍患者进行心理治疗需要充分考虑的。

2.心理治疗目的

(1)让患者和家属了解更多的心境障碍的知识,对疾病和疾病的治疗有正确的认识和理性的态度,在康复期,患者常有悲观,家属担心,造成患者对治疗没信心,家属配合不主动治疗,故有必要让患者和家属全面认识疾病,树立乐观的态度。

(2)提高患者的依从性、自觉性、主动性,树立对自己负责、对家庭负责、对社会负责的态度。

(3)通过良好的心理治疗,提高药物治疗的效果,降低复发率。

3.心理治疗的内容　包括如何识别心境障碍,躁狂症与抑郁症的症状特征,如何区别正常和异常的情绪问题,如何对待在心境障碍过程中出现的自杀观念和行为问题;疾病的性质;治疗问题,如何理解强制性医疗措施;疾病康复的模式;疾病的转归;治疗过程中将会涉及哪些机构和人员等。

4.心理治疗方法和形式　方法有解释性心理治疗、认知行为疗法、人际关系疗法、家庭心理治疗、音乐治疗等。形式采用个别治疗、夫妻治疗、家庭治疗、小组治疗等。

## 三、电抽搐治疗

对于双相障碍的严重抑郁、难治性抑郁或躁狂,以及无法阻断的快速循环发作,电抽搐治疗是起效迅速、安全有效的最佳选择之一。因此有电抽搐治疗条件的单位可以采取电抽搐治疗,特别是对拒食、木僵、有严重自伤或自杀危险的患者,更应优先采用。对于极度兴奋躁动、药物治疗无效或不能耐受的患者,以及因躯体疾病不能接受药物治疗者,也可以考虑使用电抽搐治疗。治疗前应适当减少药物的剂量。

1.治疗方式　电抽搐治疗有抽搐和无抽搐两种形式,目前采用的是无抽搐治疗,有抽搐治疗已经基本淘汰。存在以下躯体情况或疾病可增加治疗的危险性,采用电抽搐治疗必须十分慎重:妊娠,大脑占位性病变和其他颅内压增高的病变,活动性颅内出血,不稳定性心脏病,动脉瘤或脑血管畸形,视网膜脱落,嗜铬细胞瘤,可能导致麻醉意外的疾病(如严重呼吸系统和肝肾疾病),新鲜骨折等。老年、儿童、孕妇、体弱多病者若病情需要,以采用无抽搐方式进行治疗为宜。

2.并发症　电抽搐治疗的常见并发症有头痛、恶心、呕吐和记忆减退,一般不必处理,严重者可采取对症治疗,记忆减退在数周后可自行缓解。少见而严重的并发症有呼吸暂停延长,处理方法为立即人工呼吸和吸氧。

# 第七章　神经症性障碍

## 第一节　焦虑障碍

焦虑障碍,或称焦虑症或焦虑性疾病,是一组以焦虑为主要临床相的精神障碍。焦虑症状表现为精神症状和躯体症状。精神症状是指一种提心吊胆、恐惧和忧虑的内心体验伴有紧张不安。躯体症状是在精神症状基础上伴发自主神经系统功能亢进症状,如心悸、气短、胸闷、口干、出汗、肌紧张性震颤、颤抖或颜面潮红、苍白等。

焦虑障碍属于最常见的精神障碍之一,其患病率高,疾病负担重,而且焦虑障碍常与其他精神障碍,如抑郁症、乙醇滥用或依赖等合并存在,各种焦虑障碍也可能共同存在,使诊断和治疗更为困难。

焦虑障碍起病年龄通常较早,80%~90%在35岁以前起病,其发病高峰年龄是10~25岁,但不同焦虑障碍亚型的发病年龄有所不同。特殊恐惧障碍与社交恐惧障碍通常起病于童年期或青春期早期,一般发病年龄不超过20岁。广泛性焦虑障碍、惊恐发作及场所恐惧障碍多起病于青春期后期和成年早期,平均首发年龄在25~30岁。

### 一、病因

焦虑障碍的主要危险因素包括以下几点:焦虑障碍有家族聚集性,即存在某种程度的遗传性。双生子研究显示家族风险主要是由遗传引起的。不同焦虑障碍的遗传度为30%~40%。但个体环境因素对焦虑障碍的起病也非常重要。女性焦虑障碍的患病率较高。年龄可能也是焦虑障碍的危险因素,大多数焦虑障碍都起病于儿童或青春期。已婚者焦虑障碍的患病率低于丧偶、离异、单身者。失业、家庭主妇或操持家务的丈夫和无业者焦虑障碍的患病率高。教育程度低和低收入者焦虑障碍的患病率高。负性生活事件如早年遭遇强暴、虐待,遭受创伤性事件等与焦虑障碍相关。社交焦虑障碍可能与童年时期父母的拒绝或过度保护有关。

### 二、临床表现

主要症状为焦虑的情绪体验、自主神经功能失调及运动性不安。临床上常见有急性焦虑、慢性焦虑与社交焦虑等。

1.急性焦虑　即惊恐发作。惊恐障碍的临床表现包括如下几种。

(1)惊恐发作:表现为反复出现的、突然发作的、不可预测的、强烈的惊恐体验,一般历时5~20分钟,伴濒死感或失控感,患者常体会到濒临灾难性结局的害怕和恐惧。发作时伴有很特异、很强烈的心脏和神经系统症状:如心悸、胸痛、胸闷、恶心、心跳不规则、呼吸困难或过度换气、窒息、眩晕、口干、哽咽感、四肢麻木和感觉异常、现实感丧失、出汗、震颤、全身发抖或全身无力等。发作期间始终意识清晰,高度警觉。很少超过1个小时。

惊恐发作伴严重的自主神经功能失调,主要有三个方面:①心脏症状:胸痛、心动过速、心跳不规则;②呼吸系统症状:呼吸困难,严重时有窒息感;③神经系统症状:头痛、头昏、眩晕、昏厥和感觉异常。也可以有出汗、腹痛、全身发抖或全身瘫软等症状。

(2)预期焦虑:发作后的1个月内患者对再次发作的持续性焦虑和关注,害怕发作产生不幸后果,并因此出现与发作相关的显著行为改变,如回避工作或学习场所等。也可以出现一些自主神经活动亢进症状。

(3)求助和回避:60%的患者由于担心发病时得不到帮助而产生回避行为。部分患者置身于某些地方或处境,可能会诱发惊恐发作,这些处境或地方具有这样的特征,即一旦患者惊恐发作,不易逃生或找不到帮助,如独自离家、排队、过桥或乘坐交通工具等,称为场所恐惧症,因此在诊断分类中,惊恐障碍又被分为伴有场所恐惧症或不伴有场所恐惧症两种亚型。

急性焦虑发作通常起病急骤,终止也较快。发作过后患者仍心有余悸,不过焦虑的情绪体验不再突出,而代之为虚弱无力。一般持续数十分钟便自发缓解,有的患者需经若干天才能完全恢复。有的病例可在数周内完全缓解,病期超过6个月者易进入慢性波动病程。不伴广场恐惧的患者治疗效果较好。继发广场恐惧症者复发率高且预后差。约7%的患者有自杀未遂史。约半数以上患者合并抑郁症。

2.慢性焦虑　又称广泛性焦虑或浮游性焦虑,是焦虑症最常见的表现形式。广泛性焦虑障碍起病缓慢,本病的临床特点如下。

(1)担忧:约13%的患者以焦虑为主诉,常常处于心烦意乱、有祸事降临的担心和忧虑之中。这种担忧可涉及生活的各个方面,担忧的程度较平常更明显,难以控制,持续时间更长。这种担忧往往没有特定原因或明确对象,即使有一些原因,其担忧程度明显与现实不相称。

(2)躯体症状:主要是自主神经功能失调的症状,以疼痛、疲劳较为突出。躯体症状可累及呼吸、心血管、消化、神经、泌尿等全身各个系统,主要由交感神经活动增强所致。临床表现为心悸、胸闷、气急、头晕、多汗、面部潮红或苍白、口干、吞咽梗阻感、胃部不适、恶心、腹痛、腹胀、腹泻、尿频、肌肉疼痛、肌肉紧张等。也可出现阳痿、早泄、月经紊乱和性欲低下等性功能障碍。

(3)运动性不安:患者表现为搓手顿足、不停地来回走动、无目的的小动作增多。有的患者表现为唇、舌或肢体震颤,甚至语音发颤、行走困难。

(4)敏感性增高:患者对外界的刺激反应过分警觉,如对小事易激惹、好发脾气、抱怨,做事注意力不集中而自觉记忆减退。

(5)睡眠障碍:患者常有入睡困难、多梦、容易惊醒,甚至出现梦魇。有些患者以睡眠障碍为主诉就诊。

(6)抑郁:大约2/3的患者合并抑郁。合并抑郁的患者自杀风险明显增高,这种现象在中老年人患者中多见。

广泛性焦虑障碍起病缓慢,常无明显诱因,多呈慢性病程,症状反复迁延可长达十年之久。尽管部分患者可自行缓解,但易于反复发作。反复发作或不断恶化者可出现人格改变、社会功能下降。

3.社交焦虑障碍　临床表现多样,轻者在与人接触交往时表现腼腆、害羞、不自然、紧张,不能充分发挥应有的交际能力;显著者表现为操作性社交恐惧,核心症状围绕着害怕在小团体中被人审视,害怕做出令人尴尬的行为,一旦发现别人注意自己就不自然,不敢抬头、不敢与人对视,甚至觉得无地自容,不敢在公共场合演讲,集会不敢坐在前面,故回避社交;在极端情形下可导致社会隔离。常见的恐惧对象是异性、严厉的上司和未婚夫(妻)的父母亲等,也可以是熟人。可伴有自我评价低和害怕被批评,可有脸红、手抖、恶心或尿急等症状,症状可发展到惊恐发作的程度。患者的临床表现可孤立局限于如公共场合进食、公开讲话,或遇到异性,也可泛化到涉及家庭以外的几乎所有情景。部分患者常可能伴有突出的广场恐惧与抑郁障碍;一部分患者可能通过物质滥用来缓解焦虑而最终导致物质依赖,特别是酒依赖。社交焦虑障碍可根据其亚型分为如下两类。

(1)广泛性社交焦虑障碍:占临床表现的多数,指患者在大多数社交场合都焦虑,包括社交场合操作性焦虑和与人交往的焦虑,操作性焦虑通常指对操作性事件的恐惧,例如面对公众讲话、在他人的注视下签署重要文件或支票、怕在公共场合吃东西等。与人交往的焦虑指怕赴约会、参加聚会等需要与人接触的社交场合的焦虑。

(2)非广泛性社交焦虑障碍:指单纯的社交场合操作性焦虑。这些患者常常在非正式的社交场合很自在,但要在公共场合讲话或操作时就会感到窘迫或产生严重的焦虑。

社交焦虑障碍的症状可以导致患者持续存在焦虑情绪,而这种焦虑情绪带来的后果是:①生活质量明显下降,社会功能受到明显影响;②在有躯体疾病历史作为背景的情况下,社交焦虑障碍的症状可以导致躯体疾病的情况加重,如儿童青少年的先天性心脏病、支气管哮喘、癫痫、甲状腺功能亢进及甲状腺功能低下等;③在没有躯体疾病作为背景的情况下,社交焦虑障碍可以成为许多躯体疾病发生的危险因素,如焦虑情绪影响免疫的情况下可以导致肿瘤的发生,如白血病;在情绪影响神经内分泌的情况下,可成为促发甲状腺功能亢进及甲状腺功能低下、糖尿病的重要因素。

## 三、共病

研究发现,焦虑障碍的共病率很高,可以同时共病一种或一种以上的精神障碍。全美共病调查表明,3/4 的焦虑障碍患者在一生中至少会共病一种其他精神障碍。文献报道高达 90%的 GAD 患者与其他精神障碍共病,其中 60%为抑郁症;共病患者往往有更多的社会功能损害,需要寻求更多的医疗帮助,对治疗的反应也较差,是医疗资源的高消耗人群。尤其是合并抑郁者,具有较高的致残率和自杀率,预后不良。

焦虑障碍与抑郁障碍两者往往相互共病,尤其是惊恐障碍、广泛性焦虑障碍(GAD)与抑郁障碍有更大的相关性。据全美共病调查报告,GAD 患者中伴有抑郁发作者为43.5%,其中 47.8%既往曾有抑郁史。相关性研究显示,抑郁障碍与一种焦虑障碍的共病 OR 值平均为6.6,略高于两种焦虑障碍的共病 OR 值(6.2)。临床研究表明,焦虑和抑郁共病与单纯焦虑或抑郁障碍相比具有症状更重、病程慢性化、社会功能损害重、自杀率高和预后差等特征。

### 四、诊断和分类

对于多数焦虑障碍,病史采集的主要对象是患者本人,知情者提供的信息有助于判断主观和客观因素,主观感受的严重程度和观察到的严重程度。焦虑的内容、症状特点和发生背景是病史采集的重点。

由于焦虑障碍一般都伴有躯体症状,甚至躯体症状较之精神症状更为突出,如惊恐发作常被误诊为心脏病发作或消化科急诊等;而躯体疾病也常是焦虑障碍的诱发因素,因此仔细而合理地进行体检、实验室检查和特殊检查非常必要,既要能获得足够的证据,排除躯体疾病导致或诱发的可能性,又要防止医疗资源过度使用。根据患者的症状考虑需要排除的相关疾病,并进行有关检查。注意甲状腺功能和肾上腺功能检测和心电图检查,并要注意掌握检查的时机,以发作时或发病期为佳。体检过程中应特别注意对神经系统的检查。

焦虑障碍有多种临床表现形式,该谱系障碍中的疾病各有其临床特征,但又常交互存在,难以截然区分。总体而言,焦虑障碍的临床症状可分为精神性焦虑和躯体性焦虑两大核心症状群,精神检查要注意围绕这两方面的核心症状展开,还要包括其他可能出现的症状及共病情况,如抑郁情绪、认知功能等。

焦虑障碍是过度焦虑、恐惧、担心、回避和强迫仪式性动作等为主要特征的组合,达到损害功能或明显苦恼的程度。下列标准有助于诊断:①结合发生时的家庭、社会、文化、行为习惯和期待等各方面背景考虑,其严重程度和(或)持续时间超出通常所理解或期待的范围;②导致职业、社会或人际交往功能的损害甚至丧失;③为了减轻焦虑而采取的回避行为影响了日常活动;④包括出现有临床意义的、难以解释的躯体症状和(或)强迫思维、强迫行为,侵入性回忆等。

在确定了焦虑症状的存在并且达到足以诊断的程度后,要根据焦虑的临床特征和病程,确定特定焦虑障碍的诊断。各种特定焦虑障碍的具体临床特征和诊断标准将在下面的章节中详细描述,表7-1仅归纳其主要特征。

表 7-1 各种焦虑障碍的主要特征

| 诊断 | 病程 | 主要特征 |
|---|---|---|
| 惊恐障碍 | ≥3 次/月或首次发作后持续焦虑 1 个月 | 没有任何明显诱发因素的、无法预料的惊恐发作反复发生<br>患者可主动回避预计会发生惊恐发作的场景<br>焦虑的躯体症状严重,无法忍受 |
| 广泛性焦虑 | ≥6 个月 | 在多数天子里,几乎每天都对很普通的事情或活动有无法控制的过度担忧,常伴随躯体症状,如头痛或恶心<br>无法忍受的不确定感 |
| 社交焦虑和(或)社交恐惧 | ≥3 个月 | 过分或不现实地害怕社交或操作场合<br>无法忍受的尴尬或别人的审视 |

各分类系统对于焦虑障碍概念的分类不尽相同。在《中国精神障碍分类与诊断标准

第 3 版》(CCMD-3,Chinese Classification of Mental Disorders-Third Edition)中,焦虑障碍包括惊恐障碍和广泛性焦虑。《国际疾病和健康相关问题分类第 10 版》(ICD-10,International Classification of Diseases and Health Related Problems-10th Edition)将焦虑障碍分为两大类,一类是恐怖性焦虑障碍,包括广场恐惧、社交恐惧、特定的(孤立的)恐惧;另一类是其他焦虑障碍,包括惊恐障碍、广泛性焦虑障碍、混合性焦虑和抑郁障碍等。美国《精神障碍分类和统计手册第 4 版》(DSM-Ⅳ,Diagnostic andStatistic Manual of Mental Disorders-4th Edition)中的焦虑障碍所涵盖的种类最多,既包括 ICD-10 中除焦虑抑郁混合状态外的全部病种,还包括强迫障碍、急性应激障碍、创伤后应激障碍和躯体疾病或物质应用所致焦虑障碍等。

### 五、鉴别诊断

1.躯体疾病　躯体疾病均可引起焦虑障碍,尤其当焦虑没有明显的心理原因或既往没有焦虑病史者。例如甲亢患者可表现为易激惹和坐立不安伴有震颤和心动过速,体检可发现甲亢特征性体征,如甲状腺肿大和突眼等,可进行甲状腺功能检查。如二尖瓣脱垂、嗜铬细胞瘤可引起类似惊恐发作,应做心脏超声及肾 CT 排除。相关躯体疾病,下列 4 种情况有助鉴别:①焦虑障碍是原发性的,没有明显的躯体疾病,所有躯体症状都是继发于焦虑;②焦虑状态是原发性躯体疾病的症状表现,如甲亢;③焦虑因躯体因素而诱发或加重,如使用兴奋剂;④焦虑障碍和躯体疾病同时存在,但两者互不相关。

2.物质滥用　有研究显示,焦虑障碍患者中有很高的乙醇滥用率,反之亦然,如果有下列情况时,应高度怀疑同时存在物质使用障碍的可能:①大量摄入乙醇及大麻或其他成瘾物质;②存在用这类物质来缓解焦虑的行为模式;③有苯二氮䓬类滥用史;④有乙醇或药物使用问题的个人史或家族史;⑤对焦虑治疗的依从性不好;⑥焦虑和抑郁的治疗效果不好。

3.抑郁症　焦虑障碍患者常同时患有抑郁症,共病率可达 40%,约 1/3 的患者先有抑郁,其他患者多抑郁与焦虑同时出现或继发于焦虑障碍。因此,当患者有焦虑症状时,应常规评估是否同时存在抑郁症状,是否足以诊断为抑郁症;同样,在有抑郁症的患者中,也应该常规评估是否有焦虑症状。

4.精神分裂症　精神分裂症常伴有阶段性焦虑。早在出现明显的精神病性症状之前,已先有相对比较轻的、亚临床的前驱症状或先兆,常被描述为"行为有点怪"或"不是原来的他了"。患者会表达某些难以理解的想法,坚信某些事情,但未达到妄想的程度。也可能有感知觉障碍,行为有些出格,但总体上还没有紊乱。这阶段也常见淡漠、退缩、缺乏动机和动力这些阴性症状,常常是最早显示"不对劲"的征兆。患者逐渐出现注意力集中困难和记忆受损,难以行动起来开始做一件事情,与人交谈少,越来越退缩。可以伴有高水平的焦虑。

极少数患者的精神病性症状或妄想观念表现为强迫观念。但强迫症患者一般有自知力,知道他们的想法不合理,或者可以被说服,而有妄想患者则不会有此认识。

5.其他精神障碍　包括神经性厌食和神经性贪食、人格障碍、躯体化障碍、冲动控制障碍、疑病症和躯体变形障碍,也常有较高水平的焦虑症状或与焦虑障碍共病。

## 六、症状评估

焦虑是存在于各种焦虑谱系疾病的普遍和核心症状,但各种疾病的焦虑症状又有其特点。有评估普遍焦虑水平的量表,如 Zung 焦虑自评量表、汉密尔顿焦虑量表;评估特定焦虑症状的量表如 Marks Sheehan 恐惧量表、Liebowitz 社交焦虑量表、惊恐相关症状量表等。

1.一般评定量表

(1)焦虑自评量表:是应用最广的焦虑症状自我测评工具之一,简便易用,常用于焦虑症状的筛选。焦虑自评量表有 20 个条目,按出现的频度:没有或很少时间,少部分时间,大部分时间,绝大部分或全部时间分为 4 级。并为了防止主观偏向,其中一半条目设置为反向提法,评 1~4 分;另一半条目为正向提法,评 4~1 分。评定时间范围为过去 1 周。总分的阳性分界值为大于 40 分。

(2)汉密尔顿焦虑量表:是评定焦虑症状最经典的也是最常用的他评量表。它特别适合于焦虑性神经症的严重程度评定,而不大用于精神病性焦虑。汉密尔顿焦虑量表有 14 个项目,采用 0~4 分的 5 级评分法,无工作用评分标准,但一般可以这样评分:①症状轻微;②有肯定的症状,但不影响生活与活动;③症状重,需加以处理,或已影响生活与活动;④症状极重、严重影响其生活。

主要结果为总分和躯体性、精神性两大因子分。躯体性焦虑由第 7 到 13 项组成,其余 7 项则组成精神性焦虑因子。按照全国量表协作组提供的资料,总分超过 29 分可能为严重焦虑;超过 21 分肯定有明显焦虑;超过 14 分肯定有焦虑;超过 7 分可能有焦虑;小于 6 分没有焦虑。一般以汉密尔顿焦虑量表 14 项总分 14 分为分界值。

2.专用评定量表

(1)惊恐障碍严重度量表:由 M.K.Shear 等编制,专门用于评定已被诊断的伴或不伴场所恐惧症惊恐障碍患者症状严重程度的量表,为医师来评定。另有给患者用的自评版本,和用于筛查目的的,给尚未被诊断者用的"未诊断者版"。但后两者的使用没有前者普遍。惊恐障碍严重度量表有 7 个条目,包括 DSM-Ⅳ中惊恐障碍 5 项核心症状、评定工作和社会损害的 2 个条目,惊恐发作的频率、惊恐发作所致应激、预期性焦虑严重度、场所恐惧/回避、惊恐相关的恐惧/回避、惊恐障碍所致工作能力损害及惊恐障碍所致的社会功能损害。每个条目分 5 级评分:0-没有;4-极度的、近乎持续的症状,残疾/失能。评定时间范围一般为 1 个月,也可以自行规定,但每个条目的评定时间范围必须一致。完成该量表大概需要 10~15 分钟时间。总分是 7 个条目的得分相加后的平均值,得分范围是 0~4。另一种计算总分的方法是 7 个条目的总和,但这种计算结果没有常模可供参考。

(2)GAD 的症状量表:常用的有焦虑自评量表、汉密尔顿焦虑量表、医院焦虑抑郁量表,状态-特质焦虑调查表和贝克焦虑量表。

状态-特质焦虑调查表问卷:该问卷的特点是简便,能相当直观地反映焦虑患者的主观感受,尤其是能将当前(状态焦虑)和一贯(特质焦虑)区分开来。前者描述一种不愉快的短期的情绪体验,如紧张、恐惧、忧虑等,常伴有自主神经系统功能亢进。后者则用来描述相对稳定的,作为一种人格特征且具有个体差异的焦虑倾向。通过分别评定状态焦虑和特质焦虑问卷,可区别短暂的情绪焦虑状态和人格特质性焦虑倾向,为不同的研究目的和临床实践服务。状态-特质焦虑调查表的主要统计指标是两个分量表的总分:S-AI 总分(1~20 项之和),反映受试者当前焦虑症状的严重程度;T-AI 总分(21~40 项之和)反映受试者一贯的或平时的焦虑情况。

贝克焦虑量表:由美国阿隆·贝克等编制,共有 21 个自评项目。采用 4 级评分,主要评定受试者被多种焦虑症状烦扰的程度。该量表适用于具有焦虑症状的成年人,比较准确地反映焦虑主观感受的程度。≥45 界限时,敏感性 91.66%,特异性 91.25%。

(3)社交焦虑量表:是最常用于评定社交焦虑障碍的量表之一,在临床应用中有较好的效度和信度,其将社交焦虑障碍的回避症状及害怕症状分开评定。

## 七、治疗

### (一)治疗目标

1.提高临床治愈率、临床症状完全消失和恢复社会功能。

2.加强长期随访,减少焦虑障碍复发率,尤其是严重慢性患者,如 GAD 患者,治疗至少持续 12 个月。

3.改善预后,减少社会功能缺损。需告知焦虑患者药物治疗常见的不良反应,可能的疗程、疗效、费用及自行停药后果,在心理治疗中引导患者自己选择治疗方案,有助于增加依从性。

### (二)药物治疗

1.药物治疗的原则

(1)诊断确切。根据焦虑障碍不同亚型和临床特点选择用药。

(2)考虑到患者可能合并躯体疾病、药物相互作用、药物耐受性、有无并发症等情况,应因人而异地施以个体化的合理用药。

(3)对于妊娠和哺乳期间的用药治疗特殊关注。如果妊娠或哺乳期间接受药物治疗,必须权衡胎儿和婴儿暴露于药物的潜在风险与母亲不用药的内在风险。

(4)注意苯二氮䓬类药物依赖,如反跳性失眠、记忆受损和戒断综合征,尤其老年人由于机体运动功能受损,很容易摔倒,与长半衰期药物比较,短、中半衰期药物更容易导致戒断反应、反跳和依赖。

(5)一般不主张联用两种以上的抗焦虑药,应尽可能单一用药,用足量、足疗程治疗,可联用两种作用机制不同的抗焦虑药物。

(6)治疗期间密切观察病情变化和不良反应。

(7)治疗前向患者及其家属告知药物性质、作用、可能发生的不良反应及对策。

(8)非典型抗精神病药被推荐用于焦虑障碍的二线或三线治疗,最好和一线抗抑郁药联用,同时权衡糖尿病、体重增加等不良反应与在焦虑障碍早期治疗过程中的疗效,尤其氯氮平和奥氮平。

2.抗焦虑药物治疗策略　临床上,仅被诊断为有焦虑症状而且生活功能受到影响的患者,如果药物治疗后焦虑症状消失,则可停药。不同亚型焦虑障碍的疗程也不尽相同。为预防焦虑障碍复发,近来主张给患者进行为期12~24个月的长期治疗,个别患者可能需要终生治疗。药物治疗应该从小剂量开始,1~2周后加量,在治疗1周时评价患的耐受性、对医嘱的依从性和疗效,4~6周后可采用推荐剂量。如果需要减药,逐渐减药,防止停药过快,出现停药反应;减药时间至少需要2~3个月。

已有随机对照研究评价了帕罗西汀、阿普唑仑、阿普唑仑缓释剂(国内未上市)、氯硝西泮、氟西汀、帕罗西汀控释片(国内未上市)、舍曲林、文拉法辛缓释剂和艾司西酞普兰治疗惊恐障碍的疗效和安全性,疗效显著优于安慰剂。因此一旦患者确诊后,可以根据患者年龄、既往治疗反应、自杀自伤风险、耐受性、患者自己对治疗药物的偏好、就诊环境、药物的可获得性、药物治疗费用等因素,选择适当的治疗药物,及早使用药物治疗或心理治疗。药物治疗前,向患者及其家属介绍药物的起效、疗程、可能的不良反应、需要遵医嘱服药、如果突然停药,可能出现停药反应。我国SFDA批准治疗惊恐障碍的药物为帕罗西汀、艾司西酞普兰与氯丙米嗪。惊恐障碍与GAD的急性期治疗12周,如果有效,继续巩固和维持治疗6~12个月。如果一线药物治疗效果差,选择二线药物治疗或其他SNRIs、SSRIs、TCAs治疗。治疗过程中,监测疗效、耐受性、评估患者的治疗依从性。药物治疗合并心理治疗疗效优于单一治疗。

GAD的治疗是一个系统工程,治疗的手段包括药物治疗、心理治疗、物理治疗等。众多临床研究报告显示,药物治疗联合心理治疗对GAD的效果最佳。许多药物可以治疗GAD,根据药物的疗效、不良反应、安全性,选择药物。随机、双盲、对照研究,以及荟萃分析显示丁螺环酮、坦度螺酮、SSRIs类(如艾司西酞普兰、帕罗西汀、舍曲林)、SNRIs类(如文拉法辛、度洛西汀等新一代抗抑郁药物)对GAD均有较好的疗效。

我国SFDA已批准文拉法辛治疗GAD,批准帕罗西汀、艾司西酞普兰、氯丙米嗪治疗惊恐障碍,批准帕罗西汀治疗SAD。丁螺环酮适用于治疗各种焦虑障碍,曲唑酮治疗伴有抑郁症状的焦虑障碍,传统TCAs多塞平的适应证为各型焦虑障碍。平衡疗效和风险,新型抗抑郁药物常常作为一线治疗药物,先考虑。因此一旦患者确诊后,可以根据患者年龄、既往治疗反应、自杀自伤风险、耐受性、患者自己对治疗药物的偏好、就诊环境、药物的可获得性、药物治疗费用等因素,选择适当的治疗药物,或心理治疗。如果患者伴有睡眠障碍、焦虑症状较重或者抗焦虑药物治疗早期患者不能耐受药物的不良反应,可以在早期合并苯二氮䓬类药物,短期治疗2~4周后可减少苯二氮䓬类药物剂量并逐渐停药。急性期治疗12周,如果有效,继续巩固和维持治疗3~9个月。如果一线药物治疗或心理治疗效果差,可考虑调整治疗方案、请专家会诊、增加药物剂量、合并用药、换药及联合心理治疗等。

3.抗焦虑药物的种类　临床上根据药物受体分为抗焦虑药物和有抗焦虑作用的药物,目前使用最多的抗焦虑药物有苯二氮䓬类和5-HT1A受体部分激动剂,而有抗焦虑作用的药物包括化学结构不同的抗抑郁药物等。具有抗焦虑作用的抗抑郁药包括:选择性5-羟色胺再摄取抑制剂(selective serotonin reuptake inhibitors,SSRIs)、5-羟色胺和去甲肾上腺素再摄取抑制剂(serotonin and noradrenergic reuptake inhibitors,SNRIs)、去甲肾上腺素及特异性5-羟色胺能抗抑郁药(noradrenergic and specific serotonergic antidepressants,NaSSAs)、三环类抗抑郁药(tricyclic antidepressants,TCAs)、单胺氧化酶抑郁剂(monoamine oxidase inhibitors,MAOIs)和可逆性单胺氧化酶 A 抑制剂(reversible inhibitors of monoamine oxidase A,RIMAs),在治疗不同类型的焦虑障碍时,它们具有不同程度的疗效。由于依赖性、镇静作用和认知损害,苯二氮䓬类药物仅限于短期应用,但如果在严密的监控下,其使用是安全、有效的。由于新型抗焦虑药物及抗抑郁药物有更好的耐受性,建议作为一线治疗。

(1)苯二氮䓬类药物:因具有抗焦虑作用强、起效快、疗效好、不良反应小、安全等特点而被临床广泛应用。

1)药物不良反应:这类药物的最大缺点是容易产生耐药性,即需要不断增加剂量才能获得相应的药理效应,多种药物之间具有交叉耐受现象。长期应用往往会产生依赖性。

2)患者停用苯二氮䓬类药物时,可能发生以下几种类型的症状:①患者原来的症状可能复发;②患者可能出现戒断症状,常发生在停药后数天内。治疗过程中应给予患者及家属支持性教育,引导其进行正确的停药过程。

3)药物相互作用:当苯二氮䓬类药物联用其他中枢神经系统抑制剂时,如乙醇、巴比妥类药物、阿片类物质和抗组胺药物,可能会增强药物的中枢抑制作用。几种常用药物的临床特点见表7-2。

表7-2 几种苯二氮䓬类药物的临床特点

| 药名 | 常用剂量(mg) | 最高剂量(mg) | 口服达峰时间(h) | 平均半衰期(h) | 分布容积(L/kg) |
|---|---|---|---|---|---|
| 阿普唑仑 | 0.4~2.0 | 10 | 1~2 | 5~10 | 1.1 |
| 劳拉西泮 | 1.0~4.0 | 6 | 2 | 10~20 | 1.3 |
| 艾司唑仑 | 1.0~2.0 | 6 | 2 | 18 | |
| 地西泮 | 5.0~20 | 40 | 0.5~2 | 20~80 | 1.1 |
| 氯硝西泮 | 2.0~6 | 6 | 1~2 | 20~50 | 0.7 |
| 氯氮平 | 10~40 | 40 | 1~5 | 10 | 3.2 |

(2)5-HT$_{1A}$受体部分激动剂:目前临床常用的药物有丁螺环酮和坦度螺酮,按化学结构均属阿扎哌隆类。这类药物的抗焦虑作用主要由于其与5-HT$_{1A}$具有较强的亲和力,能够激活突触前5-HT$_{1A}$受体,抑制神经元放电,减少5-HT 的合成与释放,同时对突触后5-HT$_{1A}$受体具有部分激动作用。

这类抗焦虑药的优点是镇静作用轻,较少引起运动障碍,无呼吸抑制,对认知功能影响小;但起效相对较慢,2~4周,个别需要6~7周方能起效,持续治疗可增加疗效。常见的不良反应有头晕、头痛、恶心、不安等。孕妇及哺乳期妇女不宜使用;心、肝、肾功能不全者慎用;禁止与单胺氧化酶抑制剂联用。

(3)三环类药物(TCAs):为典型的抗抑郁药,包括丙米嗪、阿米替林、氯丙米嗪、多塞平及四环类马普替林。主要药理作用为抑制突触前神经元对去甲肾上腺素(NE)和5-HT的摄取,增加这两种神经递质在突触间隙的浓度,故有抗焦虑及抗抑郁作用。

1)禁忌证:①严重心、肝、肾病;②癫痫;③急性闭角型青光眼;④12岁以下儿童、孕妇和前列腺肥大者慎用;⑤TCAs过敏者;⑥禁与MAOIs联用。

2)用法:一般使用剂量为50~250mg/d,剂量缓慢递增,分次服用。

3)不良反应:过度镇静、记忆力减退、转为躁狂发作、直立性低血压、心动过速、传导阻滞、口干、视物模糊、便秘、排尿困难等。减药宜慢,突然停药可能出现胆碱能活动过度,从而引起失眠、焦虑、易激惹、胃肠道症状和抽搐等。

(4)选择性5-HT再摄取抑制剂(SSRIs):药理机制是能够抑制突触前5-HT能神经末梢对5-HT的再摄取。SSRIs镇静作用较轻,可白天服药,如出现嗜睡乏力可改在晚上服,为减轻对胃肠道的刺激,通常在早餐后服药。年老体弱者宜从半量或1/4量开始,酌情缓慢加量。SSRIs主要包括帕罗西汀、舍曲林、氟伏沙明、西酞普兰、艾司西酞普兰。帕罗西汀是临床上治疗焦虑障碍最广泛的一种药物。氟伏沙明在美国被批准用于治疗强迫症,在其他国家用于治疗抑郁障碍,也是SSRIs中最早治疗焦虑障碍的药物。

2)适应证:我国SFDA批准的适应证是抑郁症和强迫症。

2)禁忌证:①对SSRIs过敏者;②严重心、肝、肾病慎用;③禁与MAOIs、色氨酸联用。

3)不良反应:①神经系统:头疼、头晕、焦虑、紧张、失眠、口干、多汗、震颤。少见的严重神经系统不良反应为中枢5-羟色胺综合征,这是一种5-HT受体活动过度的状态。因此,SSRIs禁与单胺氧化酶抑制剂类药物及其他5-HT激动剂联用;②胃肠道:较常见恶心、呕吐、厌食、腹泻、便秘;③过敏反应:如皮疹;④性功能障碍:阳痿、射精延迟、性感缺失;⑤其他:罕见的有低钠血症和白细胞减少。在青少年使用SSRIs类药物时应注意易激惹或自杀念头。

长期使用SSRIs类药物治疗后突然停药,可使某些患者出现停药症状,因此建议逐渐减药,减药时间可持续几周。

(5)5-HT及NE再摄取抑制剂(SNRIs):代表药物主要有文拉法辛和度洛西汀,美国FDA已批准文拉法辛及度洛西汀治疗广泛性焦虑障碍。我国SFDA批准文拉法辛治疗广泛性焦虑障碍。

1)文拉法辛

禁忌证:文拉法辛无特殊禁忌证。严重肝、肾疾病,高血压,癫痫患者应慎用。禁与MAOIs和其他5-HT激活药联用,避免出现中枢5-羟色胺综合征。

不良反应:常见不良反应有恶心、口干、出汗、乏力、焦虑、震颤、阳痿和射精障碍。不良反应的发生与剂量有关,大剂量时血压可能轻度升高。

药物相互作用:现有资料表明,文拉法辛与锂盐、地西泮或乙醇之间没有相互作用。

但是,西咪替丁能增加文拉法辛及其代谢产物的药理学活性。因此,高血压的患者、老年人及有肝脏或肾脏功能异常的患者联用文拉法辛和西咪替丁时应该慎重。与西咪替丁一样,以红霉素及其衍生物(如克拉霉素)治疗的患者也应该慎用文拉法辛。

2)度洛西汀

禁忌证:对于已知度洛西汀肠溶胶囊或药物中任何非活性成分过敏的患者;未经治疗的闭角型青光眼患者。禁止与单胺氧化酶抑制剂联用。

不良反应:常见的不良反应(发生率≥5%,且至少是安慰剂组发生率2倍)包括恶心、口干、便秘、食欲下降、疲乏、嗜睡与出汗增多。用药过程中需要注意的是监测肝脏与肾脏的功能,注意对血压的影响,既往有癫痫发作的患者需要慎用本药。

(6)NE和特异性5-HT能抗抑郁药(NaSSAs):代表药是米氮平。适用于各种抑郁发作,尤其重度抑郁和明显焦虑、激越及失眠的患者。常用剂量为30~45mg/d,日服1次,晚上服用。

1)禁忌证:严重心、肝、肾疾病,白细胞计数偏低的患者慎用。不宜与乙醇、地西泮和其他抗抑郁药联用。禁与MAOIs和其他5-HT激活药联用,避免出现中枢5-羟色胺综合征。

2)不良反应:本药耐受性好,不良反应较少,无明显抗胆碱能作用和胃肠道症状,对性功能几乎没有影响。常见不良反应为镇静、嗜睡、头晕、疲乏、食欲和体重增加。

3)药物相互作用:米氮平与乙醇或地西泮联用,不影响乙醇的吸收率,地西泮的药代动力学过程也没有变化,但可能会损害精神运动性行为。米氮平与其他中枢神经系统抑制剂联用时应该慎重,而且应该警告患者禁止与酒同服。

(7)5-HT受体拮抗和再摄取抑制剂(SARIs)——曲唑酮

1)禁忌证:低血压、室性心律失常。

2)不良反应:常见者为头疼、镇静、直立性低血压、口干、恶心、呕吐、无力,少数可能引起阴茎异常勃起。

3)药物相互作用:可加强中枢抑制剂,包括乙醇的抑制作用。不宜和降压药联用,和其他5-HT能药联用可能引起5-羟色胺综合征,禁与MAOIs联用。

(8)圣约翰草:它是从草药(贯叶连翘,圣约翰草)中提取的一种天然药物。适用于各种焦虑患者及伴轻、中度抑郁者,同时能改善失眠。有严重肝肾功能不全者慎用或减量,出现过敏反应者禁用。不良反应有胃肠道反应、头晕、疲劳和镇静,相对严重的是皮肤的光过敏反应。

(9)受体阻滞药:普萘洛尔常常被用于治疗伴有自主神经功能紊乱的焦虑患者,能够有效减轻躯体性焦虑症状,但单独用于治疗GAD的作用有限。禁用于心脏传导阻滞、心动过缓、心脏功能不全及支气管痉挛、代谢性酸中毒、禁食的患者。

(10)抗精神病药:已有研究认为经典和非经典抗精神病药用于焦虑障碍治疗时,最好和一线抗抑郁药合并使用,如氯丙嗪有较强的镇静作用,对于兴奋、激越、焦虑症状有良好的疗效,可以小剂量25~50mg/d,酌情适量增加。如非经典的抗精神病药奥氮平和利培酮可增加SSRIs类氟西汀对抗焦虑反应。但此类药物常导致体重增加、糖尿病或其他代谢反应,仅二线或三线药物使用。

### (三)心理治疗

适用于焦虑障碍的心理治疗方法有许多,如精神动力学治疗、行为治疗、认知治疗、生物反馈等,但临床应用最广、使用较简便、实用和公认有效的仍为行为-认知治疗。

1.心理治疗在焦虑障碍治疗中的地位与疗效评价 现代心理治疗(无论是精神分析与动力学治疗,还是行为治疗)的发展与临床应用最初是基于神经症患者,其中相当一部分患者是焦虑障碍,尤其在精神药物治疗出现(20世纪50年代)以前,心理治疗是焦虑障碍的主要治疗方法。药物、认知行为治疗,以及药物和心理治疗联合均能有效治疗焦虑障碍,其中对惊恐、社交焦虑障碍,联合治疗的效果优于任何单一治疗组。认知与行为治疗的发展,进一步奠定了心理治疗在焦虑障碍治疗中具有药物难以取代的作用,而且对部分焦虑障碍亚型(如强迫症、社交焦虑障碍等)的治疗,许多国家的防治指南将药物与心理治疗联用作为一线推荐治疗方法。

精神分析与精神动力学疗法在20世纪50年代以前是神经症与焦虑障碍治疗的最主要手段,对部分个案是有效的,但费时、费用高、起效慢、难以对照证实其疗效,因此近50年来不再推荐传统精神分析作为常规临床治疗方法使用。

行为治疗是基于学习理论,即焦虑与恐惧是后天习得的行为后果,可以通过再学习予以纠正。20世纪70年代后期,认知学习理论认为,情绪与行为问题的产生并不一定来自事件的本身,而在于患者的看法、态度与观念,因此侧重改变认知或让患者学会"换个角度看问题"的认知行为治疗在焦虑障碍中得到了广泛应用与研究。与药物治疗联用是焦虑障碍治疗的最佳选择。

2.心理治疗原则

(1)处理焦虑症状:如放松、生物反馈。

(2)恐惧/恐惧障碍:放松+暴露(克服回避行为)。

(3)改变不恰当的焦虑认知:焦虑如同爬山,山再高也有顶,只要坚持就会翻过山,即焦虑是自限的,不会持续永久和大难临头。

(4)学会耐心、小心和细心地"透过症状表象来了解患者的真实内心体验或冲突"。

3.基本心理治疗的方法

(1)支持性心理治疗:支持性治疗的一个重要的内容就是患者与治疗医师之间的治疗性关系。一旦建立了适当的治疗性医患关系,治疗医师可采取倾听、解释和指导、减轻痛苦或逆遇、提高自信心、鼓励自我帮助等支持性技术。

(2)治疗目的为恢复功能:用于治疗焦虑障碍的这一组心理治疗主要有三类:行为治疗、认知治疗和精神动力学治疗。

1)行为治疗:绝大多数的行为治疗方法较复杂,需要经过特殊训练,一般由临床心理学家或精神科医师来实施。但是,一些比较简单的方法,如放松训练、暴露和自控技术可以由非专科人员(全科医师、护士)进行。

2)认知治疗:认知疗法是基于这样一些发现——某些行为的症状和形成是因为不恰

当的思维方式而持续存在的。另外近年来常用的一种方法是焦虑处置,它综合了暴露、放松和认知治疗等有关技术。

3)短程精神动力学心理治疗:在这类治疗中帮助患者进一步认识其障碍的潜意识方面的内容,从而使患者能够控制自己的症状和异常行为,同时更好地处理应激性境遇。这种短程精神动力学治疗有时称为焦点心理治疗。

(3)治疗目的为重新塑造:这是一类最费时和最有争议的心理治疗,即长程精神动力学心理治疗或精神分析,其治疗目的为矫正在精神障碍发生前就已长期存在的思维和行为方式。虽然这类治疗在国外已应用多年,但仍然没有科学证据表明其能有效地达到治疗目的。

### (四)电痉挛治疗

1.电痉挛疗法　某些焦虑障碍患者反复发作或在患者急性焦虑,尤其是运动性焦虑,有极度烦躁不安的自伤或伤人行为,可短程进行电休克疗法。

2.改良电痉挛治疗　目前已广泛用于临床,并取代了传统的 ECT。

## 八、预后

焦虑障碍预后很大程度上与个体素质和临床类型有关。经恰当的治疗,多数患者可在半年内好转,病程长短、症状轻重、病前社会适应能力是否完好、有无刺激因素、个性有无缺陷均可作为预后的参考因素,尤其是对于广泛性焦虑患者而言,需要长期治疗来预防复发。

## 第二节　强迫障碍

强迫障碍(obsessive-compulsive disorders,OCD)又称强迫症,是以强迫观念或强迫行为为主要表现的精神疾病,多起病于青春期或成年早期,症状具有反复恶化或缓解的慢性的病程且治疗困难,给患者带来极大的痛苦或社会功能损害。虽然对强迫现象的认识已有近一百年,直到近二十年,对本病的认识才有了快速的发展。

强迫障碍有以下共同的特征:①一种观念或思想冲动不变的反复出现在患者的意识中;②伴随着这些观念和冲动的焦虑情绪,使患者采取对抗措施;③强迫观念和强迫行为是自我失谐的,即自我抵抗;④患者认为这些强迫观念或强迫行为是荒谬的,不合理的;⑤患者有强烈的抵抗并为此痛苦。

### 一、病因与发病机制

1.神经生物学因素

(1)遗传:对强迫症的家系遗传研究发现,51.1%的先证者有一、二级亲属精神疾病的阳性家庭史,而对照组为13%。强迫症患者的父母中,亚临床强迫症、焦虑症、其他神经症、精神分裂症、抑郁症患病率明显高于对照组,而强迫症的患病率并无增高。强迫症患者的同胞中,抽动障碍的患病率明显增高,且均为男性患者,其次是精神分裂症和心境障碍,提示强迫症与焦虑性障碍、抽动障碍、精神分裂症及抑郁症有遗传上的联系。强迫症患者一级亲属中亚临床强迫症,慢性抽动障碍患病率明显增高,而强迫症的患病率并不高。如将亚临床的强迫观念和强迫行为考虑进去患者的家系中 OCD 的患病率较一般人群更高(10%),其一级亲属中患病率达 20%。OCD 的单卵双生子其同病率为 65%～85%,而双卵双生的同病率为 15%～45%。

有研究认为 OCD 与 Tourette 综合征与染色体显性遗传基因有联系。这一基因与慢性抽动障碍,发音抽动及 OCD 联锁,携带此基因的男性 90%～95%至少发生这些行为之一种。携带此基因的女性表达率较低(约 60%),但发生 OCD 的概率较高。目前尚未确定 TS 基因的位点,部分表达的某些 OCD 家系中的表现形式并不与 TS 基因有关,这种形式的遗传因素尚未确定。

强迫症的分子遗传学研究发现,强迫症与转运子蛋白(5-HTT)基因的关系,5-羟色胺转运体基因(5-HTT)SL cbA4 多态性的 L 等位基因与强迫症呈正关联。提示 5-HTT 的作用,该多态性的 L 等位基因是强迫症的风险因子。强迫症与多巴胺 $D_2$ 受体基因的关系的研究发现 $D_2$ 受体基因 TagIA 多态性影响着 $D_2$ 受体的生物学功能。可能影响强迫症的易感性,特别是主要影响有抽动障碍的强迫症患者的多感性。强迫症病因与 $D_4$ 受体基因的 48bp 重复序列多态性明显相关;强迫症发病与 $D_4$ 受体第 36～42 密码子上 21bp 碱基序列缺乏有关;有 2 个研究显示,CoMT 基因影响强迫症的易感性。

(2)强迫症的神经化学基础:近十年对强迫症神经化学研究主要集中于血清素能神经递质系统的研究。通过测定中枢和外周血清素代谢的产物或使用 5-羟色胺能(5-HT)药物探针的方法及选择性 5-HT 回收抑制剂的抗强迫作用,发现强迫症有 5-HT 功能的异常。研究人员等对强迫症患者的研究发现患者脑脊液中 5-HTAA 的含量高于正常对照组。有学者对 43 例强迫症儿童的研究发现,患儿脑脊液中 5-HTAA 含量较健康对照者增高,氯丙咪嗪治疗前,血小板血清素含量明显高于正常对照组。氯丙咪嗪治疗前后的神经生化研究发现,氯丙咪嗪治疗期间,强迫症患者疗效与脑脊液中 5-羟吲哚乙酸(5-HTAA)含量的下降呈正相关,而与高香草酸(HVA)三甲羟苯乙二醇(MHPG)不相关。

(3)强迫症的脑代谢活动:强迫症的动态脑影像研究显示,静息状态下的区域脑血流特点为大脑皮质内多个脑区的放射性分布稀疏、缺损。脑功能异常区包括顶叶、额叶、颞叶、枕叶,尤以顶叶、额叶的异常为突出,表明大脑皮质多个脑区的代谢活动低下。研究人员对强迫症的区域脑血流研究发现,强迫症有双侧眶额皮质、尾状核、前扣带皮质的血流增加。强迫症的区域脑血流与临床症状关系的分析发现,强迫症的症状表现形式与 rCBF(区域脑血流)异常区没有特异性联系,提示强迫症脑功能异常可以涉及多个脑区,而以额叶、顶叶较突出。对强迫症的脑葡萄糖代谢的研究发现,强迫症整个大脑皮质、尾状核、双侧额叶皮质均有葡萄糖摄入的增加。眶额皮质和基底核是强迫症脑功能显像提示的可能的脑功能异常区。

2.心理因素  一些心理学家认为强迫障碍是与肛欲期有关的正常成长过程和发育障碍。冲突性情绪是正常儿童发育中肛欲阶段的重要特征。儿童对爱的客体(指所爱的人)同时表现出既爱又恨。强迫障碍患者意识里体验到对爱的客体爱和恨的冲突。带有神秘力的思维方式是儿童期常见的思维方式。儿童认为只要想到外部世界中的一些事件就可以导致某些事件的发生。无助的儿童幻想只要想到一些事、词或情景就可能减轻焦虑,摆脱恐惧,在一定的发育阶段以此作为一种对付焦虑的方式。

(1)精神分析的观点:弗洛伊德描述了三种主要的决定强迫障碍的形式和性质的防御机制:隔离、仪式性动作和反应形成。一种防御机制可以防止一个人体验到诱发焦虑的情感和冲动。一般情况下,个体在意识中可以体验到情感的成分及具有情绪负荷的思想。可以是一些事件的幻想或记忆,当隔离机制起作用时,带有不被接受的情感便与思想内容分离开来并从意识中驱除出去,如果这一防御机制完全成功,那么这些冲动及伴随着的情感完全被压抑,患者意识里只剩下无情感成分的观念。由于攻击等冲动仍然可能逃脱隔离这种防御进入意识,不断地产生对自我的威胁,需要第二种防御机制来对付它,即通过一些仪式性动作来消除焦虑,这种防御机制叫作 undoing,强迫行为就是这种防御机制的外在表现。

(2)行为理论:按照学习理论,强迫障碍的症状反映了焦虑反应的条件化。即一种中性刺激与一些有害的或产生焦虑的事件配对出现,这种中性的刺激便成为诱发焦虑的条件刺激。强迫行为是个人习得的以减轻强迫观念引起的焦虑的行为,这种暂时消除焦虑和痛苦的行为是对强迫症状的一种阴性强化,使强迫症状得以维持,阴性强化是强迫障碍症状维持的重要因素。

## 二、临床表现

本病平均发病年龄为 21.2 岁,男性为 19.1 岁,女性为 23.4 岁,女性发病晚于男性。发病高峰年龄为 15~20 岁。多数研究未提示有性别患病率的差异性。慢性持续病程者占76.6%,发作和衰退性病程分别为 13.3%和10.0%。

大部分成人 OCD 患者能认识到他们的强迫观念或强迫行为是非现实的或过分的。对 OCD 的自知力个体差异很大,有的患者认识到症状是荒谬的;有的表示怀疑或不能确定;有的坚信他们的害怕是正确的及强迫行为的必要性;也有的患者在症状加重时丧失自知力。回避可能是 OCD 最突出的症状,强迫障碍患者常回避触发特定烦恼的强迫观念或费时的强迫行为的各种情景。回避本身并不是强迫行为,但是,当疾病变的严重时它可能成为突出的临床症状。

1.强迫观念　强迫观念是反复出现的、难以摆脱的思维和联想。强迫观念的临床特征是害怕和不确定的痛苦体验,或者有不正确或不完美的不适感。强迫思维是伴有强迫体验的特定的强迫观念。他们对这种体验的解释常常是怪异和不恰当。强迫观念可以表现为痛苦的精神想象、与"脏"有关的害怕、某些不好的事发生、即将发生或需要做的事还没有做的急迫感,"立即"或"迫不及待"感常伴随这种痛苦体验。强迫观念可以不伴有强迫行为,这种情况多见于那些感到没有一种行为能缓解这种强迫观念的患者。在这种情况,患者只寻求别人的帮助。

(1)污染性强迫观念:患者关注或厌恶身体的排泄物或分泌物(如大小便、唾液、鼻涕),怕脏物或细菌,过分关注环境中的污染物、家庭用品、动物或黏性东西,担心受到污染而患病,担心因传染污物而使别人患病。

(2)强迫性怀疑:患者无法控制的出现毫无根据的怀疑,并伴随焦虑和强迫行为。如一位患者每见到地上的废纸就控制不住地想捡起来,看看上面是否有自己有关的信息或家里的电话号码,怀疑自己遗失了重要的信息。明知这些废物很脏,仍控制不住不放过每一张废纸,否则会极度焦虑,担心自己个人资料或家庭电话号码遗失会带来严重的后果。症状严重时不敢出门,在外面回不了家,一站公交的路程都要走四个小时,每次都不得不由家人接回来。

(3)强迫联想:精神活动无法控制的指向与当前活动无关的注意、联想、思维上。例如一位高中生,为了提高学习效率,要求自己记住老师课堂上的每一个要点,但却控制不住要注意老师的鞋子是什么牌子、样式、鞋带的颜色等,明知毫无意义却无法控制。一节课不但没记住要点,反而被这些联想搞的头昏脑涨。

(4)躯体性强迫观念:持久的害怕患有威胁生命的疾病。有几个特征区别于疑病和躯体形式障碍。躯体性强迫的患者通常过去或现在有典型的强迫症状,多伴有强迫行为,如反复检查、寻求保证。一般无躯体症状的体验,躯体强迫更集中于对某个疾病的强迫观念,如反复担心是否染上了艾滋病,不伴有躯体形式障碍的多种躯体症状。

(5)与攻击有关的强迫观念:患者害怕伤害自己,害怕伤害别人,暴力或恐惧的想象,害怕说出侮辱性的语言,害怕做出令人尴尬的事情,害怕做出非意愿的冲动(如刺伤亲人,朋友)等。

(6)与性有关的强迫观念:反复出现被禁止的可能反常的性方面的思想,难以控制的性想象或性冲动,内容涉及同性恋或乱伦,以及指向他人的性行为冲动等。

(7)强迫回忆:患者对经历过的事情反复回忆,甚至对每一个细节都不放过,直到自己感到满意为止。

2.强迫行为　强迫行为是为了减轻强迫观念伴随的痛苦情景而采取的有意识的行为,其表现一般以减少强迫观念的方式进行,包括外显行为或隐蔽的精神活动,如检查、祈祷、计数或其他精神仪式,精神性的强迫仪式不同于强迫观念,因为它们是有目的的精神活动而不是感觉或观念的体验。强迫行为常常以反复的刻板的方式进行,虽然它们发生在特定的情景,有赖于强迫观念的内容。强迫行为也可以不伴有强迫观念,这种情况常常是出于缓解感到的不正确或不完美的急切冲动。

由于强迫观念是难以消除的,它诱导的焦虑是反复出现的,因而,强迫行为常常具有反复、明知不必要却无法控制的特点。有两类强迫行为:一类是基于消除脑子里体验到的危险、焦虑、恐惧,另一类是出于到达内部要求的完美、确定感。

(1)强迫性清洗:多由污染或病菌有关的强迫观念诱发,患者反复洗手、洗澡可达数小时。严重的患者还要家人也反复清洗,以免污染了它的空间。一位在生物制品实验室工作的患者,下班后回家的第一件事就是全身衣服换洗,然后洗澡、洗头两小时,自己有专门的洗衣机洗换洗的"污染物"。另一台洗衣机洗全家的衣服。洗完后只能在自己卧室,不能再碰任何东西,因为现在只有他的身体和卧室是干净的。

(2)强迫检查:强迫检查是指患者对已经完成的动作或行为感到不确定而导致强烈

的焦虑,如天然气是否关好,电源是否切断等,并在此焦虑基础上,产生强迫性检查,通过反复地确定来缓解焦虑情绪。

(3)强迫计数:一种内部的精神仪式,患者通常默念一些数字,重复一些数字或回避一些数字而寻求安全、避免想象的危险。患者往往对数字赋予某种象征的意义。数字的象征意义与文化有一定联系,如有的文化88代表顺利,13代表不利等,不同的文化对数字的赋意可能不同。强迫障碍患者的计数往往带有个人的特定凶吉或祸福的含义,如未按照自己程序化的计数仪式,便会产生极度不安、恐惧。

(4)完美和确定感:失灵的内部指示器:一部分强迫行为患者,并没有诱发焦虑的强迫观念,而是永远不能满意地完成一个简单而无意义的动作,似乎他们找不到动作已经做好的内部指示器的信号。

(5)强迫询问或陈述:患者反复询问同一个问题,总怕别人未听清楚,或别人的回答不清楚,不满意,有时甚至要求与他期望的回答一字不差,可反复几十遍或持续一天询问同一个问题。对象多为家属或亲近的人,在外人面前可短暂控制。强迫障碍患者的家属常常是深受痛苦。

(6)强迫性仪式:患者的行为必须按照自己设定的行为程序,如摆放东西的角度、次序都严格按照自己认定的规则,如未达到将会极不舒服并有焦虑感,必须重做直到符合要求才能结束,新的行为才能开始。

强迫障碍具有自我失谐性。强迫症状是让患者痛苦的,非意愿的。患者能认识到症状的荒谬性,常常对人隐藏自己的症状。不少患者许多年以后才就诊。强迫障碍的内容并非固定不变,在不同的阶段可有不同的症状,也可同时出现多种症状。下面是一位强迫障碍患者的内心独白:"当我上初三时,就隐约感到有一种力量(或意识)在影响我,好像是一种内部的无声的指令,时我无法抗拒。我明知我已选好了答案A,但这种意识让我再看一遍,我不想看但不行,无法抗拒。如我违背它马上就让我感到将有何灾难或不祥会降临(明知实际不可能),我不得不再看一遍。我会将我的书或其他东西按一定的格式摆放,不然有担心不祥事件发生的不安。有时,这种意识让我示指在桌子的某个地方划一下,我明知不必要且无意义,但我只好划一下。当我划了一下,又感到那个意识让我再划一下,如违抗它就极度不安,无法做别的事情。我把这种无法抗拒的意识称为'心魔'。我一直设法与它斗争,当我想好了一种办法摆脱它时,它马上出来指责我没做好,我不得不再做直到做好为止。我的各种办法不但对我没有帮助,反而成了新的症状内容,我就这样一年一年地被病魔所折磨。"

(7)要求对称和一致的强迫行为:患者对一些毫无意义的动作或行为有强烈的要求对称一致的意愿,如果未能达到自己感到的对称一致,便十分焦虑不安。患者明知这种行为是不必要的,但无法控制,十分痛苦。在儿童,这样的行为多无明显的焦虑情绪。如一名学生在进教室时,先右脚进去、马上退出,再左脚进去,两脚迈出的角度和宽度必须对称一致,因难以达到自己感觉的"对称",常反复多次。

3.强迫障碍患者的自知力及伴随体验 大部分OCD患者能认识到自己的行为是不合理的,明知道是没有意义的,却还忍不住去做。这些患者可能想让他人知道这种疾病的严重影响。他们害怕被认为疯了,并为此症状感到害羞和尴尬。他们不愿意对不了解这种疾病的人暴露症状。结果 OCD 患者往往是对其疾病高度保密的。

在疾病早期,患者试图对认识他们的人隐藏症状,他们可能迟迟不就医直到症状被周围人发现。不少患者并不把他们的 OCD 症状告诉初级卫生保健医师。有时,医师治疗随访患者多年才发现其强迫障碍。这在那些表现为体验到对性的恐惧,渎神及暴力的强迫观念或想象的患者尤为明显,怕治疗者认为他们有意要想这些内容,也可能表现出行为与其他患者的强迫观念不一致。总之,他们害怕证实自己的害怕和自责,如果感到医师不理解这种疾病就会放弃治疗。本病的隐蔽性,回避与人接触,强迫行为所致的时间消耗使患者产生孤独和继发性抑郁。大部分 OCD 患者也体验到加剧的紧张和痛苦,当他们的 OCD 症状加重的时候,他们就会体验到抑郁和绝望,因为他们不能缓解害怕和不确定的情绪。正是这种情绪使患者开始寻求治疗。

### 三、诊断

1.症状标准

(1)以强迫思想为主,包括强迫观念、回忆或表象、强迫性对立观念、穷思竭虑、害怕丧失自控能力等。

(2)强迫行为(动作)为主,包括反复洗涤、核对、检查或询问等。

(3)上述的混合形式。

(4)患者称强迫障碍症状起源于自己内心,不是被别人或外界影响强加的。

(5)强迫症状反复出现,患者认为没有意义,并感到不快,甚至痛苦,因此试图抵抗,但不能奏效。

2.严重标准社会功能受损。

3.病程标准　符合症状标准至少已 3 个月。

4.排除标准

(1)排除其他精神症状的继发性强迫症状,如精神分裂症、抑郁症或恐惧障碍。

(2)排除脑器质性疾病特别是基底核病变的继发性强迫症状。

### 四、鉴别诊断

1.症状性强迫综合征　多为躯体疾病和脑器质性病因所致,如颅内的器质性病变可以表现为临床上的强迫综合征,结合病史,体检和实验室检查多能做出诊断。

2.恐惧障碍　恐惧障碍可以伴有强迫症状也可以无强迫症状,二者均为焦虑性障碍。恐惧障碍的焦虑是由客观环境中特定的事物或情景所诱发并伴有回避行为。如场所恐惧、社交恐惧,但如患者对客体的恐惧性体验具有强迫的性质,即反复出现的、难以抵抗地恐惧接触了不洁之物或脏的强迫观念反复出现,而采取强迫行为以缓解焦虑,如患者认为自己的手被某一污物污染,并经手而传到手碰过的地方而反复洗涤,这种强迫症状以病理性恐惧为主,有人用强迫恐惧障碍,或只用强迫症做出诊断。如患者对恐惧对象的体验只是在暴露于实际的情景时,并经回避行为而消失,不应诊断为强迫症,如两种情况均存在,可作强迫合并恐惧障碍的诊断。

3.广泛性焦虑　广泛性焦虑症患者表现为对日常生活中的事件过分担心,焦虑易与强迫症混淆,鉴别的要点是这种担心、焦虑的体验是否具有强迫观念的性质,广泛性焦虑的内容多不固定,患者较少有强迫症患者的自我抵抗,自我失谐性等特点,结合广泛性焦虑的其他特征,如自主神经系统症状和运动方面的特征可鉴别。

4.疑病症　患者在对自己躯体症状的错误解释基础上,反复认为自己患有某种严重的躯体疾病,患者四处求医以寻找自己患病的依据,一般不伴有强迫性的仪式行为。疑病可以认为是以反复涌入的患有严重疾病的一种强迫观念,但多数患者并无自我抵抗,并不认为这种疑病观念是没有必要的,并不构成强迫观念的核心症状,因此目前疑病症被认为是强迫谱系障碍。若患者同时伴有仪式性的检查,洗涤以减轻疑病带来的焦虑,这时给予强迫症合并疑病症的诊断。

5.抑郁症　强迫症与抑郁症有密切的关系,抑郁症患者在病程中常有一过性的强迫症状,这时若抑郁症的临床症状在整个病程中占主要地位,应诊断为抑郁症,若抑郁症状和强迫症状均达到临床诊断标准,应做出两病的诊断。

6.精神分裂症　强迫症与精神分裂症的关系十分复杂,不仅随访研究发现一部分强迫症后来诊断为精神分裂症,精神分裂症也常常伴有强迫症状。强迫症状与精神分裂症症状关系的研究发现,一部分精神分裂症患者以强迫症状为前驱症状,即在典型的精神分裂症症状出现以前,强迫症状可以持续数月到数年,一部分患者的强迫症状与精神病性症状同时存在,部分患者的强迫症状在精神病性症状缓解后出现,精神分裂症伴发的强迫症状还可以是抗精神病药治疗有关的强迫症状。不少文献及临床观察已发现,长期使用氯氮平治疗后出现强迫症状,或使不明显的强迫症状加重,其机制目前并不十分清楚,可能与这类非典型性抗精神病药对 5-HT 受体的影响有关,非典型性抗精神病药诱发或加重强迫症状的作用有待更进一步的长期研究。

7.与妄想的鉴别　强迫观念的内容常常可以是十分荒谬的,反复出现,驱之不去与妄想易于混淆。强迫观念与妄想最主要的区别在于强迫症患者对自己的强迫观念具有抵制力或自知力,知道强迫观念的内容不是事实,是不必要的,没有意义的,并努力抵抗,因此而感到十分痛苦。而妄想是一种病理性的坚信,对妄想的荒谬性缺乏自知力,患者并不加以抵抗并可能受妄想的支配采取行动,提示妄想是自我功能严重损害的结果,丧失自我界线因而是精神病的特征。但是严重的强迫症患者在慢性的疾病过程中,一部分强迫症患者对症状的抵抗逐渐降低,对强迫观念的抵抗逐渐减弱最后完全丧失自知力,这时就出现了强迫观念向妄想的转变,带有强迫性质的疑病观念可以发展成疑病妄想。由此可见强迫观念与精神病性症状之间的关系。

## 五、治疗

### (一)药物治疗

1.选择性 5-HT 再摄取抑制剂( SelectiveSerotin Reuptake Inhibitor, SSRI)治疗　SSRI治疗强迫症的作用机制在于增加区域脑通路 5-HT 神经递质。若患者应用氯丙米嗪无效,则可选择效果更强的另一种 SSRI,这些药物可以有效阻断 5-HT 受体重摄取,但其亚受体有明显差异。如氟伏沙明、文拉法辛、西酞普兰等。研究表明 25% 的强迫症患者在更换治疗药物种类后可以获得良好的疗效。

2.典型抗精神病药物　研究发现 SSRI 治疗的同时应用小剂量多巴胺拮抗药可有效治疗难治性强迫症,如氟哌啶醇匹莫齐特、哌迷清等,但要警惕其锥体外系不良反应。还有研究报道对于一线抗强迫症药物治疗无效的患者应用几种抗精神病药物联合治疗能改善临床症状,但 80% 患者会在停药 2 个月后复发。研究认为氟伏沙明与氟哌啶醇联合在减轻难治性强迫症患者强迫症方面的效果优于氟伏沙明与安慰剂联合治疗组。另外,虽然氟哌啶醇在难治性强迫症治疗中有效,但其不良反应可能导致 42% 患者不得不中断治疗,并认为其不良反应是其限制性因素。

3.联合非典型抗精神病治疗药物　有研究表明奥氮平、利培酮、喹硫平等对部分难治性强迫症患者治疗有效。但在某些情况下,奥氮平及利培酮、氯氮平等治疗还有可能加重强迫症状,分析可能是 5-HT 受到抑制后使得黑质-纹状体系内多巴胺脱抑制性兴奋,导致多巴胺增强强迫症状。利培酮虽然改善强迫症效果明显,但患者镇静作用也明显,同时患者对药物耐受性明显降低。研究者认为氯氮平及奥氮平、利培酮联合 SSRI 对某些难治性强迫症患者治疗效果更佳,尤其是对某些患有双向情感障碍的患者。氯氮平及利培酮都为 DA2/5-HT 受体拮抗药,但利培酮拮抗效果强于氯氮平,所以利培酮可以强化 5-HT 回收抑制剂抗强迫效应。另外,还有研究发现增加喹硫平治疗后,虽然强迫症状改善效果更佳,但抑郁、焦虑症状无明显改善,并得出结论认为增效剂能独立改善强迫性症状。一项研究中采集 26 例经 SSRI 治疗无效的难治性强迫症患者为研究对象,分别划分为奥氮平联合 SSRI 治疗组与安慰剂联合 SSRI 治疗组,其中奥氮平用量为 11 ~ 18mg/d,用药 6 周后观察发现奥氮平联合 SSRI 治疗组患者强迫症状评分下降幅度明显高于安慰剂联合 SSRI 组($P<0.05$)。有研究比较分析利培酮与奥氮平在难治性强迫症治疗中的应用效果,结果发现两者的临床疗效接近。

以往多数研究结果都认为喹硫平对难治性强迫症有积极治疗效果,但也不乏治疗结果阴性的报道。所以说,喹硫平可能对难治性强迫症有一定疗效,但还需要长期大量实验结果来支撑结论的准确性。

此外,还有研究表明阿立哌唑与 SSRI 联合对难治性强迫症治疗有效,且药物耐受性良好。一项研究观察表明阿立哌唑与 SSRI 联合用药后,难治性强迫症患者的部分认知功能(抗干扰能力、执行能力)有所改善。截至目前,阿立哌唑治疗难治性强迫症的研究报道不多,其治疗有效性有待更多研究结果证实。

4.联合谷氨酸能药物治疗　谷氨酸作为皮质-纹状体-丘脑-皮质环路内重要神经递质,在强迫症发病机制中具有重要作用。谷氨酸能药物现已成为难治性强迫症临床治疗研究中的一种新奇药物,常用的有利鲁唑、美金刚等。利鲁唑作为谷氨酸拮抗药的一种,可以以多种途径阻滞谷氨酸能神经递质传递,临床主要用于萎缩性脊髓侧索硬化症的治疗中。国外有研究中以 100mg/d 剂量的利鲁唑治疗难治性强迫症,3 个月后患者的强迫症状评分下降 35% 以上。但目前有关利鲁唑的研究均局限于小样本量或开放式研究,还有报道利鲁唑儿童用药后存在肝功能异常现象。美金刚则是一种非竞争性门冬氨酸受体拮抗药,在帕金森病治疗中有用到。研究发现美金刚在难治性强迫症治疗中作为增效剂也有一定效果,并认为美金刚与氟伏沙明联合治疗难治性强迫症可以获得良好的短期预后。

5.联合抗痉挛药物治疗 国外有项研究采集病程超过 10 年、症状严重的 2 例难治性强迫症患者为研究对象,联合应用拉莫三嗪后强迫症状评分下降 50% 以上。还有研究结论也认为 SSRI 与拉莫三嗪联合在难治性强迫症治疗中是一种优先策略。但到目前为止,拉莫三嗪作为难治性强迫症治疗的有效依据仍然较少。

6.静脉滴注药物治疗 对于口服药物治疗无效的患者,可能改为静脉滴注给药有效。国外有研究者选择 54 例氯丙米嗪治疗 2 个月后无效的难治性强迫症患者为研究对象,进行分组治疗,分别给予氯丙米嗪静脉滴注(25mg/d 增量至 250mg/d,维持 250mg/d,5 天,治疗 2 周)与安慰剂静脉滴注治疗,结果发现氯丙米嗪静脉滴注组患者强迫症症状评分下降率较高($P<0.05$)。另外,西酞普兰也可静脉滴注给药,有学者以 39 例 SSRI 治疗效果不佳的难治性强迫症患者为研究对象,给予西酞普兰静脉滴注治疗,剂量为 40~80mg/d,连续静脉治疗 3 周,其强迫症状减分率均达到 25% 以上,但用药期间有患者出现恶心呕吐、食欲下降、头痛等不良反应。

### (二)非药物治疗

1.无抽搐电休克(Modified Electroconvulsive Therapy,MECT) 又称改良电休克,是指在给患者注射适量的肌肉松弛剂后利用一定量的电流刺激大脑,引起患者意识丧失,达到无抽搐发作的治疗方法。目前推测 MECT 通过调整脑内 5-HT 和血浆脑源性神经营养因子(Brain Derived Neurotriphic Factor,BDNF)水平来改善强迫症状。强迫症患者脑内 5-HT 水平较正常水平明显下降,MECT 可使突触前 5-HT 受体再摄取减少,提高突触后 5-HT 的浓度。Zai 等人研究表明强迫症患者 BDNF 含量低于正常水平,BDNF 是脑内重要的神经营养因子,主要分布在大脑皮质、海马等部分,能促进中枢神经细胞损伤后再生,参与神经元可塑性调节,Altar 等人(2003 年)对大鼠进行连续 10d 的 MECT 治疗,结果发现大鼠额叶皮质、纹状体、海马等脑区血清中 BDNF 的水平明显升高。

MECT 的主要不良反应包括恶心、轻度的头晕和头痛、近记忆力减退等,恶心、轻度的头晕和头痛主要出现在治疗的初期,随着 MECT 次数增加而逐渐减轻;近记忆力减退主要出现存治疗后期,一般治疗结束后半年内恢复。

虽然同内外一系列研究证实 MECT 对于强迫症甚至是难治性强迫症患者有显著的疗效,但目前研究样本量均不大,还缺乏长期疗效观测。未来研究应进一步扩大样本量并进行长期随访,更加深入了解 MECT 对难治性强迫症患者疗效和作用机制,制订合理和规范化的方案及如何维持、预防复发等。

2.重复经颅磁刺激(repetitive TranscranialMagnetic Stimulation,rTMS) 经颅磁刺激(TMS)原理是在头皮特定部位放置线圈的电流脉冲诱导出磁场脉冲来直接刺激人类大脑皮层,使局部的皮层神经元发生去极化改变。rTMS 通过连续、重复且有规律的刺激可以使其产生的生物学效应在刺激停止后仍能延续并产生累积效应,从而使局部脑代谢发生改变,具有无创、非侵入性、安全等特点。不同频率的rTMS刺激会产生不同效应,低频(小于1Hz)rTMS能通过抑制神经元的活动降低局部皮质的兴奋性,而高频(大于1Hz)rTMS能通过促进神经元活动,提高相应皮质的兴奋性。根据目前神经生理学和影像学发现,强迫症的可能与背外侧前额叶皮层功能减弱及辅助运动区、额眶皮层的功能亢进相关。因此,通过应用高频rTMS对DLPFC的兴奋作用或者低频rTMS对SMA、OCF的抑制作用来调节上述脑区的功能。

3.深部脑刺激(deep brain stimulation,DBS) 指在MRI立体引导下植入刺激电极,对深部脑组织特定区域释放连续脉冲刺激以调节某些脑区功能,达到治疗疾病目的一种手段。DBS技术最初被用来治疗神经科疾病,如帕金森病、肌张力障碍等运动障碍疾病,取得了满意的疗效并有较为良好的安全性。在此前提下,DBS逐渐在精神科开展研究和临床应用,2009年美国食品药品管理局(FDA)批准DBS用于难治性强迫症的治疗。由于DBS技术是一项有创的治疗手段,FDA对其适应范围有着极为严格的限定:病史5年以上,且至少经过3种SSRI类抗抑郁药足量治疗和系统的认知行为治疗无效的强迫症患者。

在疗效方面以STN为靶点3个月时的疗效接近于以内囊前肢区域为靶点3年的效果,同时以STN为靶点需要的电压明显小于内囊前肢,减少了电池更换频率,提高患者耐受程度。在安全性方面,DBS可能出现感染、出血或癫痫发作等手术不良反应和头痛、焦虑、病情反复等治疗不良反应。尽管如此,相比较立体定向损毁术,DBS治疗具有创伤小、可逆性和参数可调节等优势。针对强迫症不同症状可能由多种神经病理环路造成,未来可针对不同症状类型强迫症进一步修正靶点和优化刺激参数。

4.立体定向毁损术 是指在影像学立体定向下,通过射频毁损阻断某些病理神经传导通路来改善患者症状的治疗方法。对于难治性强迫症患者,立体定向毁损术被称为是"最后的手段"。有专家利用功能影像学发现,强迫症患者皮质-尾状核-丘脑-皮质环路的眶额叶皮质、扣带回前部和尾状核腹侧等脑区在强迫症状发作时代谢明显加强,经过药物或心理治疗症状缓解后代谢减弱。立体定向毁损术通过阻断上述病理环路中的一处或多处起到治疗效果。

立体定向损毁术主要包括内囊前支损毁术、扣带回损毁术、尾状核下神经束损毁术和边缘系统脑白质切除术。内囊前肢损毁术最早出现于1947年,研究人员通过立体定向毁损手术阻断眶额叶和丘脑、尾状核的纤维联系治疗精神疾病,在当时取得了较为满意疗效。随着影像学立体定向技术的发展,目前内囊前肢毁损手术对强迫症状的有效率可达77%。

5.心理治疗 最新的强迫症患者心理治疗方案不仅包括常规的心理分析、心理疏导等,还包括认知行为干预。研究认为只有有步骤、有计划的暴露引起患者焦虑的情境及线索,让患者意识到自身想象的危险并不存在,才会减少强迫性想法及冲动。还有研究报道预防强迫性仪式行为是认知行为干预有效的关键。有人研究强迫症特征、模型及干预措施时,发现强迫症患者有错误认知信念及消极认知体验,治疗中要强调思维过程的重要性,这在个体化心理干预及团体化心理干预中都具有重要意义。还有人研究发现催眠疗法对难治性强迫症患者治疗效果优于药物治疗。

（1）认知行为治疗方案：是最常用的一种强迫症心理治疗方法，也是效果最佳的一种。强迫症治疗中常见的认知行为治疗包括思维阻断法、系统脱敏法、暴露法及反应阻止法、合理情绪疗法等。大量的研究已经证实暴露疗法、反应阻止法对强迫症治疗有效，但这些方法需要让患者面对引起症状的刺激性因素，并不采取任何防御手段，这个治疗过程中患者的精神痛苦可能加倍，不少患者都不能坚持而放弃。现在，不少新的认知疗法被研究出来，并应用于强迫症临床治疗中，包括正念疗法、认知应对疗法等。

1）正念疗法：所谓正念，就是指对目前经验不加评判的意识和注意，要求个体保持距离观察自身的想法而不对其进行好坏评判。国外已经有很多研究证实正念疗法对焦虑障碍、心理疾病有效。强迫症作为一种焦虑障碍，经正念疗法也有效。目前，国内对于正念疗法的研究尚不多，其中刘兴华研究中对6例强迫症患者应用正念认知疗法取得了满意的效果，李波等研究中以正念疗法治疗强迫症大学生也取得了满意的效果。正念疗法的具体方案就是让患者接纳此时发生的事情，不论是思维还是行为都需接纳。这与暴露疗法及反应阻止法等方法相比，治疗过程中患者不会感觉到剧烈的精神刺激，更愿意接受。正念疗法是强迫症心理治疗的一种新方法。

2）认知应对疗法：鉴于强迫症包括强迫观念及其附加含义、防止附加含义行为等三部分，其中强迫观念源于个体思维、冲动、表象、怀疑，附加含义则是指错误的观念，防止附加含义的行为就是强迫行为。强迫症则是个体在认知评价强迫观念后给予一定附加含义，并与负性事件相联系，继而导致个体的某些强迫行为来缓解对负性事件的焦虑，而实际上强迫行为又与实际不相符，个体内心继而发生冲突，这种冲突激发产生强迫行为，成为恶性循环。现实中90%以上人都有过强迫观念，但多数人不会进展成强迫症，主要还是因为其并未将强迫观念与负性事件相结合，所以没有采取强迫行为来缓解这种负性事件的焦虑。将强迫观念及其附加含义作为应激源，将强迫行为作为应对应激源的方式，个体在面对应激源时产生各种应对方式，认知应对疗法就是改变个体错误的应对方式，建立正确的应对方式。

（2）精神分析疗法：以无意识为基础理论，精神分析疗法重视强迫症者童年创伤及无意识动机。研究认为强迫症是后天环境刺激导致潜意识里的童年经验、创伤以强迫行为的方式表现。该疗法通过患者自由联想、积极想象、释梦等方式挖掘其无意识动机、欲望、精神创伤，并进行合理解释让患者领悟到积极意义，体验以前的错误认知，这些强迫症状自然会因其失去意义而消除，从而可以建立新的行为方式。

1）箱庭疗法：在治疗者陪伴下，强迫症患者可自由挑选玩具，并在装有细沙的箱子里自我表现。有人以强迫症大学生与正常大学生作为对比研究对象，分析其箱庭作品特征，发现强迫症大学生的作品贫乏、组织性弱，以"自我探索"为主，在构建时较少应用细沙、制作时间也短。箱庭疗法的关键是找到自我问题这个突破口，更加关注建立治疗关系及内心情绪体验、人文关怀、感情支持，患者也更加愿意接受并主动参与。

2）认识领悟疗法：是一种心理分析系统，结合了心理动力学及心理特点。认识领悟法从分析症状所表现的观念、感情、推理的幼稚性进入，让患者认识到强迫行为模式的幼稚,再深入至感情领悟、放弃强迫行为,继而建立新的行为模式。

3)森田疗法:主要用于有神经质特点的各种精神障碍治疗中,主张对症状保持顺其自然、为所当为的态度,并打破精神交互作用,主要分为卧床期、轻工作期、重工作期、回归社会期四个阶段。现在,又出现了多种改良森田疗法,坚持"接纳现实、规范行为、顺其自然、直面人生"的治疗方针,其治愈率显著提高、复发率显著下降,而且治疗依从性良好。

# 第三节　社交恐惧症

社交恐惧症表现为对一种或多种人际处境持久的强烈恐惧和回避行为,恐惧发作时有自主神经系统的症状,且患者知道恐惧过分或不必要但无法控制,并伴有一定程度的焦虑、抑郁和强迫症状。恐惧的对象可以是某个人或某些人,也可以相当泛化,包括除了某些特别熟悉的亲友之外所有的人。

## 一、病因

SAD 的确切病因不明了。它的发病可能是由遗传生物因素、环境因素和精神刺激等多种因素相互作用所致的结果。遗传和环境因素可能与 SAD 病因更为相关,而神经生物学和心理因素则与其病理生理机制和治疗的关系更为密切。

脑内杏仁核是 SAD 发病的重要解剖部位,因这一部位恰恰与对恐怖事物的感知和控制恐怖情绪有密切关系。神经影像学研究初步显示,SAD 患者可能存在基底神经节和纹状体等区域的多巴胺功能障碍。已经发现 DA,5-HT 和 NE 等神经生化系统在 SAD 发病和病理生理改变中有重要的作用。DA 与中枢神经系统的动机和奖赏机制有关。社交兴趣的增加、群居和自信可能反映了脑内 DA 的活动;SAD 对拒绝批评过敏说明其大脑 DA 可能异常。三环类抗抑郁药(TCAs)对 SAD 的效果不如单胺氧化酶抑制药(MAOIs),可能是因为后者对 DA 系统也有显著的影响。没有证据表明 SAD 存在 HPA 轴异常。

有一部分患者可能生来就有焦虑气质,从小就怕人,一见人就表现行为抑制。SAD 可以通过观察他人的社交模式而习得。社交恐怖的父母对孩子通常是排斥的、感情冷淡或过度保护的,往往向孩子传达一种负性的社交体验。

许多研究发现 SAD 患者对有关恐惧对象或情景方面存在认知偏差。有学者研究发现 SAD 对自身当众演讲的操作,更倾向于被苛刻评价。他们认为如果自己有些过失或表现紧张,别人就不喜欢或会被视作无能(愚蠢)。因此,他们常常因为社交焦虑而回避社交场合,从而失去了检验其想法是否正确的机会。在有效治疗后,这些偏差能够得到纠正,但不清楚究竟是认知偏差导致了恐惧形成和发展,抑或它仅仅是 SAD 的表现之一。

## 二、临床表现

当患者处于社交场合或与人打交道时,如被介绍给他人、被仔细检查、被取笑或批评、成为注意的中心、在他人注视下做事情、会见权威或重要人物、与陌生人相遇或在小型聚会上谈话等,都可以引发明显而持久的害怕,害怕自己出丑或尴尬。成人能够认识到这些恐惧是过分和不必要的,但无法控制。伴随恐惧情绪的躯体症状有脸红、心跳加快、口或咽喉部干燥、吞咽困难、全身颤抖或肌肉抽搐、出汗、恶心或呕吐等。最常见的是害怕当众说话和操作性恐怖,如当众弹琴、表演、书写、吃东西或喝饮料等。他们自觉脸部潮红,不敢抬头,不敢与人对视,自感局促不安,无地自容,想借机逃跑。不得已而要继续待在社交场合时,往往要不停地检查、饮茶、摸纽扣或只顾吃饭等,以避免被发现他正处于尴尬之中。对批评和拒绝表现敏感,但又不敢表达自己的观点,常常出现自尊不足。为了减轻这些恐惧反应,最终回避这些社交场合。预计在恐惧情景到来之前,往往要担忧数天或数周,可以继发抑郁症状,使得他们工作、上学或社交都存在明显的困难。

儿童恐惧症则主要表现为害羞、行为黏滞、发脾气甚至缄默。通常学习成绩有显著的下降,经常拒绝上学和回避同龄人的集体活动。他们害怕的对象主要是同龄人,成人陪伴可使他们更舒适。

SAD 有两种亚型:广泛型和特定型。广泛型 SAD 患者害怕并回避多种社交情境或者在他人前进行操作的场合,严重者甚至长期脱离社会生活,无法工作。特定型 SAD 患者害怕一种或两种场合或情境,通常是操作性恐怖。最典型的是歌手或演员在表演时手脚不听使唤致使无法完成表演,有的甚至操作前就已经惧怕得瘫软下去了。一般情况下可以完全没有症状,其焦虑症状只是担心会遇到害怕的社交场合,或在已经进入害怕情境时才会出现。所以广泛性 SAD 对社会影响及职业损害更重,更易合并抑郁症及乙醇依赖。

70%~80% SAD 患者终身至少有另外一种精神疾病诊断。常见的是情感性障碍、其他焦虑障碍、饮食障碍、物质滥用障碍等。70%的共病诊断之前就已经存在 SAD,提示某些共病可能是 SAD 的适应性结果。SAD 的共病现象可以增加自杀危险。

### 三、病程与预后

SAD 发病于青少年早期或更早,30 岁以后可达到高峰;而这一阶段对于学业发展、人际交往对职业选择具有很重要的影响。一般发病年龄在 11~19 岁,很少超过 25 岁后发病。通常为隐渐起病,无明显诱因。也可能有一次经历羞辱的社交经历后急性起病者。倾向于慢性病程,平均病程 20 年。1/4 的患者随年龄增长而缓解。受教育水平高、发病年龄晚和不合并其他精神障碍者预后较好。

### 四、诊断

如果患者针对社交场合而出现明显持久的恐怖体验伴有生理上明显的自主神经兴奋症状,有显著的回避行为,但独处时又基本正常,就应考虑 SAD 的可能。

CCMD-3 中 SAD 的诊断标准如下。

1.符合恐惧症的诊断标准。

2.害怕对象主要为社交场合(如在公共场合进食或说话、聚会、开会,或害怕自己做出一些难堪的行为等)和人际接触(如在公共场合与人接触、怕与他人目光对视,或怕在与人群相对时被人审视等)。

3.常伴有自我评价低和害怕批评。

4.排除其他恐惧障碍。

儿童恐惧症的症状要求至少持续 6 个月。

# 五、治疗

1.心理治疗　在社交恐惧症的治疗进程中,早期多是采用药物治疗,随着心理治疗技术的发展,现在一般采取以心理治疗为主,以适当药物治疗为辅的治疗方法。治疗社交恐惧症一般采用行为疗法(如系统脱敏法、满灌疗法),认知-行为疗法,认知领悟疗法,森田疗法等,这些治疗方法都有其深厚的理论基础,且经过了大量的临床研究验证,都收到很好的治疗效果。但针对不同情况的患者,应具体采取那种治疗方法? 在这些治疗方法的基础上如何进行改进,才能使其更适用于社交恐惧症? 学者们展开了各种研究,社交恐惧症的治疗也进入了新的发展阶段。

(1)系统脱敏疗法:又称交互抑制法,这一方法于 20 世纪 50 年代由精神病学家沃尔帕所创,它是整个行为疗法中最早被系统应用的方法之一。最初,沃尔帕是在动物实验中应用此法的,他用系统脱敏法逐渐使猫消除了恐惧反应。此后,沃尔帕便把系统脱敏疗法广泛运用于人类的临床实践。这种方法主要是让患者缓慢地暴露于导致神经症焦虑、恐惧的刺激,并通过心理的放松状态来对抗这种焦虑情绪,从而达到消除焦虑或恐惧的目的。

除了一般的系统脱敏法,我国学者杨昆、杨明辉、刘海平还对陪同式系统脱敏法进行了研究。研究的对象是首次住院被诊断为社交恐惧症的患者,采用随机分配的方法分成陪同式系统脱敏疗法组和一般系统脱敏疗法组进行 8 周对照治疗研究,随访一年,并用恐惧自评表对治疗前后及随访进行评定。结果显示,治疗前后比较,两组患者的恐惧自评分均有显著下降;治疗结束与随访时两组间评分均有显著性差异,陪同式系统脱敏疗法组自评分明显低于一般系统脱敏疗法组;陪同式系统脱敏治疗组的治愈率也明显高于一般系统脱敏疗法组。

由此我们可以看出两种方法对社交恐惧症治疗均有效,但陪同式系统脱敏疗法治疗社交恐惧症的疗效更为明显。研究显示,系统脱敏疗法及冲击疗法治疗社交恐惧症是有肯定疗效的,但治愈率却不高,分别为 30.7% 和 26.6%。

(2)满灌疗法:也称暴露疗法,它与系统脱敏疗法正好相反,治疗一开始就让患者进入最使他恐惧的情境中。一般采用想象的方式,鼓励患者想象最使他恐惧的场面;或者治疗者在旁边反复地,甚至不厌其烦地讲述他最感害怕的情景中的细节,或者用录像、幻灯放映最使患者恐惧的情景,以加深患者的焦虑程度,同时不允许患者采取捂耳朵、闭眼睛、哭喊等逃避措施。在反复的恐惧刺激下,使患者因焦虑紧张而出现心跳加剧、呼吸困难、面色发白、四肢发冷等自主神经系统反应,他最担心的可怕灾难并没有发生,焦虑反应也就相应的消退了。或者直接把患者带入他最害怕的情境,经过重新实际体验,慢慢不再产生恐惧情绪。

满灌疗法虽然所用时间短,解决问题比较干脆,但对患者身心冲击较大,故须谨慎施用。另外还要考虑患者的文化水平、受暗示程度、发病原因和身体状况等多种因素,对体质虚弱、有心脏病、高血压和承受力弱的患者,不能应用此法,以免发生意外。

（3）认知-行为疗法:认知-行为疗法是一组通过改变思维信念和行为的方法来改变不良认知,达到消除不良情绪和行为的短程心理治疗方法,对于社交恐惧症而言,是目前最常用的治疗方法,治疗者可采用暴露技术、社交技巧训练、满灌法、松弛训练、认知重构技术。研究发现,认知-行为治疗的联合使用,不论是近期疗效还是远期疗效都要由于单纯的行为疗法。

1）认知技术的运用:在 2015 年进行的研究中,11 个评价认知一行为综合疗法治疗社交恐惧症的研究报道均证实有效,结果与单独进行暴露疗法、社交技能训练及指导放松疗法相比,均优于对照组。有学者对 45 例社交恐惧症患者分别进行暴露疗法和暴露疗法联合焦虑控制训练(包括放松训练、分散注意技术和合理自我对话)与空白组对照比较,结果两个治疗组的患者均显著好转,联合组更好;随访的 6 个月中,联合组各项指标均优于单独暴露组。从此研究中我们发现,认知技术的运用在治疗社交恐惧症中发挥着良好的作用,治疗效果优于单独的行为疗法。

2）远期效果:研究发现,认知-行为疗法治疗后的效果也是令人满意的,随访发现其远期效果更让人欣慰,停止治疗后疗效能得以维持,甚至会进一步改善。Merseh 等学者报道了 62 例接受社交技能训练和合理情绪疗法治疗的社交恐惧症患者,结果显示接受社交技能训练的患者在社交技能、积极性自我评价及焦虑情绪方面均有显著改善,接受合理情绪治疗者在焦虑程度和社交技能方面也有改善,两组无统计学差异;6 个月随访时两组结果均得以保持,合理情绪治疗组在某些评分中又有进一步改善。在 Mersch 等学者的报道中发现随访到 14 个月时这些患者中有 43.9% 在寻求并接受其他疗法,与未寻求其他治疗者相比,这些寻求者入组前评定多为社交技能差,在行为测验中焦虑多。

Heimberg 等学者对他们报道的认知-行为小组治疗的患者进行了 4.5~6.25 年(平均 5.5 年)的随访,结果显示认知-行为小组比对照组疾病严重程度低,症状对工作、社交活动、家庭生活的影响也小;临床改善率达 89%,对照组仅 44%;认知-行为小组自评结果恐怖程度更轻,社交回避更少。

2.药物治疗　首先是对 SAD 伴发的抑郁症及其共病的治疗(因为影响 SAD 的治疗效果)。其次,选择耐受性好、可以长期应用的药物以提高服药依从性。一般从小剂量开始,减量要缓慢,以防止症状反弹。对孕妇,要和患者讨论药物可能对胎儿的危害。对不严重的 SAD,可以加强心理治疗,以逐渐停用药物。对严重的 SAD,医师只有建议其暂时终止妊娠,当然最终决定权仍交给患者本人及其家属。药物治疗不仅可以缓解对恐怖性的焦虑情绪和继发的抑郁,减少回避行为和减轻生理症状,而且还可以总体上改善社会功能和生活质量。急性期治疗可以使得 25%~35% 的患者至少有较大程度改善。在治疗的头几个月就终止,70% 的会复发。维持 6 个月将使复发大大减少。

（1）MAOIs 类抗抑郁药:存在较为明显的不良反应,例如失眠、直立性低血压、性功能下降、体重增加等,与含酪胺的食物相互作用还可导致致命的高血压,从而限制了其临床应用;但其中的苯乙肼是最被看好且疗效确切的药物,可能对其他药物治疗效果不好的 SAD,也可能产生奇妙的效果。总有效率为 63%~75%。苯乙肼起始剂量每天 15~30mg

（3天后）→每天45mg（第2周）→每天60mg（第3周）。如果耐受性好的话，可以给到最大剂量每天75~90mg。

（2）SSRIs类：如帕罗西汀、舍曲林、氟伏沙明和氟西汀都能够有效的缓解症状，头2周效果最明显，但治疗需要持续8~12周。帕罗西汀是美国FDA唯一认证治疗SAD的药物。3个为期12周的多中心研究证明帕罗西汀对SAD治疗是明显有效的，急性治疗后的有效率是50%~75%。国内张岚等（2001年）开放性实验证明帕罗西汀治疗8周后的总有效率83.3%。由于其安全和不良反应较容易耐受，帕罗西汀已被视作一线用药。

（3）苯二氮䓬类（BDZ）：主要有氯硝西泮、阿普唑仑和溴西泮用于控制焦虑症状效果好。并且起效快，剂量调整迅速，也可临时应用。但不能够有效阻止惊恐发作。长期使用可能会产生药物依赖，也可导致过度镇静、运动协调障碍和记忆问题。这类药物慎用于酒和药物依赖的患者。

（4）操作前服用β受体阻滞药：如普萘洛尔、阿替洛尔，可以有效减轻SAD的躯体症状（如心跳加快、颤抖、出汗等）。优点是应用方便，很少损害注意和协调能力，没有药物依赖性。

对特定型恐惧症的治疗研究很少，SSRIs和MAOIs似乎效果不好，偶尔使用苯二氮䓬类和β受体阻滞药可能有用。TCAs类对SAD治疗几乎无效。

# 第四节　广场恐惧症

广场恐惧症是成人常见的一种焦虑障碍，患者常表现出对在公共场所或开阔地带停留时的恐慌症状。在全世界范围内广场恐惧症的终身患病率为6.7%，女性多于男性，且有年轻化的趋势。由于广场恐惧症患者很难面对独自出门在外的情况，且发病时伴有明显的生理症状，因而会对患者的正常生活造成较大影响。

## 一、界定

广场恐惧症于1871年首次提出，当时被描述为患者不能步行通过某些街道或广场，即在这些地方行走会产生焦虑或恐惧。美国精神疾病诊断与统计手册第四版（DSM-Ⅳ）中，将广场恐惧症列为恐惧症的一种，并且认为广场恐惧的发生多与惊恐障碍有关，表示广场恐惧症不是一种可编码的精神障碍，只需在某种所诊断的障碍中注明有广场恐惧即可。根据有无广场恐怖，DSM-Ⅳ将惊恐障碍一分为二，称作惊恐障碍伴或不伴广场恐惧，而只有无惊恐障碍史者方可被诊断为广场恐惧症。但在2013年出版的《精神障碍诊断与统计手册（第五版）》（DSM-Ⅴ）中，惊恐障碍与广场恐怖不在关联。因为认识到相当数量的广场恐惧症患者并不体验惊恐的症状。因此在DSM-Ⅳ里被诊断为惊恐障碍伴或不伴广场恐怖，以及广场恐怖不伴有惊恐障碍历史者，现在被放入两个门类：惊恐障碍与广场恐怖，且分别有独立的诊断标准。

国际疾病分类第10次修订本（ICD-10）对广场恐惧症的描述为：一个相当明确的恐惧症集群，害怕包括离开家，进入商店、人群或公共场所，独自旅行在火车、公共汽车或飞机等情况。并表示抑郁、强迫症状和社交恐怖也通常作为辅助特征存在,且患者避免惊恐情况的出现是明显的。广场恐惧症的确定要符合相关的诊断标准,综合 DSM-V 和 ICD-10 中对于广场恐惧症诊断标准的相关描述,这两种标准都强调的广场恐惧症的基本特征是:①面对独自在外,站在队伍或人群中,在市场、停车场等公共场所,在火车、公交车或飞机等公共交通工具上的情况时产生恐惧或焦虑;②害怕或避免引起惊恐发作的情况出现;③强迫症状和社交恐惧是其辅助特征。只有当患者符合恐惧症的诊断标准,排除患其他类型恐怖障碍的可能,且同时符合以上所有诊断要点时,方可初步诊断其患有广场恐惧症。

## 二、症状表现

根据 DSM-V 和 ICD-10 中对广场恐惧症诊断标准的相关描述,可以得知广场恐惧症患者最突出的症状表现是对一系列情境产生的回避行为。由于广场恐惧症患者害怕在特定情境中出现惊恐发作,于是便刻意逃避出现在这些情境之中。但与此同时也会引发患者的焦虑,第一次出现时可能只是轻微焦虑,但此后焦虑的程度会逐渐增强,每次焦虑持续的时间通常在几分钟到几小时不等。广场恐惧症在生理上的症状表现也较为明显,Starcevic 等人认为,心悸、呼吸急促、出汗、眩晕、震颤、面部潮红是绝大多数广场恐惧症患者惊恐发作的特征,这些也被视为是惊恐发作的核心特征。此外,田志宏等人(2001)的研究表明恶心与腹部不适也经常作为广场恐惧症患者的症状表现。

## 三、成因

广场恐惧症的发病与多种因素有关,但具体病因尚不明确,目前的研究表明其成因涉及生理、心理、社会三方面的因素。

1.生理因素 生理因素是影响广场恐惧症发病的重要方面,这其中包括遗传因素和生物化学因素。Carey 在做双生子的调查研究之后,发现 13 对同卵双生子中,有 4 对同时患有广场恐惧症;而在 16 对异卵双生子中,其同病率为零,这表明广场恐惧症的发病可能与遗传有关。Dykens 的研究发现,患有 Williams 综合征(一种由于 DNA 错位导致的非遗传性疾病)的人患恐惧症的比例要明显高于正常人群;方必基等人的报道中也提到广场恐惧症的发病与人体的 5-HT 系统及 NE 功能失调有关。这都表明广场恐惧症的发病与个体的生物化学因素密切相关。

2.心理因素 在心理因素方面,精神分析学派和行为主义理论各自提出了自己的假设。在弗洛伊德的理论中,恐惧症又被称为是"焦虑性歇斯底里",他认为这是由于儿童时期的恋母情结冲突导致的。到了成人阶段,因为性本能的驱使,个体依然表现出较强的恋母或恋父色彩,于是个体便激起了一种害怕被阉割的恐惧或焦虑,从而导致恐惧症的发生。行为主义的理论认为,广场恐惧症是由于某些情境与令人恐惧的刺激多次联合出现,个体获得了引起恐怖的特征,因而形成了条件反射,久而久之这些情境便成为个体恐惧的对象。

3.社会因素 不良的社会环境,家庭和学校不当的教育方式等都有可能成为广场恐惧症的发病原因。Swanson(1986)的研究显示恐惧症与家庭结构、父母教养方式、父母的文化程度及儿童的出生次序等有密切关系。Swanson 的研究也表明不同种族、不同文化程度的群体，其恐惧症的发病率也存在差异。不但如此，甚至其恐惧的内容、恐惧的表现方式也有所不同。这说明恐惧症的发生与社会文化的关系同样极为密切。

此外，吴东辉等人的研究表明广场恐惧症患者较多使用反向形成、理想化、投射等不当的防御方式，推测其借助于使用过多的不成熟的防御机制来逃避本能的威胁，但也因此启动了惊恐发作的过程。Hoffart 等人的研究也显示出了患者的灾难性认知模式对广场恐惧症焦虑发作的驱动作用。

## 四、治疗

针对广场恐惧症的治疗，目前较多采用的方法有三种，分别为心理治疗、药物治疗和认知行为疗法(Cognitive Behavior Therapy, CBT)，按患者的病情轻重可独立或合并使用。

1.心理治疗　心理治疗是指使用心理咨询、支持疗法或精神分析的方法治疗广场恐惧症。心理咨询和支持疗法主要是心理咨询师通过运用心理咨询的相关技术，鼓励患者重新进入到其所害怕的场景当中，减轻患者面对特定情境时的焦虑程度，但对于某些广场恐惧症患者来说，这种方法的治疗效果有限。精神分析疗法从患者的潜意识入手，通过自由联想等方式让患者回忆其记忆中与其症状有关的创伤经验，将此部分潜意识意识化，并通过现实原则予以纠正，从而使患者的病情得到缓解。由于精神分析疗法需要耗费治疗者大量的时间，患者通常会因为缺乏反复就诊的耐心而焦急。基于以上原因，目前较少单独使用心理治疗的方法治疗广场恐惧症。

2.药物治疗　使用药物手段治疗广场恐惧症已相当广泛，Banerjee SP 等人的研究也表明药物疗法对广场恐惧症具有不错的疗效。药物治疗主要是通过影响大脑中的化学成分而较少焦虑等症状的发生。其中，加拿大精神病学会出版的"惊恐障碍伴或不伴广场恐惧症"临床诊疗指南中认为选择性 5-羟色胺再摄取抑制药(SSRI)是治疗广场恐惧症的首选药物。在 5-羟色胺再摄取抑制药类药物中，氟西丁、帕罗西丁和舍曲林具有显著功效，且具有高安全性、低或无依赖性和耐受性的特点。药物治疗一般需持续 8~12 个月，一些患者需长期治疗以保证获得良好疗效和预防复发。

3.认知行为疗法　认知行为疗法(CBT)被认为是针对广场恐惧症最有效的心理治疗手段，它的主要特点是通过改变患者对自己、他人或事件的看法和态度来改善患者的心理问题。当下，研究者对 CBT 疗法进行了进一步的发展。Bouchard 等人首创了采用远程视频技术对广场恐惧症患者进行 CBT 治疗的方法，并称之为视频 CBT 疗法。目前的研究已经表明，远程视频传输的认知行为治疗可以成为代替面对面治疗的一种可行方式。之后，Vincelli 和 Bouchard 等人将虚拟现实技术整合进传统的 CBT 治疗策略当中，将之命名为经验认知疗法。此方法作为对系统脱敏疗法(一种诱导求治者缓慢地暴露出导致焦虑、恐惧的情境，并通过心理放松来对抗这种焦虑情绪，从而达到消除焦虑或恐惧的方法)的创新，可使得广场恐惧症患者的焦虑和抑郁水平降低，并且 ECT 在减少惊恐发作的效果方面也比 CBT 来得更快。可以推断，在传统的 CBT 疗法中加入虚拟现实技术，将为广场恐惧症的治疗提供一种新的、有前途的治疗方向。但是，Pitti 等人的研究表明虽然使用虚拟现实的新技术给广场恐惧症的治疗带来改善,治疗的依赖性问题却依然存在。

国内外的相关研究表明,广场恐惧症是一种起病于成年期的焦虑障碍,发病原因与生理、心理、社会文化等多重因素相关。目前,针对广场恐惧症有药物治疗、认知行为治疗等多种疗法,并都取得了一定的发展。广场恐惧症这类心理问题的产生会给个人的工作学习和社交活动带来严重损害,它不仅能导致个人主观上的强烈痛苦,也会对社会生产带来损失。现代社会各种文化繁衍交融,个人竞争压力激烈,食品安全、药物滥用等问题令人担忧,这些因素也对预防广场恐惧症的发生带来了负面影响。因此,有必要对广场恐惧症进行深入的系统研究,探索治疗广场恐惧症的本土化手段,提高国民心理素质,促进国民健康全面发展。

# 第八章　心理因素相关生理障碍

## 第一节　进食障碍

进食障碍是一组与社会心理因素有关的,以进食行为异常为主的精神障碍,伴有明显的躯体及心理社会功能的障碍,并不继发于躯体疾病或精神疾病。进食障碍主要包括神经性厌食、神经性贪食和神经性呕吐。

一直到 20 世纪 70 年代后期,进食障碍都被认为是很罕见的。在出现了神经性贪食的描述后,进食障碍才逐级被看作一类普遍的而且可导致功能丧失的疾病。对进食障碍的提出和诊断迅速增多是否反映了这种疾病增多,这一直是不能确定的。在临床许多患者仍然未被识别出来,据估计,通过医师对神经性厌食的识别率约为 45%,而对神经性贪食的识别率仅为 12%。

目前,在 DSM-Ⅳ、ICD-10 和 CCMD-3 之间,关于进食障碍的诊断分类方面还存在某些差异,表 8-1 列出了三者之间诊断分类的比较。

表 8-1　DSM-Ⅳ、ICD-10 和 CCID-3 对进食障碍诊断分类的比较

| DSM-Ⅳ | ICD-10 | CCMD-3 |
| --- | --- | --- |
| 神经性厌食症 | 神经性厌食症 | 神经性厌食症 |
| 神经性贪食症 | 非典型性神经厌食 | 神经性贪食症 |
| | 神经性贪食症 | 神经性呕吐 |
| | 非典型性神经性贪食 | |
| | 伴有其他心理紊乱的暴食 | |
| | 伴有其他心理紊乱的呕吐 | |
| 非典型性进食障碍 | 其他进食障碍 | 其他或待分类非器质性进食障碍 |
| | 进食障碍,未特定 | |

### 一、神经性厌食

神经性厌食是一种多见于青少年女性的异常进食行为,是指在社会心理、个性、遗传及神经内分泌等多种因素的影响下,患者出现认知上的偏差和体像障碍,患者以有意的体重减轻为特征的障碍,神经性厌食核心的心理特征是特有的关于体形和体重的超价观念。在临床上表现为不计后果地限制进食甚至拒绝进食。

神经性厌食常见于青少年女性,男性患者少见,女性与男性的患病率之比为(6~10):1,有研究显示 90%~95% 的患者为女性,发病年龄多在 13~20 岁,30 岁以后起病少见,13~14 岁和 17~18 岁时两个高发年龄段。发达国家患病率高于发展中国家,国内患病率

相对较低。若不及时治疗,可导致严重的营养不良与极度衰竭,影响青少年的身心健康与发育,经适当治疗可以康复。

1.病因与发病机制　病因迄今尚未完全弄清楚。目前多认为神经性厌食的发病是生物学、心理因素、社会文化因素和家庭因素对本病的发病均起重要作用。

(1)生物学因素

1)遗传因素:目前已经有重要证据表明遗传因素在神经性厌食的发病中起着相当重要的作用。对神经性厌食的大量遗传学研究表明单卵双生子的同病率明显高于双卵双生子,提示该病的发生与遗传因素有关。有研究显示,单卵双生子的同病率为56%,而双卵双生子的同病率为7%。双生子研究发现神经性厌食遗传率在33%～84%。神经性厌食具有家族聚集性,在女性第一级家属的先证者中,其患病率比一般人群高8倍。同时遗传研究表明在神经性厌食与情感障碍之间有相关性,一级亲属中抑郁症的发生率明显较高。

2)神经递质:神经递质研究主要集中在单胺类,如多巴胺、去甲肾上腺素和5-羟色胺(5-HT),特别是5-羟色胺的异常与神经性厌食的发生有密切的关系。5-羟色胺对进食的调节有肯定的作用,其作用于下丘脑腹内侧部位的饱食中枢,有使食量减少、进食时间缩短的抑制进食的作用。所以增加5-HT能神经递质导致进食行为减少,而减少5-HT能活动能促进进食行为。有许多证据表明神经性厌食与5-HT能系统有关,对于两者的关系,多数研究支持5-HT能降低的观念。

3)神经内分泌异常:有学者研究发现,神经性厌食存在多种神经内分泌异常,包括:下丘脑功能障碍、生长激素、促肾上腺皮质激素、神经肽Y、胆囊收缩素、瘦素等多种神经肽的异常。瘦素在食欲调节中有重要的作用,即体重增加时瘦素分泌增加,体重减少时瘦素分泌减少。研究证实神经性厌食患者基础瘦素水平较正常人群降低。

(2)心理因素:神经性厌食症患者的个性具有内向、敏感、缺乏自信、自我评价低、低自尊、完美、刻板主义、强迫、易冲动等特点。有人认为神经性厌食症是青少年对情绪问题的回避及儿童期退行的表现。害怕发胖、对体像歪曲的认识与期望及由此产生的对身体的羞耻感,是神经性厌食患者主要的心理特点。患者对有关食物、节食和体重的错误认知,导致患者对自己身体不满意这种心理上长期困扰不能解除,可能会产生导致异常的进食行为方式。

(3)社会文化环境因素:神经性厌食患者具有浓厚的文化色彩,本病的发生和患者所处社会文化观念有关。慢性精神刺激、工作学习过度紧张、新环境适应不良、交友或家庭方面的挫折和打击造成情绪抑制等均可使食欲下降,部分可发展成本证。现代社会中以身材苗条作为有能力、高雅、有吸引力的标志,使体重偏低受到人们的青睐。神经性厌食患者的家庭有以下几个特征:①纠纷多,关系紧张;②过分溺爱,患者缺乏独立性;③家庭结构僵化,专制、缺乏灵活性;④缺乏解决问题的技能,常回避冲突。而家庭对体形、体重关注也使本病的发病率升高。

2.临床表现

(1)故意限制饮食:常为本病的首发症状。临床症状表现核心是对"肥胖"的强烈恐惧和对体形体重的过度关注,事实上有约 1/3 的患者病前有轻度肥胖,继而过分限制饮食,特别是高能量食物,体重下降迅速。在疾病早期患者并无食欲减退,30%～50% 的患者可有间歇发作的暴饮暴食,暴食之后是懊悔和更努力地减轻体重。患者采取过度运动、自行刺激咽喉部引吐、滥用泻药等方法减轻体重,使体重降至明显低于正常的标准。患者的体重比标准体重低于 15% 以上,或者 Quetelet 体重指数为 17.5 或更低。

(2)体像障碍:患者存在对自身的歪曲认识,体重虽然已经降到明显低于正常的标准也仍然认为自己瘦的不够,希望自己更加苗条。

(3)神经内分泌改变:女性可出现闭经,男性可有性功能减退,青春期前患者表现为第二特征发育延迟,甚至停滞,性器官常呈幼稚型。女性闭经是常见症状,可出现在体重减轻之前、之后或同时出现,青春期以后患病的女性闭经可以作为起病后出现的第一症状。

(4)营养不良和代谢紊乱:由于患者限制饮食,体重下降明显,常常会出现营养不良和代谢紊乱。皮肤干燥、苍白、皮下脂肪减少、失去弹性与光泽,毛发稀疏脱落,低血压,低体温,心动过缓,贫血,水肿及低血糖等。呕吐及滥用泻药可能导致各种电解质紊乱,最严重的是低血钾。有的患者衰竭感染而导致死亡,在住院的本病患者中病死率约10%。

(5)精神症状:患者常有抑郁、焦虑情绪和强迫症状,心境不稳定,尤其在进食问题上情绪不稳定。部分患者有自杀倾向。

3.诊断

(1)《中国精神障碍分类与诊断标准》第 3 版(CCMD-3)中神经性厌食的诊断标准:神经性厌食是一种多见于青少年女性的进食行为异常,特征为故意限制饮食,使体重降至明显低于正常的标准,为此采取过度运动、引吐、导泻等方法以减轻体重。常有过分担心发胖,甚至已明显消瘦仍自认为太胖,即使医师进行解释也无效。部分患者可以用胃胀不适,食欲下降等理由,来解释其限制饮食。常有营养不良、代谢和内分泌紊乱,女性可出现闭经,男性可有性功能减退,青春期前的患者性器官呈幼稚型。有的患者可有间歇发作的暴饮暴食。本症并非躯体疾病所致的体重减轻,患者节食也不是其他精神障碍的继发症状。

(2)神经性厌食诊断要点

1)明显的体重减轻:比正常平均体重减轻 15% 以上,或者 Quetelet 体重指数为 17.5 或更低,或在青春期前不能达到所期望的躯体增长标准,并有发育延迟或停止。

2)自己故意造成体重减轻,至少有下列 1 项:①回避"导致发胖的食物";②自我诱发呕吐;③自我引发排便;④过度运动;⑤服用厌食剂或利尿药等。

3)常可有病理性怕胖:指一种持续存在的异乎寻常地害怕发胖的超价观念,并且患者给自己制订一个过低的体重界限,这个界值远远低于其病前医师认为是适度的或健康的体重。

4)常可有下丘脑-垂体-性腺轴的广泛内分泌紊乱:女性表现为闭经(停经至少已 3 个连续月经周期,但妇女如用激素替代治疗可出现持续阴道出血,最常见的是用避孕药),男性表现为性兴趣丧失或性功能低下。可有生长激素升高、皮质醇浓度上升、外周甲状腺素代谢异常及胰岛素分泌异常。

5)症状至少已3个月。

6)可有间歇发作的暴饮暴食(此时只诊断为神经性厌食)。

7)排除躯体疾病所致的体重减轻(如脑瘤、肠道疾病如克罗恩病或吸收不良综合征等)。

4.治疗

(1)躯体治疗:以恢复体重为目的,保证患者的正常营养。针对进食量少的特点,供给高热量饮食,伴有呕吐或拒食者给予静脉输液或高静脉营养治疗,补足多种维生素,内分泌发生改变者可给予激素治疗。

(2)心理治疗:首先要取得患者的合作,了解其发病诱因,给予心理健康教育、支持性心理治疗、认知行为治疗,家庭治疗。认识行为治疗主要针对患者体像障碍,进行认知行为纠正。认知行为治疗主要采取阳性强化法的治疗原则,物质和精神奖励相结合,重建正常的进食行为。家庭治疗针对与起病有关的家庭因素,系统的家庭治疗有助于缓解症状、改善抑郁情绪及减少复发。

(3)药物治疗:临床上大多采用抗抑郁、抗焦虑、少量抗精神病药锂盐,抗癫痫药,可用于此病的治疗。抗抑郁药包括三环类和选择性5-羟色胺再摄取抑制剂,目前多采用后者。临床研究表明氟西汀和舍曲林对多数患者起到了良好的效果。小剂量的抗精神病药如舒必利和再普乐也有一定疗效。

5.预后　神经性厌食为慢性迁延性病程,通常起病起病于青春期,有周期性缓解和复发。常伴有持久存在的营养不良、消瘦、人格缺陷。本病预后不理想,只有40%~60%的患者全部治愈或接近痊愈。5%~15%的患者死于营养代谢障碍、感染和衰竭,个别死于意外和自杀。最低体重出现的次数较多和持续时间较长,与不良预后有关。如果不及时治疗,神经性厌食很容易发展为长期困扰患者及家庭的慢性疾病。

## 二、神经性贪食

神经性贪食是指发作性的不可抗拒的摄食欲望及暴食行为,患者一餐摄入大量食物,食后以呕吐、导泻、利尿、禁食或过度运动等方法来消除暴食的发胖。可与神经性厌食症交替出现,两者具有相似的病理心理机制及性别、年龄分布。神经性贪食患者有难以遏止的摄食欲望,至少每周发作两次,每次均大量进食,若得不到进食机会便心悸意乱,坐立不安,诉述强烈的饥饿感。有的患者每天进食7~8次以上。由于能量过剩,患者体态多肥胖。这类患者女性多于男性。然而也有患者怕自己发胖,常以引吐、导泻或间断进食等方式来消除进食过多引起的肥胖,但往往事与愿违,许多人越禁食,越吃得多,反而越肥胖。女性患病率为1%~3%,男性患病率约为女性的10%,平均起病年龄18~20岁。

1.病因与发病机制　本病的病因与发病机制不清楚,与多种因素有关,此病为遗传、家庭、社会文化背景多方面共同作用的结果。有学者认为神经性贪食与神经性厌食是同一疾病的不同表现形式。

（1）社会文化因素：神经性贪食患者具有浓厚的文化色彩，本病的发生和患者所处社会文化观念有关。神经性贪食症患者的家庭因素包括混乱、过分保护、苛刻、冲突多、解决冲突能力差、对食物和进食附加的特殊意义，缺乏信任、家庭成员间亲密差、父母的冲动性、家庭酗酒行为、父母肥胖等。

（2）心理因素：神经性贪食症患者对有关食物、体重的错误认识，可能会导致错误进食行为方式。

（3）生物学因素：遗传因素对本症可能有一定作用，比较一致地认为下丘脑的功能异常与本病的发生有关。

1）遗传因素：孪生子有较高的同病率，提示遗传因素起一定作用。

2）神经递质：神经递质研究主要集中在单胺类，如多巴胺、去甲肾上腺素和5-羟色胺（5-HT），特别是5-羟色胺的异常与神经性贪食的发生有密切的关系。

3）神经内分泌异常：有学者研究发现，神经性厌食存在多种神经内分泌异常，包括下丘脑功能障碍、生长激素、促肾上腺皮质激素、神经肽Y、胆囊收缩素、瘦素等多种神经肽的异常。

2.临床表现

（1）反复发作性暴食：是本病的主要特征。患者具有不可抗拒的摄食欲望，进食量远远超过正常，患者常常是吃到难受的腹胀腹痛为止。患者对自己的暴食行为常是秘密进行，很少在公共场合进行。进食的速度快，甚至来不及品尝味道。暴食的频率从偶然到一天多次，进食后感到非常后悔。

（2）控制体重：为了抵消暴食引起的体重增加，常控制体重。控制体重的方法最常见是诱呕，可用手或其他器械刺激咽喉部，也有服用催吐剂致吐。神经性贪食患者的体重通常是正常的，部分患者出现体重轻度低于或高于正常。

（3）躯体症状：病情严重者，可出现水电解代谢紊乱，表现为低血钾、低血钠等所致的软弱无力、心律失常和肾功能损害。呕吐致使胃酸减少而出现代谢性碱中毒，导泻则可导致代谢性酸中毒。疾病后期，因食管、胃肠道、心脏等并发症而有致命危险。

（4）精神症状：神经性贪食患者在大量进食后可出现比神经性厌食症患者更加严重的焦虑、抑郁情绪，而且物质滥用和人格障碍的风险也较高。

3.诊断

（1）《中国精神障碍分类与诊断标准》第3版（CCMD-3）中神经性贪食的诊断标准：神经性贪食是一种进食障碍，特征为反复发作和不可抗拒的摄食欲望及暴食行为，患者有担心发胖的恐惧心理，常采取引吐、导泻、禁食等方法以消除暴食引起发胖的极端措施。可与神经性厌食交替出现，两者具有相似的病理心理机制及性别、年龄分布。多数患者是神经性厌食的延续者，发病年龄较神经性厌食晚。本症并非神经系统器质性病变所致的暴食，也不是癫痫、精神分裂症等精神障碍继发的暴食。

（2）神经性贪食的诊断要点

1）存在一种持续的难以控制的进食和渴求食物的优势观念，并且患者屈从于短时间内摄入大量食物的贪食发作。

2）至少用下列一种方法抵消食物的发胖作用：①自我诱发呕吐；②滥用泻药；③间歇禁食；④使用厌食剂、甲状腺素类制剂或利尿药。如果是糖尿病患者，可能会放弃胰岛素治疗。

3）常有病理性怕胖。

4）常有神经性厌食既往史，二者间隔数月至数年不等。

5）发作性暴食至少每周 2 次，持续 3 个月。

6）排除神经系统器质性病变所致的暴食，以及癫痫、精神分裂症等精神障碍继发的暴食。

4.治疗

（1）心理治疗：方法有认知行为治疗、精神分析及家庭干预，改变患者对体型及体重的不恰当看法。最多采用的是行为治疗中的厌恶疗法或阳性强化法，制订与控制也含有厌恶刺激（如被约束、电针刺激等）或奖励方法（精神或药物奖励、与家人来往、自由活动等），视患者临床症状变化程度逐级治疗。

（2）药物治疗：较常采用两类药物，抗精神病药物和抗抑郁剂。三环类抗抑郁药及选择性 5-羟色胺回收抑制剂能明显减少暴食及呕吐次数，改善焦虑、抑郁情绪。

（3）躯体支持治疗：规定患者进食量，尽量减少或制止呕吐行为，禁用导泻药物。水电解质代谢紊乱者予以对症处理。营养差者予营养支持治疗，必要时可用鼻饲。

5.预后 神经性贪食患者为慢性进食障碍，病程长，可持续数年或反复发作，病程越长预后越差。可以表现为未经治疗和自发缓解，未经治疗的患者，1～2 年后，25%～35%的患者症状自行缓解，经过正规治疗的患者，50%～90%缓解。一般来说，预后不好，病程越长、预后越差。有部分患者仍有对食物和体重的持久的偏见，社会关系常常很差，许多人伴明显的抑郁，患者对各种治疗的近期效果一般较好，但易复发。

## 第二节 睡眠障碍

正常人对睡眠的需求因年龄、个体差异而不同。新生婴儿每天平均睡眠 16 个小时，儿童一般为 10 小时，成人为 6～8 小时，老年人则睡眠的需要更少。睡眠质量对健康的影响较睡眠时间更为重要。睡眠障碍通常分为四大类：睡眠的启动与维持困难（失眠）、白天过度睡眠（嗜睡）、24 小时睡眠-觉醒周期紊乱（睡眠-觉醒节律障碍）、睡眠中异常活动和行为（睡行症、夜惊、梦魇）。在临床实践中，失眠可能是除疼痛以外最常见的临床症状，在女性和老年人中较为多见。

### 一、失眠症

失眠症是指睡眠启动障碍和睡眠维持障碍，致使睡眠质量不能满足个体需要的一种状况。失眠有多种形式，包括入睡困难、睡眠不深、易醒、多梦早醒、再睡困难、醒后不适或疲乏感，或白天困倦。失眠可引起焦虑、抑郁情绪，或恐惧心理，并可导致精神活动效率下降以致影响社会功能。患病率为 10%~20%。

1.失眠的相关因素　导致失眠的相关因素繁多,根据国内外学者多年的流行病学调查结果可总结出:失眠症一方面与患者自身的易感素质包括个性、性别、年龄和遗传因素等有关,另一方面则与外界的特定条件如睡眠环境、睡眠习惯、精神因素和躯体疾病等有关。

(1)遗传因素:Dauvilliers 等问卷调查 256 例慢性失眠者一级亲属中的失眠病史,结合多导睡眠记录仪评估,并与对照组进行家庭成员失眠基础发病率比较,结果在 77 例原发性失眠患者中 72.7% 报道存在家族性失眠现象,非失眠对照组为 24.1%,其中母亲是最容易将失眠遗传给子代的亲属。

(2)性别、年龄、职业因素:许红对 1018 例失眠患者的相关因素调查分析显示,失眠者女性多于男性。各年龄段都可出现失眠症状,但 31~40 岁的患病人数呈上升趋势,其认为与现代生活节奏的加快,人与人之间竞争的激烈,各种矛盾日益增多及家庭的不稳定等因素有关。职业分布:退休人员占第一位,这可能与近年来退休年龄提前及相关心理调适不佳有关;第二位的是管理人员,因他们中大多数人工作、应酬繁忙,生活不规律,又缺少一定的体力劳动。

(3)环境因素:环境的突然改变或者不良的睡眠环境都可导致失眠症状的出现。王心明等指出,导致失眠症的环境因素主要包括以下几点:①睡眠环境的改变;②强光;③噪声;④温度异常;⑤卧具不适等。

(4)生活习惯:学者李岩等指出,由于睡眠卫生习惯不良所致的失眠中以睡前饮茶、吸烟和饮咖啡对睡眠的影响为最常见。没有通过日常生活的规律活动确保"生物钟"的正常运行,搅乱了正常的作息规律,也会造成睡眠障碍,如过度的夜生活,刚开始的"三班倒"等。

(5)躯体疾病因素:马惠姿等指出,很多躯体疾病由于伴有躯体不适,常常导致睡眠障碍,也有人称之为器质性失眠。各个系统的疾病均有可能引起睡眠障碍。①循环系统疾病的心脏不适;②消化系统疾病的腹痛、腹胀;③呼吸系统疾病的咳嗽、喘憋;④泌尿系统的前列腺增生和泌尿系感染;⑤脑外伤后神经症反应,脑部疾病的头晕、耳鸣;⑥皮肤病引起的瘙痒及各种疼痛性疾病等;⑦其他与睡眠相关的疾病如睡眠呼吸暂停综合征、睡眠时相延迟或提前综合征、不宁腿综合征等也均可引起失眠。

(6)精神因素:失眠患者常可伴有焦虑、抑郁和其他精神病理症状。睡眠质量差的人往往容易产生或加重患者心身症状,而心身症状的加重又可使睡眠质量更差,导致患者处于一个恶性循环状态。潘集阳等的研究发现:失眠患者不但有严重的焦虑紧张,而且抑郁水平明显高于睡眠正常组。

(7)药物因素:可能引起睡眠障碍的药物,其致病原因主要有以下几点:①药物的兴奋作用;②药物不良反应对睡眠的干扰;③白天服用各种镇静药物后引起的觉醒-睡眠节律紊乱;④安眠药或嗜酒者的戒断反应。

童建明指出,凡能影响中枢递质,使睡眠-觉醒节律发生改变的药物,均可引起药源性睡眠障碍。其临床的主要表现形式有:①困倦;②反跳性失眠;③睡眠异常行为,如噩梦、夜惊、梦游等异常表现。

2.临床表现

（1）失眠症状

1）入睡困难:在适当的睡眠机会和环境条件下,不能较快理想入睡。入睡快慢的临床意义有年龄差异。对于儿童和青少年入睡时间大于 20 分钟有临床意义,对于中老年人入睡时间大于 30 分钟有临床意义。

2）睡眠维持困难:包括睡眠不实(觉醒过多过久)、睡眠表浅(缺少深睡)、夜间醒后难以再次入睡、早醒、睡眠不足等。早醒通常指比预期的起床时间至少提早 30 分钟并引起总睡眠时间减少,早醒的判定需要考虑平时的就寝时间。

在失眠症状中,以入睡困难最多见,其次是睡眠表浅和早醒等睡眠维持困难,两种情况可单独存在,但通常并存,并且两者可以相互转变。

（2）觉醒期症状:失眠往往引起非特异性觉醒期症状,即次日日间功能损害,常表现为疲劳或全身不适感,日间思睡,焦虑不安,注意力不集中或记忆障碍,社交、家务、职业或学习能力损害等。

对失眠的恐惧和对失眠所致后果的过分担心常常引起焦虑不安,使失眠者常常陷入一种恶性循环,失眠-担心-焦虑-失眠,久治不愈。

（3）临床类型:在国际睡眠障碍分类中,失眠障碍可分为慢性失眠障碍( chronic insomnia disorder, CID )、短期失眠障碍( short-term insomnia disorder, STID )和其他失眠障碍。CID 指失眠和日间功能损害每周至少出现 3 次,至少持续 3 个月。STID 指失眠和日间功能损害少于 3 个月并且没有症状出现频率的要求。许多 STID 患者的失眠症状可随时间而缓解,部分 STID 患者可逐渐发展为 CID。

3.诊断　目前国际上主要采用美国精神科协会所制订的《精神障碍诊断和统计手册》(第 4 版)和由美国睡眠医学会制订的《睡眠障碍国际分类》这两个标准。

（1）美国《精神障碍诊断和统计手册》(第 4 版)特发性失眠

1）诊断标准:①主诉失眠,伴有醒后功能降低的表现;②长期失眠,典型病例是从儿童初期开始,少数出生后开始;③失眠为持久性,不因患者情绪的好坏而变化;④多导睡眠仪(PSG)显示:睡眠潜伏期增加,睡眠效率降低,夜间醒来的次数和时间增加,经常有反向第一夜的作用;⑤无其他可以导致睡眠紊乱的躯体和精神科疾病;⑥其他睡眠障碍可以与失眠同时存在,例如,阻塞性睡眠呼吸暂停综合征等。

2）最低诊断标准:①+②。

3）严重程度标准:根据上述标准的程度分为轻度、中度及重度三级。

4）病程标准:①急性期:4 周或不足;②亚急性期:4 周以上,但不足 6 个月;③慢性期:6 个月以上。

（2）中国精神疾病分类方案与诊断标准(CCMD-3)失眠症的诊断标准

1）原发性失眠:几乎以失眠为唯一的症状;具有失眠和极度关注失眠结果的优势观念;对睡眠数量、质量的不满,引起明显的苦恼或社会功能受损;至少每周发生 3 次,并至今已达一个月;排除躯体疾病或精神障碍症状导致的情况。目前公认的失眠的客观诊断标准是根据多导睡眠图结果来判断:①睡眠潜伏期延长(长于30分钟);②实际睡眠时间减少(每夜不足6小时);③觉醒时间增多(每夜超过30分钟)。

2)继发性失眠:由疼痛、焦虑、抑郁或其他可查证因素引起的失眠。

4.鉴别诊断

(1)睡眠与觉醒节律障碍:睡眠觉醒时相延迟障碍的患者在选择社会正常睡眠时间睡眠时会表现为入睡困难、总睡眠时间减少及日间功能损害,应与入睡困难为主要表现的失眠患者相鉴别。睡眠与觉醒时相提前障碍的患者会表现为早醒或睡眠维持困难,应与早醒为主要表现的失眠患者相鉴别。无论时相延迟障碍或时相提前障碍患者,当允许按照个人意愿安排作息时间时,其睡眠时间和质量正常。而失眠障碍患者无论如何安排作息时间,均存在入睡困难、早醒或睡眠维持困难。

(2)睡眠相关呼吸障碍:该类患者常由于打鼾、呼吸暂停、憋气等导致夜间睡眠片段化,无法进入有效深睡眠,自感睡眠质量差、日间困倦等。PSG监测可以帮助鉴别。

(3)睡眠相关运动障碍:不宁腿综合征及周期性肢体运动障碍患者均可出现入睡困难、觉醒次数增多、自感睡眠不足或醒后无恢复感等。其特定的临床表现及客观睡眠监测均可以帮助鉴别。

5.治疗 尽管失眠的治疗方式多种,针对病因的治疗各不相同,但各种治疗均应当注意睡眠卫生教育及心理治疗。现行常用的治疗手段主要包括以下四种方式。

(1)睡眠卫生教育:让患者掌握一些睡眠卫生知识是失眠治疗的基础。安排合适的作息时间,养成良好的睡眠习惯,消除干扰白天警醒和夜间睡眠质量的日间活动。例如:睡前4~6小时停止饮用咖啡和茶叶;睡前和夜间醒后避免使用尼古丁;乙醇虽可加速入睡,但可以使人在夜间醒来;睡前饮食适当;不在睡前3~4小时内锻炼;在睡觉期间尽可能避免噪声、光线和过高的温度。

(2)心理和认知行为治疗:通过向患者解释与保证,说明睡眠减少是由于焦虑情绪或可治愈的躯体疾病所致,并无严重后果,给患者提供疏泄焦虑的机会,常可使其痛苦减轻,也有助于恢复其正常睡眠,并鼓励患者日间多做些体育活动,指导其进行简单的放松训练。对某些顽固性失眠者,可进行认知行为疗法,包括只在有睡意时才上床;床及卧室只用于睡眠,不能在床上阅读,看电视或工作;不论夜间睡多久,清晨应准时起床;白天不打瞌睡,提高睡眠效率。

(3)药物治疗:据统计,慢性失眠的患者约有20%选择使用镇静催眠药物来解决失眠问题,尤其老年失眠患者使用较为普遍。由于催眠镇静药物有明显的不良反应,所以怎么使用争议较多。近年来世界卫生组织及许多国内外专家对失眠的治疗提出了"按需服用"和"小剂量间断"使用催眠镇静药物的治疗原则。同时也加强对新型镇静催眠药物的研制。

1)苯二氮䓬类(benzodiazepine,BZD):为第二代镇静催眠药,是安全的抗焦虑和安眠药,有较宽的安全范围,自60年代起至今在临床广泛应用。根据作用时间的不同可分为四类:①超短效BZD,主要针对入睡困难,包括三唑仑;②短效BZD,对预防易醒有效,包括3-羟基西泮、去甲羟基西泮;③中效BZD,包括劳拉西泮及硝西泮;④长效BZD,包括地西泮、和艾司唑仑。

不良反应：眩晕和共济失调、视物不清、低血压、肌无力等症状；烦躁易怒和失眠；呼吸暂停或心搏骤停等。此外，较为突出的是长期用药均有依赖性，半衰期越短越易成瘾。

2）非苯二氮䓬类：被称为第三代镇静催眠药物，于20世纪80年代出现，该类药物药理作用是通过选择性与中枢神经系统GABAα受体的（$\omega_1$或$\omega_2$受体）亚型结合，增加GA-BA传递，抑制神经元激活。①唑吡坦（思诺思）：自90年代以来应用逐渐增多。突出的优点：对睡眠结构无影响；专一性强，选择性作用于与镇静有关的$\omega_1$受体，小剂量即可缩短入睡时间，延长睡眠时相；不引起肌肉松弛；半衰期短，后遗作用少，对白天影响轻微。肝功能受损患者从5mg开始。肾功能受损患者药代动力学与正常人无显著差异；②佐匹克隆：本品为环吡咯酮类催眠药，口服吸收迅速，1.5~2小时后达血药浓度峰值。研究表明，晚服7.5mg可延长睡眠时间，提高睡眠质量，对次日的记忆几乎无影响，同时也有肌肉松弛作用和抗焦虑作用。佐匹克隆基本无耐药性及依赖性。缺点是：与唑吡坦比较，该药有更明显的宿醉现象，而且在服用的第2天患者常反映味蕾出现金属样异味；③扎来普隆（安维得）：由于扎来普隆起效快，无宿醉和残留，是现在唯一可以避免"预防性使用"，达到"按需服用"要求的安眠药，可在上床后感觉入睡困难时服用，也可在半夜惊醒时服用，只要保证使用后有4~5小时的睡眠时间，就可以避免头晕等宿醉反应的出现。

3）抗抑郁方药：当心境障碍患者有失眠症状时，可使用有镇静作用的三环类抗抑郁药物。目前越来越多的临床医师使用抗抑郁药物治疗非抑郁症性失眠，要注意的是该类药物与其他药物相互作用明显多于苯二氮䓬类药物。在治疗早期甚至有可能加重失眠。目前对于如何正确合理地利用抗抑郁药物治疗失眠，仍需进一步的研究及观察。

（4）麻醉睡眠平衡诱导术：研究发现丙泊酚诱导全身麻醉与自然睡眠在行为学上具有极大相似性，这提示全麻镇静可能通过激活大脑内调节睡眠的神经网络，恢复大脑兴奋与抑制系统的平衡，从而逆转失眠患者的睡眠债务。基于上述原因有研究采取了麻醉睡眠诱导的方式治疗顽固性失眠，目前，针对这一方法的临床有效性和安全性观察正在进行中。

## 二、嗜睡症

嗜睡症又称原发性过度睡眠，是最常见的一种睡眠障碍性疾病，同时也是几十种睡眠障碍诊断亚型表现出来的共同症状。由于睡眠对很多内在因素及外在因素的影响均十分敏感，因此失眠的发生率极高，且发生的范围很广。流行病学调查显示，估计1/3的成年人一年中有一次以上的失眠发作。美国一项权威的调查显示，15%的被调查者在过去一年内有严重的失眠问题。失眠随年龄的增长加重，在青年人群中，慢性失眠的发病率为10%；而中年人群的发病率为25%甚至更高；失眠在老年人群中广泛存在，并被认为是衰老过程中的特征性变化之一。失眠不仅会导致夜间烦躁、疲劳、抑郁焦虑情绪、易激怒、注意力不集中、记忆力减退等精神症状，同时还会影响内分泌系统、免疫系统功能等，进而导致躯体性疾病。随着生活节奏加快及全球老龄化，失眠已经成为严重威胁人类健康的重点公众健康问题。

1.病因 失眠的病因往往为多因素,常见的四种病因类型包括昼夜节律障碍;精神心理因素、药物作用及神经疾病。这四种病因常被认为是失眠发作的常见先导因素。此外,经典的失眠过程受精神心理因素和环境因素影响,它们常导致失眠的开始,并使失眠状况持续。

2.亚型分类 按照病因类型不同,将失眠分为9种类别29种亚型。

(1)一过性或暂时性因素失眠:调节性睡眠障碍。

(2)精神心理及(或)调节因素相关失眠:精神心理性失眠、特发性失眠、睡眠知觉障碍、睡眠卫生不良。

(3)精神疾病相关失眠:与睡眠障碍相关的精神疾患、与睡眠障碍相关的情绪障碍、与睡眠障碍相关的焦虑障碍、与睡眠障碍相关的惊恐障碍、与睡眠障碍相关的乙醇中毒。

(4)药物、毒品及乙醇相关失眠:催眠药物依赖性睡眠障碍、刺激剂依赖性睡眠障碍、乙醇依赖性睡眠障碍。

(5)昼夜节律障碍相关失眠:睡眠时相延迟综合征、睡眠时相提前综合征、倒班工作睡眠障碍、睡眠觉醒模式不规律。

(6)继发于睡眠相关生理障碍的失眠:周期性腿动、不宁腿综合征、中枢性睡眠呼吸暂停、阻塞性睡眠呼吸暂停、发作性睡病。

(7)神经系统疾病相关失眠:脑退化性疾病、痴呆、帕金森病。

(8)其他疾病相关失眠:纤维肌炎综合征、睡眠相关的胃食管反流、慢性阻塞性肺病。

(9)环境因素相关失眠:环境性睡眠障碍。

3.临床表现 原发性睡眠增多症占睡眠诊所中睡眠过多主诉患者总数的5%~10%。发病年龄10~50岁,20岁为高发年龄。应激或压力过大可诱发发病。可见持续性或反复发作的日间过度睡眠,持续1小时以上。如处于易于睡眠的情形下如看书、晚间看电视时,则更易发病。睡眠时段可延长并持续8小时以上。患者觉醒能力正常,有时可见某些患者觉醒极度困难,醒后定向力不佳。某些患者主诉阵发性的倦意,如同发作性睡病一样,多以进入睡眠而告结束。常于发作之前出现长期瞌睡。与发作性睡病、睡眠呼吸暂停相比,原发性睡眠增多症的小睡时间较长。但小睡后并不能出现精力充沛。自主神经功能障碍并不少见,常见偏头痛、昏厥、直立性低血压、外周血管不适如雷诺现象、手足发凉等。

4.诊断 目前国际上主要采用美国精神科协会所制订的《精神障碍诊断和统计手册》(DSM-Ⅳ)和由美国睡眠医学会制订的《睡眠障碍国际分类》这两个标准。

(1)美国《精神障碍诊断和统计手册》(DSM-Ⅳ)——特发性失眠

1)诊断标准:①主诉失眠,伴有醒后功能降低的表现;②长期失眠,典型病例是从儿童初期开始,少数出生后开始;③失眠为持久性,不因患者情绪的好坏而变化;④多导睡眠仪(PSG)显示:睡眠潜伏期增加,睡眠效率降低,夜间醒来的次数和时间增加,经常有反向第一夜的作用;⑤无其他可以导致睡眠紊乱的躯体和精神科疾病;⑥其他睡眠障碍可以与失眠同时存在,例如,阻塞性睡眠呼吸暂停综合征等。

2)最低诊断标准①+②。

3)严重程度标准:根据上述标准的程度分为轻度、中度及重度三级。

4)病程标准:①急性期:4周或不足;②亚急性期:4周以上,但不足6个月;③慢性期:6个月以上。

(2)中国精神疾病分类方案与诊断标准(CCMD-3)——失眠症的诊断标准

1)原发性失眠:几乎以失眠为唯一的症状;具有失眠和极度关注失眠结果的优势观念;对睡眠数量、质量的不满,引起明显的苦恼或社会功能受损;至少每周发生3次,并至今已达一个月;排除躯体疾病或精神障碍症状导致的情况。目前公认的失眠的客观诊断标准是根据多导睡眠图结果来判断:①睡眠潜伏期延长(长于30分钟);②实际睡眠时间减少(每夜不足6小时);③觉醒时间增多(每夜超过30分钟)。

2)继发性失眠:由疼痛、焦虑、抑郁或其他可查证因素引起的失眠。

5.治疗

(1)一般治疗:主要从生活规律方面进行调节。

1)严格作息时间:对患者进行适当的解释,白天有意识地让患者小睡,养成良好的生活习惯。要克服嗜睡,首先生活节奏要把握好,不要三天两头一时冲动要学习就熬通宵,睡觉时间时早时晚,应养成比较有规律的生活习惯。实践证明,对冬日里养成的生活习惯作适当调整,使机体逐渐适应气温上升的气候,是解除嗜睡的关键一环。例如,冬天为保暖,通常会关门闭户,到了春天就要经常开门窗,使室内空气流畅。起居方面也要注意保证一定的睡眠时间。足够的睡眠有助消除疲劳。

2)多运动:要多参加体育活动,每天不少于1小时,使自己的心身得到兴奋。进行一些适量的健身锻炼项目,可有效地改善生理功能,使身体呼吸代谢功能增大,加速体内循环,提高大脑的供氧量,嗜睡就会缓解。比如清晨信步漫行、做操、跑步、打太极拳对于振奋精神十分有益。

3)心理调节:要有积极的生活态度,每天给自己制订好生活学习计划,认真努力完成等。对于因自尊、感情支持相关而产生的问题进行心理咨询是很重要的,尤其对那些嗜睡的人来说,因为他们不能完全发挥自己的潜能,可能被家人和同龄人认为懒惰、不愿意活动。这种情况多采用心理治疗,去除与发病有关的不良心理因素,避免精神刺激,帮助患者建立正常的生活规律。

(2)药物治疗:苯丙胺类兴奋剂(单胺释放剂)为主要药物,通过突触前机制增加单胺能的传递而抑制REM睡眠,主要减轻嗜睡。三环类药物如丙咪嗪等可缓解猝倒发作、睡眠麻痹和入睡前幻觉,减少发作次数。常用药物有以下几种。

1)苯丙胺:为最有效提高警觉的药物,可释放神经元突触的儿茶酚胺,作用最强,用量5~10mg,每天3次。

2)哌甲酯:一般每次10mg,每天2~3次,可逐渐增至30mg,每天2次。

3)匹莫林:又称苯异妥英。一般同哌甲酯合用。10~30mg,每天2次。最大量可达80mg。起效慢,一般在服药数天后发挥作用。

4)莫达非尼:是中枢精神兴奋剂,主要作用于突触后 $\alpha_1$ 肾上腺素能受体。为目前最安全的药物。不良反应极低,口服剂量200~500mg/d,予每天早晨与中午服用。可使睡眠发作和嗜睡明显减少,总有效率为71%。

5)氟西汀:用于治疗,一般20mg/d。

6)左旋多巴:作用于$D_1$、$D_2$受体,可以调节唤醒的不同方面。可提高多巴胺和去甲肾上腺素的传递而产生唤醒作用,改善过度白天睡眠。初始剂量70~80mg/(kg·d),分3次服用。可以根据临床反应和不良反应调整剂量(主要兴奋性、头痛、入睡困难),最终每天剂量64~120mg/kg,平均100mg/kg。伍用维生素$B_6$可致疗效迅速下降。

7)盐酸司来吉兰:可抑制儿茶酚胺的再摄取,通过抑制多巴胺受体而增加多巴胺释放和合成。小剂量5~10mg抑制REM睡眠,但对症状没有改善。20~30mg/d可显著提高患者醒觉水平。不良反应为口干、头痛、失眠、出汗、肌肉颤抖、头晕、兴奋、不安定、震颤、视力受损。

8)氯丙米嗪:低剂量(10~20mg/d)时可明显改善患者的猝倒发作发作。

### 三、睡眠-觉醒节律障碍

睡眠-觉醒节律障碍指睡眠-觉醒节律与常规不符而引起的睡眠紊乱。本病多见于成年人,儿童期或青少年期发病者少见。

1.病因

(1)生活节律失常:长期形成的习惯与本病的发生有关,常出现于夜间工作和生活无规律的人群中。这是因为生活节律失调所致的生物钟、大脑动力定型的改变所导致的脑功能紊乱。

(2)心理社会的压力:约1/3患者病前存在生活事件,如人际关系、学习负担、求职、环境变化等造成的压力产生的焦虑情绪,可推迟入睡时间、易醒、早醒而使整个睡眠节律结构紊乱。

2.临床表现 睡眠-觉醒节律紊乱或反常,与个体所需求的学习、工作及社会活动时间不匹配,多伴忧虑或恐惧心理,引起精神活动效率下降,妨碍社会功能。睡眠-觉醒节律障碍包括睡眠-觉醒时相延迟障碍、睡眠-觉醒时相提前障碍、不规律型睡眠-觉醒节律紊乱、非24小时睡眠-觉醒节律障碍、倒班工作障碍及时差障碍等临床类型,本处主要介绍睡眠-觉醒时相延迟障碍和睡眠-觉醒时相提前障碍。

(1)睡眠-觉醒时相延迟障碍:相对于常规或社会接受的作息时间,患者入睡和觉醒时间呈现习惯性延迟,通常延迟≥2小时。典型患者在凌晨2点至6点入睡,无约束条件下偏爱觉醒时间在日间0点至3点。早睡早起困难,而晚睡晚起严重影响生活节奏。当允许按照个人意愿安排作息时间时,患者睡眠与觉醒时间虽然延迟,但相对稳定,可保持24小时睡眠觉醒周期,睡眠时间及质量正常。为最常见的临床类型.常见于青少年及年轻人。

(2)睡眠-觉醒时相提前障碍:相对于常规或社会接受的作息时间,患者睡眠时段提前,通常提前≥2小时。典型患者在晚上6点至8点入睡,凌晨2点至5点觉醒。由于长期早睡早起,下午或傍晚思睡或精神萎靡,难以正常参与学习、工作或社会活动。若患者按照前提的时间表作息,可提高睡眠时间和睡眠质量。常见于老年人。

3.诊断　诊断应依据病史、临床表现,并结合睡眠-觉醒节律障碍的诊断要点或标准进行。在 ICD-10 中列出了"非器质性睡眠-觉醒节律障碍"的诊断要点:①个体的睡眠-觉醒形式与特定社会中的正常情况及同一文化环境中为大多数人所认可的睡眠-觉醒节律不一致;②在主要的睡眠时段失眠,在应该清醒时嗜睡,该情况几乎天天发生并持续 1个月以上,或在短时间内反复出现;③睡眠量、质及睡眠时序的不满意状态,使患者深感苦恼,或影响了社会或职业功能。必要时选择使用睡眠日记、体动监测、早-晚问卷、昼夜时相标记物测定(微光褪黑素分泌试验或最低核心体温测定)、多导睡眠监测来协助诊断。

4.鉴别诊断　应排除躯体疾病或精神障碍(如抑郁症)导致的继发性睡眠-觉醒节律障碍。

5.治疗　联合采用睡眠卫生教育及行为指导、调整睡眠时间、重置生物时钟(定时光照、定时服用褪黑素、定时运动)等多种方法尽快重置昼夜节律;同时进行必要的药物治疗,按需服用催眠剂与促觉醒药物。

## 四、睡行症

睡行症又称"梦游症""行走症""夜行症""梦行症",指始于睡眠时前三分之一阶段中的 NREM 期的一系列复杂行为,以睡眠中行走为特征。本病过去认为是梦境的继续,故称梦游;但近年来生理学家在睡眠实验室的研究中发现,此病发生并不在梦中,而是在非快眼动睡眠的第 3 期深昏睡阶段,即患者入睡后的前 3 小时之内,故现多称为"睡行症"。本病预后一般良好。小儿发病大多随着年龄的增长会逐渐减少或消失,也有逐渐加重的,病情深固,容易出现意外事故。

1.流行病学　睡行症的发病率在普通人群中占 1%~15%,而且儿童多于青少年或成人。发病年龄可发生于儿童会走路后的任何时期,但第一次发作最常在 4~8 岁,偶尔第一次发作在成人。儿童青少年中发病率,欧美国家为 2%~40%,发病高峰年龄为 11~12岁,儿童男女之比约为 7∶1。

2.病因与发病机制　目前本病的病因尚不十分清楚,一般认为,在儿童群体中是因为中枢神经系统发育尚不成熟而引起的,即深睡状态下大脑呈现部分觉醒时的运动。这一点可以从被催眠者的身上得以证明。最初迈斯麦创立催眠术时,他就发现被催眠者往往会出现梦游症状。根据现代催眠态的分类标准,梦游状态是催眠可导致的最深状态。如果催眠师将被催眠者诱导入梦游状态以后,命令被催眠者做一些日常事务,被催眠者可以像正常状态下那样完成得很好。催眠的原理是在大脑中枢根据言语暗示产生一个兴奋中心,同时抑制其他部位的活动。梦游也是一样,大脑中枢有一部分兴奋起来,而其他部分则还在睡眠之中。

研究还发现,本症的发生有一定的遗传因素。有几项研究已经证实此种睡眠障碍有家族性,父母患有本病的儿童患病率要比一般儿童高。当父母双亲中无此疾病,子女发生率为 22%,如果父母双亲之一患病,子女发生率则为 45%,父母两个都患病,子女发生率则为 60%。

本病与精神心理因素也密切相关。重大的精神创伤如亲人亡故、家庭矛盾、各种精神压力及紧张、意外事故等往往可引起本症。

而睡眠环境变更,以及过度疲劳,服用催眠药物,或饮酒等能加深睡眠的因素,也往往可以诱发本症。另外,经前、妊娠可以使发作增多。有一些药物可以加重或诱发睡行症发生,例如甲硫哒嗪、锂盐、氟奋乃静、奋乃静和地普帕明都可以加重或者诱发本病。此外,自身诱发、内科疾病引起的发热或睡眠剥夺都可以增加睡行症的发作频度。阻塞性睡眠呼吸暂停综合征和可引起慢波睡眠严重破坏的其他障碍,都可伴发有睡行症;身体内部刺激如膀胱膨胀或外部刺激如噪音也可以促发睡行症的发作。

3.临床表现 入睡后 2~3 小时从床上坐起,两眼睁开或半睁开,目光呆滞,面无表情,不语,做些无目的动作,如拿起毯子、移动身体、坐起或站起,在室内、室外行走,有醉酒步态等,然后再躺下睡眠;或起床后双目凝视、往返徘徊,或刻板地做日常习惯性动作,每次发作表现行为多有重复性,并且可准确完成,如大小便、穿衣、进食、打扫卫生、拉抽屉、开门和开车等,有报道梦游者半夜开车行驶 100 公里才醒来。患者可以无目的游走后随地而卧,次日醒来惊诧不已,对此行为完全不能回忆,对夜间行为全然不知。有时口中发声,能与人答话,但是口齿不清,答非所同。偶可按要求上床睡觉。能避开障碍,有时也被绊倒,受到限制时可以出现冲动、逃跑或攻击行为。发作时很难唤醒,事后全无记忆。

本病一般在前半夜发作,持续时间一般在半小时。睡行中对他人的呼唤没有反应,可以危害他人的安全。

本病儿童多见,尤其是 6~12 岁男童易发,成人发病者多是儿童期遗留的现象。睡行症的发作可在孩子刚学会走路时就发生,但在 4~8 岁患病率达到最高峰。常常在青少年期后自行消失。可一周发生数次或仅仅当诱发因素存在时发生。

本病多导睡眠图显示睡行症开始于 NREM 睡眠第 3 期,最常见于睡眠周期的第 1 或第 2 周期的 NREM 睡眠期结束时,睡眠脑电图未见癫痫样特征,只在发作起始前出现极高波幅慢波节律(δ 波爆发),肌电图波幅也突然增高。睡行症发作时则表现为睡眠波(δ波)和觉醒波(α 波)的混合。

4.诊断 本病的诊断要点可以参考以下三个标准。

(1)《睡眠障碍国际分类》睡行症诊断标准

1)睡眠过程中有离床活动行为。

2)包括至少下列一项表现以证明睡眠持续,意识改变或判断损害:①唤醒困难;②从一次发作中唤醒后,患者精神错乱;③对发作过程部分或全部的记忆缺失;④不适当时间的常规行为;⑤不适当或荒谬的行为;⑥危险行为或潜在危险行为;⑦不便归为其他睡眠障碍类型,例如内科疾病、神经疾病、药物或其他物质使用不当。

(2)《ICD-10 精神与行为障碍分类》诊断标准

1)突出症状是一次或多次下述发作:起床,通常于夜间睡眠的前三分之一阶段,走来走去。

2)发作中,表情茫然,目光凝滞,他人试图加以干涉或同其交谈,则相对无反应,并且难以被唤醒。

3)在清醒后(无论是发作中还是在次日清晨),个体对发作不能回忆。

4)尽管在最初从发作中醒来的几秒之内,会有一段时间的茫然及定向力障碍,但是并无精神活动及行为的任何损害。

5)没有器质性精神障碍如痴呆或躯体障碍如癫痫的证据。

(3)《中国精神障碍分类与诊断标准》(CCMD-3):睡行症指一种在睡眠过程中尚未清醒而起床在室内或户外行走,或做一些简单活动的睡眠和清醒的混合状态。一般不说话,询问也不回答,多能自动回到床上继续睡觉。通常出现在睡眠的前三分之一段的深睡期,不论是即刻苏醒或次晨醒来均不能回忆。多见于儿童少年。本症没有痴呆或癔症的证据,可与癫痫并存,但应与癫痫发作鉴别。

1)症状标准:①反复发作的睡眠中起床行走。发作时,睡行者表情茫然、目光呆滞,对别人的招呼或干涉行为相对缺乏反应,要使患者清醒相当困难;②发作后自动回到床上继续睡觉或躺在地上继续睡觉;③尽管在发作后的苏醒初期,可有短暂意识和定向障碍,但几米后,即可恢复常态,不论是即刻苏醒或次晨醒来均完全遗忘。

2)严重标准:不明显影响日常生活和社会功能。

3)病程标准:反复发作的睡眠中起床行走数秒至半小时。

4)排除标准:①排除器质性疾病(如痴呆、癫痫等)导致的继发性睡眠—觉醒节律障碍,但可与癫痫并存,应与癫痫性发作鉴别;②排除癔症。

5.鉴别诊断　需要与本病鉴别的疾病有睡惊症、REM 睡眠行为障碍、睡眠相关癫痫精神运动性发作、痴呆等。

(1)睡惊症:临床上很难把睡行症与想从恐怖性兴奋中"逃跑"的睡惊发作鉴别开来。强烈的紧张害怕和惊恐而同时伴有一个最初的尖叫声是睡惊发作的特征。REM 睡眠行为障碍的特征是其发作的多导睡眠脑电图和临床表现发生于 REM 睡眠时相之中,相反,睡行症则发生于慢波睡眠中。

(2)夜间进餐综合征:夜间进餐综合征常伴类似睡行症的进餐和走动,但是本病患者起床进餐时意识清楚。

(3)意识模糊性觉醒:意识模糊性觉醒是指从 NREM 睡眠期间出现的不完全觉醒,不伴有恐惧和走动行为。

(4)睡眠相关性癫痫:某些精神运动性发作的表现与睡行症极为类似,但是癫痫样发作的意识障碍程度比较深,可以发生自伤和伤人,后果极为严重,EEG 可以发现癫痫样放电,睡行症常发生在刚入睡的 2~3 小时内,一般每晚仅发作 1 次,而癫痫可以发生于夜间任何时刻,且多在刚睡或将醒时,可以有多次发作。睡行症的自动症常常比癫痫样发作要复杂得多,而且不出现强直或阵挛发作。

(5)痴呆:老年性痴呆患者常存在觉醒与睡眠节律失调,夜间可以出现兴奋性症状而下床走动,并可能因为智能障碍或因伴有幻觉与妄想而出现行为异常。根据智能障碍不难鉴别。

6.治疗

(1)一般治疗:由于大多数情况下儿童期的症状可以随年龄增大而消失,只有在行为干扰家人或者儿童和家人会有受伤的情况下才进行治疗。本病的发生可能与过度疲劳、压力过大、过分担心或睡眠时间不足等因素有关,因此应当避免各种刺激和诱发因素,设法增加患者的总睡眠时间,帮助患者在睡眠之前将注意力集中到轻松愉快与舒适的意境中来,这样有可能减少睡行症的发生频率。此外,若发现患儿已走出门外,家长可将孩子牵回家中,使其到床上,让他继续睡觉,不要试图弄醒患者,因为强行唤醒可能会使孩子出现更严重的意识模糊、兴奋躁动状态,此时应该注意保护,避免危险与伤害,尽可能引导患者上床睡眠或卧床即可。

(2)安全防范措施:虽然睡行症发病时导致伤害的概率不高,但也有发生意外的情况,故应从多环节入手,做好安全防范措施。从床上、房间内移走任何危险性的物品;如果可能,卧室应安排在底楼;锁好窗子;用厚窗帘遮住玻璃窗;在卧室门上安装一个门铃或报警器;旅行时住在旅馆的一楼。

(3)药物治疗:虽然有不少药物能够减低睡行症发作频率,但是药物治疗通常用于发作十分频繁的患者。应当注意如果突然停止使用药物或者忘记服药,可能引起反跳性发作增加。

1)苯二氮䓬类药物:地西泮和阿普唑仑常常被用于治疗睡行症,但对于老年患者收效甚微。泰巴氨酯也属于苯二氮䓬类药物,对老年患者有效。

2)抗抑郁剂:如三环类抗抑郁剂中的阿米替林、丙米嗪或氯丙咪嗪等,有报道氯丙咪嗪 25~50mg,睡眠前口服,疗效显著。此外,可以选择使用 5-羟色胺再摄取抑制剂(盐酸氟西汀等)和盐酸曲唑酮等。

(4)心理行为治疗:在年轻患者中疗效肯定,若合并药物治疗则效果更佳,但对老年患者无明显疗效。行为治疗方法包括自我催眠疗法和松弛练习等。

## 五、睡惊症

睡惊症,也称夜惊症、睡眠惊恐发作,是指突然从 NREM 睡眠中觉醒,发出尖叫或呼喊、哭泣、惊恐、双目凝视,四肢及全身无规律、无目的、无自主性乱动。并伴有大汗淋漓、呼吸急促、心动过速、瞳孔散大、呼之不应的一组综合征。发作常持续数分钟,自行终止后恢复如常。但醒后自己毫不清楚也不能回忆其发作过程,伴有极端恐惧的自主神经症状和行为表现。本病预后良好,当诱发因素解除后,或随着孩子年龄的增长,多能逐渐自愈,父母不必有心理负担。

1.流行病学　本病的患病率,儿童为 1%~6.5%,成人为 2.2%。儿童多见于 4~12 岁,以 4~7 岁儿童最多见,青春期后渐趋停止,但也可以发生于任何年龄,成人最常见于 20~30 岁。男女之间发病率相近。有些临床观察发现,一个家族中可有多人出现睡惊。

2.病因与发病机制　本病病因尚不清楚。有报道认为与遗传和心理因素有关系。约 50%的患儿有家族史,而不少病例在发病前有恐怖,紧张和兴奋等刺激因素存在,如家庭矛盾冲突、与父母分离、家中意外事故、学习紧张、生活上的矛盾、看恐怖影视等因素是重要的诱发因素。任何可能加深睡眠的因素均可诱发,如发热、睡眠剥夺和使用中枢神经系统抑制剂等。睡眠时间不规则、过度疲劳、情绪紧张及心理创伤等情况则可使发作变频。睡惊症表现为觉醒障碍,从 NREM 睡眠第 3、4 期中突然觉醒时发病,可能与唤醒有关。

3.临床表现 睡惊症多发作于非快速眼动睡眠期。通常在上半夜刚入睡后 1~2 小时,突然从床上坐起,喊叫或哭闹、双目凝视、恐惧焦急和窒息感,意识模糊,呼之不应,旁若无人,对外界刺激无反应,定向力障碍,偶可有幻觉。有的表现为抓住人或物不放。有时会下床并冲向门口似乎要夺路而逃,但很少会离开房间。发作时可伴有含糊的发声和排尿。患儿可非常激动地自言自语,不知所云。发作时对于安抚、拥抱不予理睬,似乎正在遭受某种强烈的痛苦。心动过速、呼吸急促、皮肤潮红、出汗、瞳孔散大、皮肤阻力降低和肌张力增高等自主神经症状显著。持续 1~2 分钟后自行停止,躺下继续睡觉,尽管有同时伴发短暂生动梦境或幻觉的报道,但是绝大多数人事后不能回忆发作时的情景。偶有发展为睡行症。如果被唤醒则出现意识模糊和定向障碍。发作次数不定,可长时间发作一次,也可频繁发作,多则可每晚数次。与睡行症一样,有在青少年期间自然消失的倾向。

本病的辅助检查主要依靠多导睡眠图检查。多导睡眠图显示:睡惊症开始在 NREM 睡眠第 3 期,通常在夜眠的前 1/3 阶段,但是睡惊症也可以发生于 NREM 睡眠期的任何时候。心动过速在睡惊症临床发作和部分觉醒中均可见到。

4.诊断 本病的诊断要点可以参考以下两个标准。

(1)《睡眠障碍国际分类》诊断标准

1)睡眠过程中突然感到恐怖,通常以哭泣或大喊开始,并伴有自主神经系统表现和极度害怕的行为表现。

2)包括至少以下一种相关症状的表现:①唤醒困难;②从一次发作中唤醒后,患者精神错乱;③对发作过程部分或全部的记忆缺失;④危险行为或潜在危险行为。

3)不便归为其他睡眠障碍类型:例如内科疾病、神经疾病、药物或其他物质适用不当。

(2)《ICD-10 精神与行为障碍分类》诊断标准

1)突出症状是一次或多次如下发作:惊叫一声从睡眠中醒来,以强烈的焦虑、躯体运动及自主神经系统的亢进,如心动过速、呼吸急促、瞳孔扩大及出汗等为特点。

2)这些反复发作的典型情况是持续 1~10 分钟,通常在夜间睡眠的前三分之一阶段发生。

3)对他人试图平息睡惊进行的努力相对无反应,而且这种努力几乎总会伴有至少数分钟的定向障碍和持续动作的出现。

4)对发作即使能够回忆,也是十分有限的(通常只局限于一到两个片断的表象)。

5)没有躯体障碍如脑肿瘤或癫痫的证据。

5.鉴别诊断 需要与本病鉴别的疾病有噩梦发作、夜间惊恐发作、睡眠相关性癫痫、意识模糊性觉醒等。

(1)噩梦发作:睡惊发作应与噩梦发作鉴别,噩梦发作的患者醒后常常可记得梦中生动的细节。噩梦发作也发生于晚上的后 1/3 时间内,和发生于睡眠开始的睡惊相反。噩梦发作常无明显大的运动活动。噩梦发作和睡惊相比,出现焦虑、发声和自主神经症状等比较少。从噩梦发作中醒来,患者显示良好的智力活动,而睡惊则常常精神错乱。噩梦发作发生于 REM 睡眠期,相反,睡惊则发生于慢波睡眠。

(2)夜间惊恐发作:夜间惊恐发作于女性多见,表现为夜间入睡前或觉醒后突然出现惊恐不安,有大祸临头或濒临死亡的感觉。伴随一系列交感神经功能亢进的表现,如头昏、心悸、气急、手足发凉、血压升高等可持续数分钟至数十分钟,发作时意识完全清楚,发作后能够回忆发作过程。惊恐发作常见于抑郁症、强迫症、甲状腺功能亢进、低血糖、滥用兴奋剂和巴比妥类药物戒断患者。

(3)意识模糊性觉醒:意识模糊性觉醒指在夜间或白天从 NREM 睡眠中觉醒时发生的现象,甚至早晨从异常深长的睡眠中醒来时发生。虽然也是从 NREM 睡眠中的觉醒,常伴随明显的精神紊乱和遗忘,但不像睡惊症患者那样伴有恐惧、喊叫及显著的自主神经症状。

(4)睡眠相关性癫痫:睡眠相关性癫痫可发生于睡眠的任何阶段,发作时伴有面色发绀、肢体抽动、脑电图出现癫痫样放电等特点;如额叶癫痫时,应该做附有鼻咽导联的 EEG 检查,有助于与睡惊症相鉴别。

(5)其他相关疾病:可以出现意识模糊状态或能产生夜间焦虑的其他类型睡眠障碍,包括阻塞性睡眠呼吸暂停综合征和夜间心肌缺血相关性睡眠障碍,均具有相应的临床特点,可以鉴别。

6.治疗

(1)一般治疗:睡惊症的发生与睡行症有部分共同因素,如可能与过度疲劳,压力过大,过分担心或睡眠时间不足等因素相关,因此要避免减少患者的总睡眠时间,帮助患者在睡眠之前将注意力集中在正性想法、影像与感情方面。如果发作次数比较少,可以不必进行治疗。

(2)药物治疗

1)苯二氮䓬类:尤其是氯硝西泮、地西泮、氟西泮和阿普唑仑常被用于治疗睡惊症,可能与这类药物抑制了对唤醒刺激的自主和运动反应有关。但是对老年患者疗效不佳。

2)三环类抗抑郁药:对伴有非典型抑郁的老年患者,三环类抗抑郁药有一定的疗效,但是这种作用可能是基于该药的抗抑郁作用。

(3)心理治疗:尚无统计学的疗效评价,但是在非对照临床研究中,对年龄大的儿童有疗效,在配合药物治疗的情况下,疗效更明显,成人患者可能同时存在焦虑症,心理治疗可能有所帮助。

## 六、梦魇

梦魇又称噩梦发作或梦中焦虑发作,指以恐怖不安或焦虑为主要特征的梦境体验,事后能回忆,是常把处于睡眠中的人从 REM 睡眠中惊醒并出现恐怖的梦为基本特征的睡眠障碍。值得注意的是,我们常说的噩梦,与医学上所说的梦魇有一定区别,噩梦常指梦到可怕的事物、场景等,单纯噩梦是具有惊恐情感体验的梦境,伴有心率加快、呼吸加深,但无压迫感和肢体欲动不能的体验。梦魇是在噩梦的基础上,产生呻吟并惊醒的睡眠行为障碍。

1.流行病学　对本病的患病率,多项研究尚无肯定意见,10%~50%的儿童 3~5 岁时常有噩梦发作。约75%的人可记得一次或几次儿童期发生的噩梦发作。约50%成人承认至少有偶然噩梦发作。频发性噩梦发作(一周一次或多次)的发生在成年人中约占10%,本病可以发生于任何年龄,儿童期男女两性比率相等。

2.病因与发病机制　本病可以存在家族性,但目前不确定,有一项研究发现一个终生、频发噩梦发作的家族类型。少部分儿童的噩梦发作可以延续到青少年期甚至成年,这些人常可能成为终生频发噩梦的患者。

特定人格特征、童年艰难境遇、青壮年人际关系不良、精神因素、带有恐怖色彩事件、多种药物及 REM 抑制剂戒断、睡眠姿势不当或躯体不适均可诱发。

临床研究发现,有特定的人格特征似乎与频繁噩梦发作相伴存在。这些患有噩梦发作患者人中,20%~40%可以诊断为分裂样人格(最常见)、边缘性人格障碍、分裂人格障碍或精神分裂症。50%以上的噩梦发作不能够做出以上精神病学的诊断,但常有以上这些障碍的特征。临床那些常噩梦发作的人易患精神疾患,尽管没有明显创伤,这些人常被认为他们自己在其儿童时期有过困难而复杂的情况,而在青少年和青年时期也极难与他人建立关系为特征,这些人不大开放和不信任别人,但常有艺术或其他创造性倾向。

患者处于各种应激期间,特别是有创伤事件,可以增加噩梦发作的频度和严重程度。一些药物包括左旋多巴及其相关药物、β-肾上腺能阻滞药、REM 抑制药的突然停药或戒断可增加噩梦发作的发生率。

3.临床表现　患者出现长而复杂噩梦,发生于夜间睡眠或者午睡时,多见于下半夜。漫长的梦样特征是与睡惊作临床鉴别的基础。越接近梦的结尾,越离奇恐怖,内容常涉及对生命与财产安全或自尊的威胁,多梦见被人或者毒蛇猛兽等追逐、围攻或陷入极危险又绝望无助之境,以致惊恐万状,拼命挣扎,但是却喊不出,跑不动。有时仅仅表现为呻吟或惊叫,呼吸与心率加快。由于噩梦发作发生在快眼动相睡眠里,肌肉常不能运动。惊醒后很快恢复定向与警觉,能详细回忆梦境,仍心有余悸、惊恐不安,呼吸心跳加快。发作频繁可以影响睡眠质量,日久可以出现焦虑、抑郁及各种躯体不适症状。梦魇偶可发生于午睡中。梦魇发生的频率不等,频繁者可以每周 1~2 次或者更多。

恐惧和焦虑成分是噩梦发作的基本部分。恐惧的程度仅由患者来判断,因为有些患者为那些别人不害怕的内容所惊吓。说话、尖叫、击打或行走在噩梦发作中很少发生,使本症与睡惊和 REM 行为障碍有所不同。

多导睡眠图检查显示发作时患者在 REM 睡眠期突然觉醒,REM 睡眠潜伏期比其他类型睡眠障碍者有所缩短,REM 睡眠持续时间长达 10 分钟,REM 睡眠密度可能增加,梦魇过程中心率和呼吸可以加快,但是不像睡惊症那样显著成倍增加,有时梦魇可以发生于一个长瞌睡期的 REM 睡眠之中,有时创伤后噩梦发作可以发生在 NREM 睡眠期,特别是 NREM 睡眠的第 2 期。

4.诊断　本病的诊断要点可以参考以下两个标准。

（1）美国睡眠医学会的《睡眠障碍国际分类》中的噩梦发作（梦魇）诊断标准

1）临床标准：①患者至少有一个突然从睡眠中醒来的周期，常伴有强烈的害怕、焦虑和即将受到伤害的感觉；②患者立即可以回忆梦中惊恐害怕的内容；③从梦中醒来后立即处于全部警觉状态，意识混浊或定向力障碍比较少出现；④至少包括以下一个特征：A.在发作周期后入睡延迟和不能迅速恢复入睡；B.发作周期通常出现在习惯睡眠的下半夜；⑤夜间睡眠多导脑电图显示：A.在 REM 睡眠开始后 10 分钟出现突然醒来；B.在发作周期里出现；C.没有与睡眠联系的癫痫活动表现；⑥可以出现其他睡眠障碍，例如睡行症和睡惊。

2）最低诊断标准：具备①～④。

3）严重程度标准：①轻度：每周发作不超过一次，没有明显的心理社会功能的损害；②中度：每周发作超过一次，但不是每晚都发作，有轻微的心理社会功能的损害；③重度：每晚发作，有中度或严重的心理社会功能的损害。

4）病程标准：①急性≤1 个月；②亚急性>1 个月，≤6 个月；③慢性≥6 个月。

（2）《ICD-10 精神与行为障碍分类》诊断标准

1）从夜间睡眠或午睡中醒来，能清晰、详尽地回忆强烈恐怖性的梦境，通常涉及对生存、安全或自尊的威胁；惊醒可发生于睡眠期的任一时刻，但典型情况是发生在后半段。

2）从恐怖性梦境中惊醒时，个体很快恢复定向及警觉。

3）梦境体验本身，以及随之造成的睡眠紊乱，都会使个体十分苦恼。

5.鉴别诊断

（1）睡惊症：临床当考虑儿童是否是夜惊还是梦魇发作，噩梦发作由于发生在快速眼动睡眠，故常常可以清楚地回忆起晚上的噩梦内容，同时快眼动相睡眠也在睡眠的后半部分或后 1/3 时间内里，通过多导睡眠脑电图可证实诊断，噩梦发作从 REM 睡眠中醒来，而睡惊于 NREM 睡眠第 3 阶段睡眠苏醒。噩梦发作和睡惊的发生率似乎在实验室要比在家为低，因此除非这种噩梦发作的情况每晚发生或一晚上发生几次，否则可能不会在实验室里发生和记录到。而睡惊正相反，睡惊是发生在睡觉后第 1～3 小时内，症状发生还处于半睡状态，通常不能辨认父母亲，也不易唤醒，可以自己回床上睡觉，第二天对昨晚发生的事也不能回忆，睡惊常伴有明显心率和呼吸节律增快，有时还伴有睡行症表现。一般对学龄儿童比较好区别夜惊和梦魇发作，对刚学走路的儿童则不易鉴别。

（2）REM 睡眠行为障碍：REM 睡眠行为障碍较常发生于老年人，可从 REM 期的激烈爆发性活动来区别，有这种障碍的人没有突然苏醒到完全觉醒状态的情况，很少表现害怕或惊恐。多导睡眠脑电图可见特征性记录。根据典型病史，PSG 显示 REM 期开始后 10 分钟左右突然觉醒，REM 潜伏期有所缩短、REM 睡眠密度可增加、持续时间长、心率和呼吸轻度加快。可以与其他类型睡眠障碍并存。

6.治疗　通常不必进行治疗，是否需要治疗取决于患者是否要求，梦魇是否为其他需要治疗的某些疾病的一部分（如精神病）。

（1）病因治疗：对于频繁发作者，应该仔细查明病因，并给予相应的处理，如抗抑郁剂和镇静安眠药物的停用应该先逐渐减量（避免突然停药）、晚餐避免过饱、睡眠之前不接触恐怖刺激性的图书资料和注意睡眠姿势等。由于躯体或精神疾病引起者,应该积极治疗相关疾病。

（2）认知心理治疗:有助于完善梦魇患者的人格,提高承受能力,帮助患者认识到现在的情况与童年时期的境遇有关,对于创伤性梦魇患者,认知心理治疗能够帮助他们理解创伤并接受现实。

（3）行为治疗:用多种方式描述梦境,可以采用"意象复述技术",比如可以选择经常出现的梦境内容,通过回忆和叙述,将梦境演示或画出来,然后加以讨论、解释,常可使症状明显改善或消失,大大减少对于梦境的恐惧感。

（4）药物治疗:一般不需要药物治疗,在有精神分裂症等相关疾病情况下,可以选择应用抗精神病药物。短期减少发作可以使用减少 REM 睡眠的药物,如三环类抗抑郁药（阿米替林等）。

# 第九章　人格障碍

人格障碍指人格特征明显偏离正常,使患者形成了一贯的反映个人生活风格和人际关系的异常行为模式。这种模式显著偏离特定的文化背景和一般认知方式(尤其在待人接物方面),明显影响其社会功能与职业功能,造成对社会环境的适应不良,患者为此感到痛苦并已具有临床意义。患者虽然无智能障碍,但适应不良的行为模式难以矫正,仅少数患者在成年后程度可有改善。通常开始于童年或青少年期,并长期持续发展至成年或终生。如果人格偏离正常系由躯体疾病(如脑病、脑外伤、慢性酒中毒等)所致,或继发于各种精神障碍应称为人格改变。

## 第一节　偏执型人格障碍

### 一、概述

偏执型人格障碍是对他人普遍地缺乏信任和怀疑,将他人的动机制解为恶意的一种模式。其特征是持久地倾向于不切实际地将他人的行为和意图解释为威胁或贬低,但没有持久的幻觉、妄想综合征。这一障碍源于基本信任感的缺乏,其主要特点是思维固执、敏感多疑、情绪不稳、行为偏执、易冲动和诡辩、富有挑战和攻击行为、自我僵化拒绝开放、不接受指正和批评。没有明显思维混乱和智力缺陷,但却不能正确客观地分析形势,看问题仅从局部出发、片面性大、并自以为是、过高地估价自己的看法。把普通的行为看作是恶意或针对性行为,甚至将善意或友好行为也看成是敌视或蔑视。多嫉妒,对他人受重视、获得成就、荣誉或升迁,感到紧张不安,常说风凉话、公开抱怨和指责他人。

据上海心理卫生调查资料表明,这种人格障碍人数占心理障碍总人数的5.8%。在调查研究中还发现,偏执型人格障碍患者中以男性较多见,且以胆汁质或外向型性格的人居多。该人群患病率为0.6%。

遗传在该障碍中起着重要的作用。一项在4~15岁112名双生子研究中发现,偏执的遗传度系数为0.5。有研究证实早年经历过虐待、与父母的持久冲突、情感被忽略、缺乏监管等在发病中有重要作用。也有研究认为认知功能障碍和心理应对策略障碍具有重要作用。

### 二、诊断

ICD-10提出偏执型人格障碍包含夸大型、狂信型、诉讼型及敏感偏执型,其共同的特征如下。

1.敏感　对挫折与拒绝过分敏感。

2.多疑　猜疑,倾向于将体验进行普遍歪曲,把他人无意的或友好的行为误解为敌意或轻蔑。

3.易怒　脱离实际地好争辩与敌对,固执地追求个人不够合理的"权利"或利益。

4.妒忌　毫无根据地怀疑配偶或性伴侣的忠诚。

5.心怀怨恨　容易长久地记仇,即不肯原谅侮辱、伤害或轻视。

6.自负　倾向于将自己看得过分重要,表现为持续的自我援引态度。

7.不信任　将周围事物解释为不符合实际情况的"阴谋",并可成为超价观念。

### 三、治疗

认知行为矫治是主要的方法,认知疗法偏执型人格障碍的主要策略是在努力改变来访者的自动性思维、人际行为和基本假设之前,首先要增加其自我效能感,确信其能够处理提出来的各种问题。针对情景问题呈现其处理问题中的有效侧面,降低其警觉性和防御性,其处理实际问题的能力将会大大提高。长期目标如下:提高对他人的信任度,积极地与他人交谈并呈现出对社会交往的诚意;增强宽容和谅解,减少敌对性防御心理或愤怒情绪;减少支配与控制欲,延迟或不再指责对方不忠;减少对周围人的戒备和怀疑,展示出更开放和信任;减少或消除夸大的信念,减少傲慢、嫉妒的态度;以积极的方式表达愤怒;增强思维和问题解决的弹性;主动在工作、社会活动和团体活动中发挥作用;情绪波动或冲突困扰时能够进行反思,深入查找问题原因。

治疗师花时间去建立信任是重要的,并且避免急迫地与来访者谈论敏感的思维,感受和行为模式,除非已经建立充分的信任。治疗的初期对偏执者来讲具有明显的应激特征,包括要揭示来访者的想法和感受,让其承认弱点,去肯定他人,要求执行大量的与其习惯行为不同的行动。会谈的频率早期不宜太紧密,如果少于每周一次,来访者可能会更好配合,容易推动治疗进展。偏执者通常自信程度高,预设了失败的治疗结果,治疗师要警惕来访者提前结束治疗的倾向,这对于防止反复非常重要。治疗师如果能够正确预测来访者的多疑、敏感、警觉和防御性在随后行动中出现的情况,并有计划地提前告知与处理,显得特别有效。很大程度上,来访者偏执的观点并不是治疗师提出干预方法的主要依据,治疗中重要的是发展治疗师与来访者的治疗联盟关系,早期工作的重点是故意增加来访者的自我效能,治疗后期使用认知技术和行为试验再来挑战来访者存在的偏执信念。改善来访者处理焦虑和人际关系问题的能力,更准确地发现他人的意图和动机,不断增加对他人观点的认识,是治疗中需要注意的要点。

## 第二节　分裂样型人格障碍

### 一、概述

分裂样型人格障碍是一种脱离社交关系、在人际交往时情感表达范围狭窄的普遍模式。最主要特征为缺乏人际交往,脱离各种各样的社会关系。常表现为隔离和孤独,很少主动寻求与人接触。也表现出情感交流受限、思维迟缓、不善于表达、语速慢、内容单调。很少有强烈的情感表达,如愤怒和高兴地笑。倾向于选择少于公众或同事接触的职业。他人也会在生活与工作关系中倾向于忽略或疏忽他/她。

有人认为分裂样型人格容易诱发精神分裂症,但一直没有令人信服的证明。有些学者提出多数精神分裂症患者病前有分裂样人格特征,而另一些学者对分裂样人格患者持续观察 15~20 年后,极少有变为精神分裂症的,分裂样人格的血清中也并没有较一般正常族群更多的精神分裂症特征。分裂样型人格障碍不被看作精神病的前驱症状或部分症状。

分裂样型人格障碍是临床心理咨询门诊中比较常见的人格障碍。Dotto 等学者提出人群患病率为 0.4%,男性多于女性。明确的病因研究是缺乏的,分裂样型人格障碍的形成被认为与早期心理发展有很大关系。精神分析客体关系专家 Klein 曾指出分裂样型人格障碍者在经历婴儿"分裂样状态"时期时,将部分口欲和施虐冲动的投射性防御保留下来,从而产生了这样的障碍。这一观点显然还没有科学依据。

## 二、诊断

ICD-10 提出分裂样人格障碍者符合下述描述:①缺乏愉快体验:几乎没有可体验到愉快的活动;②缺情感表达:对他人表达温情、体贴或愤怒情绪的能力有限;③冷淡:情感冷淡,隔膜或平淡的情感;④封闭:无论对批评或表扬都无动于衷;⑤孤僻:几乎总是偏爱单独行动;⑥疏远:没有亲密朋友,与人不建立相互信任的关系(或者只有一位),也不想建立这种关系;⑦缺乏性兴趣:对与他人发生性接触毫无兴趣(要考虑年龄);⑧内向好幻想:过分沉湎于幻想和内省;⑨无视常规:明显地无视公认的社会常规及习俗。

## 三、治疗

对分裂样人格障碍的治疗目标是要纠正孤独离群性、情感淡漠和与周围环境的分离性,对治疗师来讲是困难的。长期目标包括:提高活动及关系互动中的快乐体验;较少社会退缩;增加情绪性体验,以及对情绪体验的表达;获得改善人际关系的技巧(比如共情技巧),从而减轻社交孤独;使不清楚的认知表达清晰;通过提升精力及积极性水平来减少淡漠;促进建立温暖、亲密的私人关系的能力;增加与家庭成员的亲近;减轻对拒绝的敏感;增强自尊心。理解来访者其早期的生活经历如被拒绝、虐待和威胁等促进了其形成核心信念:他人是无情并不愿提供帮助的,社交是困难的,人际关系是不值得努力的。通过认知行为治疗校正这样的核心信念是重要的。

与分裂样人格障碍者建立治疗联盟关系是困难的,首先需要共情性表达对来访者的疏远感,努力建立和谐关系。需要注意治疗中暴露其更多的人格特点,可能明显增加其不安全感。治疗初期明确讨论治疗的益处与可能的风险,提供合作问题清单及目标清单,以指导后续治疗,这对治疗关系的维持非常重要。治疗师选择以人际关系为中心的职业,这与该类来访者回避人际关系形成对比,可能唤起治疗师强烈的情绪反应而阻碍治疗进展。来访者对治疗怀有矛盾心理,治疗期间可能需要相当多的时间来讨论这一问题。治疗中将以上长期目标结合治疗中呈现或经历的事件,确定短期目标,并以此形成具体的干预措施,及时发现并反馈进展和治疗效果,这对发展治疗关系也是至关重要的。

## 第三节　反社会型人格障碍

### 一、概述

反社会型人格障碍是开始于幼年时期就有品行障碍,并长期忽略或侵犯他人权利的普遍模式。以行为不符合社会规范,经常违法乱纪,对人冷酷无情为特点,通过频繁的欺骗和操控来获取个人利益或快乐(比如,获得钱、权利或性)。核心特征是欺骗和操纵。

反社会型人格障碍起初是基于精神变态或反社会变态的经验研究而逐步发展,根据是否对非法或不道德行为产生焦虑或内疚分为原发和继发,原发者缺乏道德良知,继发者在反社会行为中存在一定的内心冲突。该障碍者即便在做了大多数人通常会感到可耻和罪恶的事,其在情感上也缺乏反应,忽略他人的意愿、权利和感受,行为冲动,缺乏计划,即刻做出决定而不慎重思考,对自己和他人不计后果,易激惹、易攻击,反复格斗或进行躯体攻击,不顾及自己和他人的安全。评估和诊断时必须进行系统的临床评估,同时必须从周围关系中获得重要信息。诊断考虑的关键是个人对自己的反社会行为的反应,无责任感和无羞耻心特别重要。特征性的行为障碍包括以下行为之一:对他人或动物攻击,破坏财产,欺骗或盗窃,或严重破坏规则。ICD-10 将反社会型纳入社交紊乱型人格障碍中的一种亚型。

反社会人格障碍患者,在童年时期表现为撒谎、偷窃、任性、逃学、离家出走、积习不改和对权威的明显反抗;少年时期表现出抽烟、酗酒、吸毒、打架斗殴和破坏公物、不遵守规章制度、过早性行为或性犯罪等;成年后表现为工作表现差、常旷工、侵犯他人、常违法乱纪、从事非法职业、对家庭不负责任等。

患者中男性多于女性,在一般人群中患病率 1.9%,其中男性为 3%,女性为 1%。在精神科就诊患者中,由于抽样人群不同患病率可能在 3%~30%。在物质滥用和司法环境下会更高。随着年龄增加,反社会人格将越来越不明显,特别到 40 岁之后。30 岁以后有30%~40% 的患者有缓解或明显的改善。

产生反社会型人格的可能社会心理因素包括:早年丧父、丧母、双亲离异、寄养、社会环境恶劣、家庭环境差、社会制度压制的影响及躯体缺陷等。家庭破裂、儿童被父母抛弃和受到忽视、从小缺乏父母亲在生活上和情感上的照顾和爱护、社会偏见或歧视、接触不良示范或榜样,是促进反社会型人格形成和发展的重要社会因素。一项对家庭环境和寄养子双亲研究之后,指出遗传具有重要作用。也有研究指出该障碍者在脑部影像学中显示脑发育延迟的特征。神经生化研究指出 5-HT 与冲动和攻击行为有关。

在人格障碍的各种类型中,反社会型人格障碍虽然被心理学家和精神病学家所重视,但是许多专家认为这些个体不能从治疗中获益而将其排除在治疗之外,首先因为有专家认为其作为一个诊断尚未定型,其次个体缺乏治疗动机,再次精神分析观点认为超我的过度弱化而难以共情。

## 二、诊断

反社会型人格障碍的社会文化背景具有重要意义。我国 CCMD-3 对反社会型人格障碍的诊断标准如下。

1.符合人格障碍的诊断标准,并至少有下列 3 项 ①冲动:行动无计划或有冲动性;②易激惹:易激惹并有暴力行为;③易暴力:对挫折的耐受性低,微小刺激便可引起冲动,甚至暴力行为;④冷漠:对他人漠不关心;⑤不负责任:严重和长期不负责任,无视社会常规、准则、义务等;⑥逃避责任:很容易责怪他人,或对其与社会相冲突的行为进行无理辩解;⑦关系短暂:不能维持与他人的长久关系;⑧不重事实:不尊重事实以获得个人利益;⑨缺乏罪感。危害他人时缺少内疚感,难从惩罚、经验中获益。

2.在 18 岁前有品行障碍的证据,至少有下列 3 项 ①反复违反家规或校规;②反复说谎;③习惯性吸烟,喝酒;④虐待动物或弱小同伴;⑤反复偷窃;⑥经常逃学;⑦至少有 2 次未向家人说明外出过夜;⑧过早发生性活动;⑨多次参与破坏公共财物活动;⑩反复挑起或参与斗殴;⑨被学校开除过,或因行为不轨而至少停学一次;⑩被拘留或被公安机关管教过。

## 三、治疗

实践证实认知行为有一定疗效。治疗者帮助患者提高认识,了解自己的行为,对自己、他人、家庭和社会带来的损害,培养患者的责任感及需要的合理满足,提高患者的道德意识和法律意识,努力增强控制自己行为的能力。长期治疗的目标可能包括:提高对他人需求的敏感性,而不只是关注自身;学会关注友情并积极地与他人合作;人际交往中表现出负责的行为;建立适度的信任关系;提高对伤害他人行为的觉察能力;控制冲动并减少鲁莽和目光短浅的行为;学会恰当处理愤怒情绪,减少过激与易怒;提高延迟满足需要的能力;减少敌意、侵犯、好斗行为,包括口头的和身体的虐待;提高灵活性,接受各种角色,包括平等关系与从属关系,减少支配的需要。

在治疗计划中,治疗师需要清楚来访者在治疗中涉及的需要,否则不能在连续的心理治疗中清晰呈现治疗目标。治疗师要具备与来访者共同驾驶帆船经历暴风雨的勇气及镇静,这是一个长时间的治疗,治疗师需要让来访者知道治疗过程、计划、规则,并及时反馈治疗进展和状态,监控行为。治疗师需要意识到治疗工作在愤怒、分离、不诚实及人际关系困难的基础上展开,治疗联盟是不稳定的状态,反移情可能以怀疑、优势态度、冷淡、怜悯、贬低、愤怒等多种形式影响治疗关系。治疗中反复的问题聚焦技术、歪曲思维与不良行为联系的呈现、对愤怒与冲动控制的系统分析、行为监控与功能反馈、合理归因、行为选择的风险与收益分析等认知疗法技术的应用,具有重要的作用。

# 第四节　表演型人格障碍

## 一、概述

表演型人格障碍是一组过分情感化和用夸张的言行寻求注意的特质。这类人过分关注身体吸引力,带有明显诱惑性,感情多变、容易受别人的暗示影响,希望他人表扬和欣赏自己,积极参加各种人多的活动,以成为大家关注的焦点而感到兴奋和舒适。其情感表达夸张而显得不恰当,行为表情做作,行为反应强烈,常感情用事,用自己的好恶来判断事物,喜欢幻想,易于兴奋,内心情感体验显得不深。常被他人认为浅薄、幼稚、戏剧化、刻意做作、过于依赖、空虚、自私等,认为其言行与事实往往相差甚远。人们普遍形成了以讽刺意味的特质来描述这类人。

流行病学资料现实一般人群中表演型人格障碍的患病率为 2.1%,大多数为女性,男性同性恋者中较多。经研究发现,32 例因为表演型人格障碍而住院者,近 80% 是由于自杀或抑郁,而自杀方式多对生命不构成威胁。常伴随的精神障碍包括惊恐障碍、物质滥用、转换障碍、躯体化障碍及短暂反应性精神病。

## 二、诊断

ICD-10 提出的表演型人格障碍的特征如下。

1.自我戏剧化,演戏一样的夸张情绪表达。

2.暗示性强,易受他人或环境的影响。

3.肤浅和易变的情感。

4.不停地追求注意和刺激,为求得他人的赞赏及以自己成为被注意中心进行活动。

5.外表和行为显出不恰当的挑逗性或诱惑。

6.过分关注自己的外观和容貌,强调身体的吸引力。

7.其他特征 自我中心、自我放任、不断渴望受到赞赏、感情易受伤害、为满足自己的需要总是不择手段。

## 三、治疗

表演型人格障碍者的治疗以心理治疗为主,如认知心理治疗,通过治疗使他们偏离的人格得以纠正。长期治疗目标为增强自我知觉及自我意象,减少刻意吸引他人注意力的行为;减少获取他人即刻关注的行为;增加对自己深层需要的认识,减少顺从与逢迎;努力促进人际关系的良性亲密;稳定情绪,能更深入地共情体验他人的情感反应;增加自尊与自信,通过提出疑问而降低受他人的暗示性。

认知行为治疗通过改变来访者与人交往的行为模式和思维模式而促进患者的自我整合,促进其自我成长。治疗师容易在治疗前期受来访者"救世主"移情的影响与控制,而不能建立稳定的治疗联盟。治疗期间加强来访者对特定事物的关注并反复聚焦,并以此发展相应的人际交往和自我内省能力。

# 第五节　焦虑(回避)型人格障碍

## 一、概述

焦虑(回避)型人格障碍是一种社交抑制、自觉能力不足、对负性评价敏感的普遍模式,此型人格障碍在 DSM-Ⅳ 中将其命名为"回避型",ICD-10 中推荐使用"焦虑型",CC-MD-3 直接使用焦虑型。其特点是行为、情感、认知上的普遍回避,个人目标或希望在这样的回避中反复被挫败。在认知上存在明显的自我否定,不能接受负面感受而压制,对自己的负面认知也不能接受并努力压制,拒绝向他人暴露内在自我,拒绝表达自我中自信的一面。希望友情情感的交流,但是却很少朋友很少能够与人分享亲密的情感。持续警觉以避免其冲动行为及抑制情感的渴求以避免痛苦,防止以前经历的痛苦再现,只有主动退缩才能保护自己。尽管希望联系,但是认为否认这种需要并与人保持一定距离是最好的方法。在缺乏明确刺激时,能够觉察到他人看不起自己、不重视自己、不关心自己,其自我轻视使得其不能积极取向地看待他人对自己的态度。

焦虑型人格障碍形成的主要原因是自卑心理,遗传学的研究缺乏。心理学家提出自卑感源于幼年时期,由于无能、生理缺陷、家庭社会境况差而产生的不胜任感和痛苦。具体有以下几方面原因:①自我认识不足,过低估计自己;②消极的自我暗示抑制了自信心;③挫折的影响;④生理缺陷、性别、出身、经济条件、政治地位、工作单位等都有可能是自卑心理产生的原因。该人群的患病率大约是 0.7%。

焦虑型人格障碍者伴随焦虑障碍、抑郁症、物质滥用、睡眠障碍、躯体形式障碍、分离障碍或应激相关障碍等较多。

## 二、诊断参考

ICD-10 提出的焦虑型人格障碍的特征有以下几条。

1.紧张　持续和泛化的紧张感与忧虑。

2.地位低下感　认为自己在社交上笨拙,没有吸引力或不如别人。

3.担心拒绝　在社交场合总过分担心会被他人指责或拒绝。

4.回避与人接触　除非能够肯定受他人欢迎,否则不肯与他人打交道。

5.回避危险　为了维护安全感和稳定,在生活方式上受到许多限制。

6.回避社交　由于担心批评,指责或拒绝,回避那些与人密切交往的职业或社交活动。

7.其他特征　包括对拒绝与批评过分敏感、担心遭受责难或嘲笑而难以发展亲密关系、感到能力不足而在人际关系中显得过于拘谨。

## 三、治疗

回避型人格障碍的治疗重点是消除或减轻自卑感,克服人际交往障碍。认知行为治疗的长期目标包括:减少社交回避;提升自尊和减少自我批评;增加对令人满意事件的关注,降低对痛苦刺激活动的纠结;降低被拒绝和羞耻的恐惧和反应;在人际交往中增加亲密度;为满足自我和他人的需要,发展各种能力并主动行动,以降低焦虑。

认知行为治疗要解决几个歪曲的核心信念"我是无能的、我是有缺陷的、我比他人差、我不能胜任"等。建立治疗联盟可能遇到其恐惧拒绝和不信任他人这两大障碍。治疗中需要不断鼓励来访者的自信心,强调治疗不是要消除焦虑,而是增加对负性情绪的接受度和耐受能力。

# 第十章　创伤后应激障碍

创伤后应激障碍(post traumatic stress disorder,PTSD)是由于受到异乎寻常的威胁性、灾难性心理创伤,导致延迟出现和长期持续的精神障碍。这类事件包括战争、严重事故、地震、被强暴、被绑架等。几乎所有经历这类事件的人都会感到巨大的痛苦,常引起个体极度恐惧、害怕、无助之感。其发病率报道不一,在美国,创伤后应激障碍发病率为7%~12%,男性发病率为5%~6%,女性发病率为10%~12%。该病及其他焦虑谱系障碍已成为继精神分裂症和情感性精神障碍之后又一重要的研究范畴。

## 第一节　病因和病理机制

PTSD发生的脑病理学机制是近年来国际研究的热点,目前研究比较多的主要集中在三个方面:一是PTSD神经影像学的研究,二是脑电生理学的研究,三是神经内分泌研究。

1.PTSD的颅神经影像学特征　研究结果主要发现患者的海马与海马旁回、杏仁核、内侧前额叶有某些异常,有学者提出PTSD的前额叶-杏仁核-海马环路。前额叶功能减弱时,对杏仁核的调节和控制作用减弱,导致杏仁核对恐惧性反应的过度增强,而海马本身的损害及与前额叶、杏仁核之间联系的失调主要参与了PTSD患者的陈述性记忆的损害过程。

2.PTSD的脑事件相关电位特征　PTSD研究较多的是P300波,研究结果提示与PTSD情境依赖性的信息加工分离,对中性刺激的信息加工减低,但对创伤相关刺激或创伤相关线索情境下,对中性刺激的信息加工是加强的。

3.PTSD的神经内分泌特征　应激状态下的神经内分泌变化错综复杂,目前比较肯定的有兴奋性氨基酸系统、GABA能抑制系统、胆碱能系统、多巴胺系统、神经甾体系统及其他神经调质、神经肽Y、胆囊收缩素、物质P的参与,但主要是肾素-血管紧张素系统和HPA轴的激活,俗称应激系统。

## 第二节　临床表现

PTSD一般在精神创伤性事件发生后数天至6个月以内发病,病程至少持续1个月以上,可长达数月或数年,个别甚至达数十年之久。症状的严重程度可有波动性,多年后仍可触景生情,出现应激性体验。临床上主要有以下表现。

### 一、闯入性再体验

是指与创伤有关的情境或内容在患者的思维、记忆中反复地、不自主地涌现,闯入意识之中,萦绕不去;也可在梦中反复再现;或者在清醒状态时或者酩酊状态下表现为仿佛处于创伤性事件的体验中,出现与创伤有关的错觉、幻觉或分离性的"闪回(flash back)症状",闪回是一种生动的分离性体验,就好像创伤性事件再次发生了一样;还可出现严重的触景生情反应。创伤性体验的反复重现是 PTSD 最常见的也是最具特征性的症状,儿童患者可出现短暂的"重演"性发作,即再度恍如身临其境,出现错觉、幻觉及意识分离性障碍。

## 二、警觉性增高

几乎每个患者都存在这种症状,为一种自发性的持续高度警觉状态。表现为过度警觉,惊跳反应增强,可伴有注意力不集中,激惹性增高及焦虑情绪。焦虑的躯体症状如心悸、出汗、头痛、躯体多处不适等很明显,睡眠障碍表现为入睡困难和易惊醒,而且持续时间比较长。因此在美国的精神疾病诊断标准中,PTSD 被归为焦虑性障碍一类中。

## 三、回避或麻木

患者表现为长期或持续性极力回避与创伤经历有关的事件或情境,拒绝参加有关的活动,回避创伤的地点和与创伤有关的人或事。有些患者可出现选择性遗忘,记不起与创伤有关的事件细节,回避到"潜意识"的层次了,在临床,这类回避表明病情比较严重。回避的同时,患者可出现情感麻木,对周围的环境刺激普遍反应迟钝,出现社会性退缩。对以往的爱好失去兴趣,疏远周围的人,忽略自己的责任、义务,如患 PTSD 的母亲,可以表现为自己默默流泪,而不管近在咫尺的幼儿在痛哭吵闹。对未来生活、学习、工作都失去憧憬。外表给以人木讷、淡然的感觉,但机体实质上处于惊觉状态。

## 四、其他症状

上述三类症状决定 PTSD 的诊断,因此是 PTSD 的核心症状。有些患者还可表现出滥用成瘾物质、攻击性行为、自伤或自杀行为等,这些行为往往是患者心理行为应对方式的表现。同时,抑郁症状是很多 PTSD 患者常见的伴随症状。不过物质滥用、抑郁究竟是伴随症状还是共病,学术界尚有争论,但其发生率许多报道都在 50%,可见其发生的普遍性。而且抑郁的症状往往在焦虑、闯入性再体验等症状逐渐恢复后依然很难消退。此外,大多数 PTSD 的患者都有认知功能的下降,临床表现为思考困难、联想变缓、记忆力下降、注意力难于集中、认知功能测定成绩下降等。

# 第三节  诊断与鉴别诊断

## 一、诊断标准

在 DSM-Ⅳ中,PTSD 被归入"焦虑障碍"部分;而在 ICD-10 中,被归入"严重应激反应"部分;在 CCMD-3 中被归入"应激相关障碍"。

三大诊断系统对 PTSD 的病程规定思路基本相同,但细节描述略有不同。其中,DSM-Ⅳ中指出符合 B、C、D 标准(创伤性体验的重现、持续的回避和惊觉性增高)超过 1

个月可做出诊断,其中 3 个月之内为急性,3 个月以上为慢性,这种规定比较清晰、实用。ICD-10 中未明确指出,提到"病程有波动";而在 CCMD-3 中提到"精神障碍延迟发生,符合症状标准至少已 3 个月",从临床角度来看,3 个月的病期规定有点长。

对 PTSD 起病时间的描述,DSM-Ⅳ 要求创伤事件后 6 个月内起病,如症状在应激 6 个月后才发生,称为延迟起病;ICD-10 则规定潜伏期从几周到数月不等(但很少超过 6 个月);如果临床表现典型,又无其他适宜诊断(如焦虑或强迫障碍,或抑郁)可供选择,即使事件与起病的间隔超过 6 个月,给予"可能"诊断也是可行的。CCMD-3 对起病时间未明确指出,只提到"精神障碍延迟发生,在遭受创伤后数天甚至数月后才出现,病程可长达数年。"

对具体症状而言,DSM-Ⅳ 中在麻木和回避症状中列出"情感范围有所限制(例如,不能表示爱恋)",而 ICD-10、CCMD-3 的相应症状标准中无此条。DSM-Ⅳ 中提出 PTSD 患者有社交、职业,或其他重要方面的功能缺损;CCMD-3 中也在严重标准中提到了社会功能受损;而 ICD-10 中未提及。

ICD-10 对 PTSD 的定义、易感因素、共病情况及诊断要点等的介绍,使得诊断较为灵活,但对诊断者的要求相对提高。在 ICD-10 中还提到 PTSD 包含"创伤性神经症",并提到应激事件过后几十年才表现出来的"迟发的灾难性应激的慢性后遗效应"(归于 F62.0)。CCMD-3 参照了前二者,与 DSM-Ⅳ、ICD-10 具有一致性,并且提出了排除标准,提到排除神经症,这与 ICD-10 不同。

临床可以参考上述三个诊断标准进行。下面介绍 ICD-10 的创伤后应激障碍分类标准。

1.患者曾暴露于异乎寻常的威胁性或灾难性的应激事件或情境(短暂或长期的),这类事件几乎能使任何人产生深切的痛苦。

2.患者必须有持续的创伤记忆,包括对于创伤事件闯入性的经验再现、生动记忆,或反复梦中再现创伤,以及当暴露于类似创伤源或与之相关的情境时,患者经受相当的痛苦。

3.患者必须回避或尽可能回避易使其联想到创伤的活动或情境,而这种回避在受创伤之前并不存在。

4.以下两种情况中必有一种存在

(1)对创伤过程的重要方面全部地或部分地失去记忆能力。

(2)持续性的心理敏感增强和过度觉醒症状(为创伤之前所不存在的),其表现如下(至少要有两项):①入睡困难或睡眠不能持续;②易激惹或暴怒;③注意力不能集中;④过度警觉;⑤过分的惊跳反应。

5.症状必须全部符合所有 2、3、4 诊断标准,且在创伤或创伤性事件结束后 6 个月内出现(在有些情况下,6 个月后出现的症状也可包括在诊断中,但需要清楚注明)。

## 二、鉴别诊断

1.急性应激性障碍　PTSD 与急性应激性障碍的区别主要在于起病时间与病程。急性应激障碍在应激事件发生后迅速起病,病程短,不超过1个月,症状方面,分离症状具有诊断意义。

2.广泛性焦虑症与惊恐障碍　广泛性焦虑患者与惊恐障碍患者往往对自身健康过于忧虑,躯体主诉较多,甚至有疑病倾向,而无明确的精神创伤为起因,也无与创伤性事件相关联的创伤性再体验等症状。

3.适应性障碍　适应性障碍常发生于个体在经历程度较轻,但较持久的精神应激事件后,这些事件往往与生活的变迁,如迁居、移民、地位的显著变化等有关。适应性障碍的表现形式多样,主要以情绪障碍为主,如抑郁、焦虑,也可表现为以适应不良的品行障碍为主,这与年龄有某些联系。成年人多见情绪症状,焦虑、抑郁及与之有关的躯体症状,但达不到焦虑症或抑郁症的诊断标准。青少年以品行障碍为主,如侵犯他人的权益或行为与其年龄要求不符,逃学、偷窃、说谎、斗殴、酗酒、破坏公物,过早开始性行为等。儿童可表现为退化现象,如尿床、幼稚言语或吮拇指等。症状表现不一定与应激源的性质相一致,症状的严重程度也不一定与应激源的强度相一致。一般而言,症状的表现及严重程度主要决定于患者病前个性特征。病程一般不超过6个月。若应激源持续存在,病程可能延长,不论病程长短,起病急缓,预后都是良好的,尤其是成年患者。

# 第四节　治疗

## 一、心理治疗

心理治疗在PTSD中被广泛应用,但很好的对照研究不多。最常用的认知行为治疗(cognitive behavioral therapy,CBT)有比较高的循证医学证据;催眠治疗、眼动脱敏再加工、精神分析疗法及其他心理治疗也报道有一定疗效。

1.认知行为治疗　超过25个以上包括暴露疗法在内的CBT治疗PTSD的对照研究表明,这种方法在改善PTSD症状和相关精神问题方面有很好的效果。PTSD的CBT治疗包括什么是正常的应激反应的教育,放松和焦虑管理技术,对病理信念的认知治疗,对创伤事件的想象和情境暴露,以及复发的预防。其中,教育包括告诉患者他们创伤应激时的反应是常见的,让他们想象将来面对应激时的反应也会类似,不会觉得太陌生和恐惧。应用各种放松技术,像深呼吸和渐进的肌肉放松,来改善症状和调整暴露治疗中的警觉反应。用认知治疗来帮助患者认识到既往回避过度关注的危险体验、对创伤事件不理性的责任感的误区,帮助幸存者处理内疚感。在帮助幸存者控制躯体反应的同时让其面对设计的类创伤性情境,以易化恐惧的消退。最后,巩固这种效果来应对以后的轻度或重度应激源,防止复发。PTSD认知行为治疗中的核心是暴露疗法,让患者面对触景生情的类创伤情境,唤起患者的创伤记忆,然后治疗这些记忆的病理成分。因为许多研究表明,要消除或减少恐惧,两个条件是必需的。第一,恐惧记忆必须能被激活;第二,必须提供新的信息来改变存在于恐惧结构中的错误元素,然后将修改后的记忆重新储存为新的记忆模式,类似于电脑中用新编辑的文件覆盖原先的文件。

不过,虽然 PTSD 的认知行为治疗有较好的循证医学证据支持,但使用它们时仍应该谨慎。PTSD 患者特别易出现回避和表现出对治疗的阻抗,尤其是应用暴露疗法时。在治疗过程中,应激处理技术看来是有效的,且较少引起焦虑。然而,如果患者能够耐受,基于暴露的治疗常常与最大的治疗获益有关,当然,治疗师必须始终意识到安全的问题。

(1)暴露疗法:在想象暴露中,让患者在他们头脑中栩栩如生的回忆创伤事件,用第一人称叙述出现的紧张过程,关注心理反应("我的心在撞击")、看法("我真的陷入了困境")和与威胁有关的想法("他会射击我"),也包括对刺激和应激反应的具体描述。在所有列入刺激反应模式的想象场景中可以增强情绪参与。虚拟真实暴露法就是一种很有前景的模式。即在电脑上设计一个虚拟的类创伤情境,并且可以随着头动而发生自然变化。例如在一个研究中,让患者戴上头盔显示器、立体声耳机,患者在电脑上可以看到和听到两种与"虚拟的越战"类似的情境:一个是虚拟的休伊直升机飞越越南,另一种是空旷的丛林。这时,患者重复暴露于他们最创痛的记忆中,沉浸于越南战场的情境中。在对 10 个经历过越战的士兵进行此项开放测验时,临床医师在随访 6 个月后评定 PTSD 的严重程度,发现 PTSD 的三大症状群都有明显改善。

暴露疗法要求 PTSD 患者进行两项比较困难的任务:①有意地去面对他们努力想回避的记忆;②信任治疗师能自始至终帮助他们度过这段恐怖经历的重现。对他人的不信任和患者强烈的分离倾向,可能导致暴露治疗中情感交流的困难。患者在回忆创伤细节时可能由于情感的阻隔,看上去就像在讲述别人的而不是他们自己的故事,因为 PTSD 患者经常有分离反应,如"我没有真实的感觉……我听见自己说……"严重的分离,如感觉到"离开某人的身体了,是一个自身的旁观者"等也很常见。一种极严重的分离反应包括分离性失忆,即想不起创伤情境中许多重要的方面。如果完全失忆的患者,应用想象的暴露疗法则无法实施。不过,大多数创伤幸存者至少能够回忆起创伤的部分细节。对这些人来说,想象暴露疗法帮助患者唤起以前想不起的细节是有效的。比如,有报道一个强奸受害者在想象暴露的第三次治疗时,回想她被凶手用手枪指着头部,要挟如果不做口交就扣动扳机。此后,她开始能详细描述她遭强奸的细节;在第六次治疗时,她的恐惧已消失了。暴露疗法治疗 PTSD 患者的另一个问题是许多创伤体验涉及隐私或令人难以启齿的问题,增加记忆重现和修复的困难。例如讨论被人强奸或被近距离枪击显然就比讨论被狗咬要尴尬的多。治疗师可能要做出一些特别的努力,通过更多探询性的提问来鼓励记忆的暴露,这种提问的内容应该对需要呈现的隐私性问题有针对性。也可利用想象场景替代这种询问的尴尬。

治疗师必须运用临床经验决定怎样做暴露治疗。例如,虽然治疗师可能在设计想象暴露时预定需要每次持续 45~60 分钟,但如果患者不能承受这么长时间的暴露,那么应该缩短治疗的时间。如果痛苦的逐步缓解没有自然发生,那么应该介绍一些应对的理念进入患者的想象中:如"但你活下来了……"重要的是,当患者依然非常惊恐时,治疗师不应随意通过终止想象暴露来鼓励回避。同时,治疗师决定是否应用暴露疗法时,要考虑患者的差异,如对过度警觉的耐受力、想象能力、依从性。对于那些回忆起他们创伤时表现极度痛苦的,对创伤的场景、物体或想法特别回避的幸存者,暴露治疗看来是最有益的。然而,有些患者创伤性记忆的痛苦程度超出其应对能力,会导致对暴露治疗的阻抗。在这种情况下,治疗师应该采取渐进的方式,建立一些治疗的技能,包括焦虑处理技术。

（2）焦虑处理训练(anxiety management training,AMT)：焦虑处理训练是应用一系列的步骤和方法,如反馈、放松、认知重建、正性的自我语言提示和打断思维等,来治疗因焦虑干扰了日常功能的患者。在这项方法中,重点不是过多地集中在修复病理性的记忆,而是帮助患者怎样控制他们的焦虑从而治疗恐惧。创伤后应激障碍肯定的特征包括特殊的恐惧(条件性的恐惧反射,包括对类创伤情境的特异性的惊恐反应)和广泛性的慢性警觉性增高(非条件性的恐惧反射,包括广泛性高警觉性、注意集中困难)；因此,AMT 对处理 PTSD 是有效的手段。

在 AMT 项目中,应用于有慢性症状的应激幸存者的应激免疫训练(stress inoculation training,SIT)也受到高度关注。治疗的基本程序包括 20 次治疗和家庭作业,由两个阶段组成,即教育阶段和应对技能训练阶段。治疗从教育阶段开始,第一次 2 小时的治疗,包括对治疗项目的原理和理论基础进行解释。SIT 的第二个阶段集中在应对技能的学习和应用上,包括深部肌肉的放松、呼吸的控制、角色扮演、内隐模式建立、思维中断法、Meichenbaum 自我对话指导。SIT 的有效性得到许多研究的支持。

2.催眠治疗　运用催眠技术有助于诱发出创伤性记忆及处理与之有关的痛苦情感。典型的深度催眠用来挖掘和修复创伤性记忆。当催眠诱导结束时,催眠的分离因素易化了创伤记忆的剥离,直到下一次的治疗干预。此外,催眠可以分离躯体痛苦和心理痛苦。这是由于躯体一直处在放松状态下,比如,在想象的状态下体验浮游的和视觉表象的创伤记忆。

3.眼动脱敏和再加工(eye movement desensitization and reprocessing,EMDR)　眼动脱敏和再加工有很强的认知治疗成分+眼球运动。其过程包括让患者想象一个创伤场景,同时眼睛追踪治疗师快速移动的手指,然后集中调节其认知和警觉反应。反复多次,直至当移动眼球时,患者在治疗师指导下产生的正性想法能与场景联系起来,警觉反应减轻。有案例报道支持 EMDR 的有效性。但设对照组的调查报道结果不一。在一项研究中,患 PTSD 的退伍军人和性侵犯受害者被分为接受 EMDR 治疗组和延迟治疗对照组,结果发现,接受 EMDR 治疗后的受试者在想象创伤场景时平均焦虑分比对照组低。但由于该项研究在创伤后没有直接评估其病理性,因此结果缺少前后对照的资料,无法肯定 EMDR 治疗的有效性。总的来说,一些研究报道 EMDR 是有效的,另一些研究则得出模棱两可的结果。所有关于眼球运动在治疗中作用的研究,都发现眼球运动本身与治疗结果无关。因此,EMDR 之所以有效,可能与再暴露或修复创伤记忆时,治疗师给予的正性反馈和指导有关,而不是因为任何快速眼球运动、节律,或治疗中的其他生理效应所致。

4.心理动力学治疗　虽然心理动力学治疗被广泛应用于创伤幸存者,而且也有应用的理论假说和治疗方法的描述,但这些领域仍缺乏好的对照研究。一般来讲,PTSD 的心理动力学治疗无论是个体的、小组的还是家庭模式的,共同之处是：①都强调医患治疗关系,移情和反移情,划清界限的重要性；②都使用支持性的表达方法；③都注重患者的安全性；④尽可能绘出患者创伤与相关的认知图式；⑤将创伤与新的认知图式联系起来；

⑥促进将创伤记忆的重温或再体验转换到对创伤的连贯性的叙述上。所有这些方法都是为了帮助患者从对自身或他人的不连续性上转入到连续性,从绝望转入到希望,从病理性和刻板的防御机制转入到更灵活的防御机制和适应力强的应对技能。

这些模式包含治疗的三个阶段:①初始阶段:通过治疗师有意识或无意识地对接触的难易、信任度、关注度、理解能力、界限的测试,逐步建立信任;②中间阶段:重组来自创伤环境的适应不良的或病理性的信念、病理角色或动力关系,比如作为对无意识的负罪感的自我惩罚,患者可能表现出行动虚弱或者自我破坏性行为。这与面对过去的经历有关,如因为创伤重新激活的早年形成的易感的自我观念,主观赋予的意义,因为丧失所致的哀伤等。这个阶段受到不信任感和强烈的与创伤相关的负性移情影响,需要理解和解释;③最后阶段:会发生居丧和重新连接,合成有意义的归因,掌控创伤体验,运用于未来,并制订适合的新的生活计划。在所有的模式中,干预需以创伤为中心,将支持、共情、教育保持一致。

## 二、药物治疗

当创伤后应激障碍诊断确定,并决定采用药物治疗之后,首选治疗药物目前认为是SSRIs(舍曲林、帕罗西汀、氟西汀),它们有最高的临床证据水平。起始剂量可较低(氟西汀 10mg,舍曲林 25mg,帕罗西汀 10mg 等)。低起始剂量一般更适用于对躯体化症状较为敏感的患者。也可用正常起始剂量(氟西汀 20mg、舍曲林 25mg、帕罗西汀 20mg)。其他 SSRIs 类药物对创伤后应激障碍也有疗效,只是证据水平较低。SNRIs 类药物文拉法辛对创伤后应激障碍也有证据表明有较好的疗效,但应该注意高血压和其他心血管系统的不良反应(尤其是在高剂量时)。米氮平也有研究报道对 PTSD 有疗效。老一代抗抑郁药物例如三环类抗抑郁药或单胺氧化酶抑制药对创伤后应激障碍有显著疗效。如果因费用或处方的限制而不能使用 SSRIs 或 SNRIs 时,三环类抗抑郁药如丙米嗪或阿米替林可以作为首选药物。不过应该注意不良反应,包括心血管系统不良反应、癫痫风险、抗胆碱能不良反应、饮食限制等。一般不把单胺氧化酶抑制药作为首选药物。

在药物治疗一段时间后,治疗反应可分为充分有效、部分有效或无效。其治疗反应如下:①无效:很少或无症状改善(小于 25%变化);②部分有效:症状改善在 25%~50%;③充分有效:症状改善大于 50%。在持续治疗 3~6 个月以上,许多患者可能达到临床治愈状态,即症状缓解大于 70%,这也是药物治疗的目标。从已发表的数据来看,在大部分临床试验中具有统计学和临床意义的疗效在 2~4 周出现。达到充分药物疗效所需要的时间是 12 周。但如果剂量充分,部分疗效至少应在 4~6 周出现。

有焦虑障碍的患者一般对药物的不良反应更加敏感,因此用药时应考虑从较低剂量开始滴定。在这一阶段,医师可以考虑是改换药物还是加大原来的药物剂量进行治疗。在改换药物或在原来药物加大剂量继续使用的基础上,可针对目前存在的主要症状采用辅助药物进行治疗,例如小剂量的哌唑嗪、曲唑酮、奈法唑酮、丙米嗪或阿米替林等。上述辅助药物不仅对睡眠障碍有效而且对创伤后应激障碍的其他症状也有治疗作用。

对 SSRIs 治疗无效的患者,建议首先加用一种辅助治疗有效的药物,如三环类抗抑郁药、哌唑嗪、非典型抗精神病药物。如果上述辅助药物无效,则可考虑证据水平相对低的药物,例如抗惊厥药物、可乐定或普萘洛尔等。如果患者同时患有其他疾病,则共病在很大程度上决定了辅助药物的选择。例如合并心境障碍或焦虑障碍的患者应考虑使用能同时治疗创伤后应激障碍和共病的药物(如抗抑郁药物同时治疗创伤后应激障碍和抑郁症)。

经过12周的药物治疗,很多患者都会出现50%以上的症状缓解。然而,进一步的好转则需要通过持续治疗;持续治疗不仅能使创伤后应激障碍症状进一步改善,而且能够使患者的整体功能得到提高,减少复发。由于创伤后应激障碍的迁延性与反复发作性,并且50%的患者在停药后症状出现恶化,建议药物治疗至少要持续一年。

苯二氮䓬类可慎用于并发惊恐障碍但没有精神活性物质滥用史的PTSD的患者。目前还没有临床数据证明苯二氮䓬类作为辅助药物治疗创伤后应激障碍的有效性。但有数据显示作为单一药物,阿普唑仑对创伤后应激障碍无效。即使如此,苯二氮䓬类药物在个别情况下可以与其他药物一起使用。安非他酮对创伤后应激障碍似乎无效,曲唑酮单独使用可能有效。如果上述药物都无效,可考虑使用苯乙肼。辅加认知行为疗法和缓慢暴露疗法对于舍曲林部分有效者能增加疗效。

越来越多的证据表明非典型抗精神病药物对创伤后应激障碍的辅助治疗有效,因此应该对这类药物有所重视。与老一代抗精神病药物相比,新一代抗精神病药物产生锥体外不良反应和急性心血管不良反应相对较低,但其他的不良反应,尤其是体重增加和代谢综合征包括高脂血症、高血糖症、糖尿病,以及由此产生的远期心脏不良反应应予重视。

每次对药物治疗无效进行评估时,要重新做全面的诊断评估及检查是否有治疗不依从或治疗的不良反应。例如,有些患者在治疗的初始阶段可能会出现症状恶化。这可能是因为SSRIs类药物的早期致焦虑作用所致。也可能是由于讨论和揭开从前的心灵创伤所致,而不一定是药物无效。有时病情在治疗初始会有一个短暂的好转,但很快消失,这有可能是"安慰剂"作用或"非特异性"反应,类似的现象在抑郁障碍治疗文献中有所报道。此类反应在创伤后应激障碍治疗中占何比例,应如何治疗目前仍不清楚。如果患者有自杀或者伤人的倾向,应立即住院治疗。提供有效的社会支持也是非常必要的,但要注意过度支持或"补偿"心理对疾病康复的负面影响。

### 三、治疗时应注意的几个重要问题

1.自杀倾向　即使在无抑郁症共病的情况下,创伤后应激障碍患者的自杀未遂率仍然比普通人群高。人格障碍、严重的PTSD症状、抑郁、精神活性物质使用问题、注意力缺陷/多动障碍及社会支持的欠缺均为额外自杀风险因素。有自杀倾向的患者需要在能确保安全的环境中接受恰当的药物及心理社会治疗。这些患者首选抗抑郁药物的治疗。在一些罕见的情况下,抗抑郁药物在治疗初期可导致躁动和不安以致加重或触发自杀或攻击性行为,应予注意。

2.共病　因为创伤亦导致其他疾病,所以PTSD常与其他疾病共存。在美国国家疾病共患调查中,重性抑郁障碍为PTSD的最常见共病,有重性抑郁障碍的创伤后应激障碍患者往往病情更重,更易有自杀意念。创伤后应激障碍其他常见的共病包括精神活性物质使用和其他焦虑障碍。共病的存在会影响治疗方案。例如有精神活性物质使用障碍的患者,首先应治疗物质使用障碍。有双相情感障碍的患者需确保患者在接受抗抑郁药前已采用心境稳定剂。总之,在治疗开始之前就需对共病有充分评估以选择适当的临床治疗方案。就目前的临床证据来看,无论有无其他抑郁或焦虑障碍,创伤后应激障碍的第一线药物治疗均为5-羟色胺重摄取抑制药(SSRIs)和5-羟色胺/去甲肾上腺素重摄取抑制药(SNRIs)。同时,认知行为疗法也能治疗与抑郁或焦虑障碍共病的创伤后应激障碍,但在这个领域证据较少。

3.失眠或噩梦　睡眠紊乱尤其是失眠与噩梦是创伤后应激障碍的常见症状,有些患者会随着PTSD核心症状的改善而改善,但有些患者常常在SSRIs治疗后仍持续存在,甚至因为使用这些药物而加重。在这些情况下,首先要评估患者的生活模式,比如是否有咖啡因类物质的大量使用造成了睡眠紊乱。肾上腺素拮抗药哌唑嗪的辅助治疗对改善噩梦和失眠十分有效,但低血压、昏厥和心动过速是哌唑嗪的潜在不良反应,应予注意。其他药物选择包括可在夜间使用的奈法唑酮,低剂量镇静性的三环类抗抑郁药,米氮平、曲唑酮、奥氮平、喹硫平、唑吡坦等。苯二氮䓬类的作用至今仍有争议。它们虽能减少过度觉醒的症状,但对创伤后应激障碍病程无任何附加的益处。在药物疗效持续不佳的情况下,要考虑与睡眠相关的呼吸障碍,比如睡眠呼吸暂停综合征、夜间周期性肢体运动障碍,或者其他睡眠障碍;必要时可进行多导睡眠描记检查。如果睡眠呼吸暂停综合征被确认,患者应进行持续正压通气治疗。如果上述原因也被排除,则应选择另一个上述讨论过的药物。

4.育龄妇女　妊娠与产后期间发生创伤后应激障碍的患病率只有零星报道。大部分文献报道为围生期的创伤经历,例如生产、接生、流产、死胎、死产等及由此导致的创伤症状。有调查显示在"正常"产后妇女中的创伤后应激障碍发病率为3%。目前还不清楚这些数据是代表新发病的创伤后应激障碍还是原有创伤后应激障碍在生产时变得明显了。对于妊娠前就患有创伤后应激障碍的妇女,目前还不清楚病情在妊娠期间如何发展变化。然而考虑到孕期并发症、产前孕妇睡眠结构的变化、妊娠及生产时神经内分泌系统/社会心理因素的应激状态,没有理由预计在妊娠与产后期创伤后应激障碍的症状会有所好转。再者,根据妊娠生产过程及并发症的不同,产后发生创伤后应激障碍的可能性似乎有所增加。

# 第十一章　儿童情绪障碍

　　儿童期情绪障碍是特发于儿童少年时期以焦虑、恐惧、强迫、抑郁及转换症状为主要临床表现的一组疾病。按照儿童行为障碍的两维度分类，相对于外化性行为问题而言，这类障碍属于内化性问题，外化性问题主要涉及与外部世界的冲突，内化性问题则为内部/自身的冲突；相对于"反社会行为"而言，属于神经症性行为。

　　儿童情绪障碍是指在儿童发育期的情绪问题，传统意义上被视为儿童情绪发展的组成部分，主要包括儿童分离焦虑障碍、广泛性焦虑障碍、社交焦虑障碍、强迫障碍及创伤后应激障碍等。在疾病分类中，不管是世界卫生组织的 ICD 系统还是美国的 DSM 系统，都把它放入"通常起病于童年与少年期的行为与情绪障碍"范畴下。

　　儿童期情绪障碍为十分常见的儿童心理卫生问题，其患病率在国外居第二位，在国内居行为问题、发育性障碍之后的第三位。国内流行学研究报道儿童情绪障碍的患病率为0.3%~6.99%，国内李雪荣使用 DSM-Ⅲ-R 诊断标准调查湖南省儿童青少年患病率为1.05%；王玉凤使用 Rutter 量表调查北京市小学儿童，神经症性行为为 1.64%，可见于各个年龄阶段的儿童，女性高于男性，约为 2.2∶1。

　　儿童期情绪障碍的特殊行为表现各不相同，但有某些共同的特征，大多数临床学家认为明显的焦虑是其主要表现，这些儿童比其他儿童显得更为苦恼、不愉快、易激动、害怕，或者表现为躯体功能失调。由于儿童是一个正在发育的个体，许多儿童情绪障碍似乎是情绪发育阶段的突出化，还不完全构成十分肯定的质的异常。临床症状不典型，年龄愈小，症状就愈不典型，常常以行为障碍为突出表现，如多动不宁、发脾气、打东西、无故哭闹、打人、自伤、学习成绩下降甚至拒绝上学等，须注意询问患儿的内心体验才会发现明显的情绪障碍。从症状表现很难明确其临床类型的归属，常常多种症状同时或交替出现，如强迫与恐惧、恐惧与焦虑、抑郁与焦虑等，有时 3 种以上的症状混合或交替出现。这些儿童主要表现为适应不良，较少引起功能的丧失，但对儿童的社会功能可造成某些干扰，给儿童和其家庭造成严重问题，甚至有明显自杀倾向，必须注意查询，早发现、早治疗，以防意外。

　　对儿童期情绪障碍的随访研究发现，多数儿童情绪障碍患者到成年期表现正常，但也有 40%~50%成年期表现神经症性障碍、人格障碍或其他精神病。由于许多儿童情绪障碍似乎是情绪发育阶段的突出化，因此容易被家长疏忽，加强宣传、提高家长的认识、提倡早期干预，是预防儿童情绪障碍延续到成年的关键。儿童情绪障碍的常见类型有焦虑症、恐惧症、学校恐惧症、强迫症、抑郁症和癔症等。

　　儿童情绪障碍是指发生在儿童期，以焦虑、恐惧、抑郁、强迫等症状为主要临床表现的一组疾病。过去的文献多称为儿童期神经症，由于儿童情绪的分化不像成人那样明显，所以，目前很少使用儿童神经症一词，而改称儿童情绪障碍。

儿童情绪障碍不同于成人的神经症,其主要区别在于:①临床表现较成人简单,往往是躯体症状或某一症状突出,自主神经系统症状明显;②学龄前儿童的情绪障碍类型难以划分,随着年龄增长,临床类型逐渐与成人接近;③儿童阶段男女患病率差别不大,少年期以后女性患病率逐渐增多;④病程多是暂时性的,很少持续到成年期;⑤儿童期情绪障碍与成人期神经症之间没有明显的内在联系,它似乎只是情绪正常发育趋向的突出化而不是本质的异常。

# 第一节　儿童分离性焦虑症

儿童分离性焦虑症指儿童对与其依恋对象分离感到过度焦虑。

儿童对与自己依恋的人分离有很明显的焦虑反应。一般情况下,6~9 个月的婴儿就会对陌生人和陌生环境发生警觉并拒绝接近。当幼儿刚入托、生病住院或送交他人抚养,要与主要依恋对象(如妈妈)分离时,部分幼儿表现为哭闹,抓住亲人不放,发脾气,家人很难将他送到托儿所;勉强送去,常静坐少语,不吃饭,不听指令,不与他人交往,每天离家相当困难。这种由于与主要依恋对象分离而产生的焦虑称为分离性焦虑。多发生于幼儿早期,以 3~5 岁多见。随着时间的推移,逐渐熟悉环境,而自行缓解,一般不属病态。

## 一、流行病学研究

儿童青少年分离性焦虑症不常见,DSM-Ⅳ报道患病率为 4%。Anderson 等在新西兰按照结构式面谈研究了 792 例 11 岁儿童,评定了父母和教师问卷,结果持续超过 1 年患有分离性焦虑的儿童占 3.5%,而另一组 15 岁儿童为 2%。Bird 等调查了 2064 例 4~16 岁波多黎各儿童,分离性焦虑症占 4.7%。国内苏林雁等调查 565 名 6~13 岁小学生,儿童分离性焦虑症患病率为 1.24%。

分离性焦虑症常发生于儿童和青少年早期,常见 5~16 岁,平均发病年龄为 7.5 岁。加拿大魁北克省儿童精神卫生中心对 2400 例儿童青少年进行为期 6 个月调查,其中 6~8 岁儿童发病率为 4.9%,12~14 岁青少年发病率为 1.3%。澳大利亚一项社区调查发现青春前期儿童发病率为 4.2%;Lewinsohn 等随机调查 1710 名高等院校学生,报道终生患病率为 4.3%。Last 报道患病率男女相似,也有报道女性高于男性。

## 二、病因

Bowlby 认为有两类行为与焦虑情绪有关,即依恋与逃避,依恋是出现在"联络成对"的成员彼此被分离之时,逃避是患儿与陌生事件突然相遇而产生。与依恋对象分离是引起分离性焦虑的直接原因。有研究表明,婴幼儿在熟悉的环境接触陌生人,几乎很少怯生;若在不熟悉的环境里接触陌生人,则 1/2 以上的孩子会怯生。面对陌生环境,逃避起到了又一种引起焦虑的作用。

社会文化因素和跨文化因素研究发现,许多焦虑症儿童来自中等或中等偏上社会层次的家庭,然而 50%~75% 的分离性焦虑症患儿家庭的社会经济状况较差,常来自于单亲家庭。在家过分受溺爱,患儿依赖、任性、懒惰等各种退行的表现往往就是受家庭过度保护的结果,说明负性环境因素起了一定作用。

常常于生活事件后起病,如入托、入学、转学、迁居。也与家庭矛盾冲突、父母生病、离异等。研究发现,精神应激可以使人的神经系统、免疫系统和内分泌系统调节失衡,出现病理性情绪反应。应激状态是心理防御机制自我保护的表现。

生物学研究发现,本症具有家族聚集现象,有遗传史者占12%,父母心理素质存在缺陷,具有焦虑素质。患儿常常性格内向、害羞、胆小,独立生活能力差,难以适应新环境,不能承受与依恋对象分离的心理刺激,是起病的素质基础。

### 三、临床基本特征

核心症状是患儿与主要依恋人或家庭分离后表现明显的焦虑情绪和行为反应。分离性焦虑往往经历三个阶段。最初表现为反抗、哭闹,拒绝他人,表现极端痛苦;发展到情绪反应为无助、冷漠、伤心、失望;最后患儿似乎变得"正常",对与依恋对象的分离表现出漠然和无动于衷。这期间开始以心理防御机制来对抗由分离带来的焦虑情绪。但一般直到患儿拒绝上学或有躯体不适如腹痛,才到医院就诊,不同年龄表现形式有所不同。

幼儿期常表现在与主要依恋对象(通常是母亲)分离时,大哭不止,抓住亲人不放,乱踢乱跳,躺在地上打滚,不能接近,拒绝吃饭,严重者哭闹一整天。或者入托时大哭大闹,家长走后追随老师要求回家,见不到老师就感觉失去依靠。或较少哭闹,静坐不语不动,不吃饭,不答话,不听指令,不与他人交往,早上入托前在家即便穿上衣服,也会躲在某角落里不出来,家人把他抱出家门,仍大哭不止,甚至呕吐。持续时间较长,超过一般幼儿初上幼儿园的适应时间,影响其日常生活和学习发展。

5~8岁患儿有了一定表达能力,常常不切实际地出现一些担心,如担心父母或主要依恋者被伤害,担心有灾难降临到亲人身上,会被谋杀或被绑架;担心不幸事件(如自己生病住院、外出失散、被人拐骗等)会把自己与主要依恋者分开,常做与分离有关的噩梦,不愿单独就寝,严重的因为害怕离开主要依恋者而不愿意或拒绝上学或去其他地方。

9~12岁患儿主要表现为对分离的过分苦恼。分离前过分担心即将来临的分离,分离时表现痛苦、依依难舍,分离后出现过度的情绪反应,主要是烦躁、不安、注意力不集中、哭泣,甚至想象中的分离也引起痛苦。

而在青少年,最常见的是躯体症状,常常诉述头疼、头晕、胃痛、恶心等各种躯体不适的症状,以此为借口逃避或拒绝上学。

分离性焦虑症患儿存在认知缺陷,对遇到的困境往往过高评价其危险程度。处理态度不积极,处理方法不够妥当。还存在社交和情感方面的缺陷。年幼儿的症状比年长儿多,大约3/4的分离性焦虑症患儿表现有拒绝上学行为。

### 四、诊断与鉴别诊断

1.诊断　根据CCMD-3诊断标准的定义,儿童分离性焦虑症是指儿童与其依恋对象分离时产生的过度焦虑情绪。

(1)症状标准:至少有下列中的3项。①过分担心依恋对象可能遇到伤害,或害怕依恋对象一去不复返;②过分担心自己会走失、被绑架、被杀害或住院,以至将与依恋对象离别;③因不愿意离开依恋对象而不想上学或拒绝上学;④非常害怕一人独处,或没有依恋对象陪同绝不外出,宁愿待在家里;⑤没有依恋对象在身边时不愿意或拒绝上床就寝;⑥反复做噩梦,内容与离别有关,以致夜间多次惊醒;⑦与依恋对象分离前过分担心,分离时或分离后出现过度的情绪反应,如烦躁不安、哭喊、发脾气、痛苦、淡漠或退缩;⑧与依恋对象分离时反复出现头痛、恶心、呕吐等躯体症状,但无相应躯体疾病。

(2)严重标准:日常生活和社会功能受损。

(3)病程标准:起病于6岁以前,符合症状标准和严重标准至少已1个月。

(4)排除标准:不是由于广泛发育障碍、精神分裂症、儿童恐惧症及具有焦虑症状的其他疾病所致。

2.鉴别诊断　在做出诊断之前,需要与以下情况相鉴别诊断。

(1)正常儿童分离焦虑:部分幼儿初次与依恋对象分离,会产生焦虑和回避行为。症状表现从一般感觉不安到严重的焦虑。但经过一段时间能够自行缓解。鉴别诊断的要点是:是否与发育水平相称(如学龄期、青少年期起病)、症状持续时间(超过1个月)及严重程度标准(对学习生活造成影响)。

(2)其他焦虑障碍:分离性焦虑症常常和其他焦虑障碍和情感障碍共病,如单纯性恐惧症和(或)社交恐惧症、学校恐惧症、抑郁症等。分离性焦虑症最主要的主诉是不愿意与亲人分离,而其他障碍各有其核心症状,如某患儿不肯离开父母是因为害怕被小朋友欺负、害怕小朋友不和他玩,则应该诊断社交恐惧症;有些患儿可以同时做出多个诊断。

(3)广泛性发育障碍:部分广泛性发育障碍儿童(特别是儿童孤独症)可以表现出过分夸张的、排他性的对母亲的依恋,如整天要母亲抱着,时时用脸去贴母亲或主要依恋者的脸或抚摸他们身体的某一部分,母亲拒绝就表现哭闹,称为假性社交。其实质是将母亲作为一种特殊依恋的目标。患儿同时还有对其他儿童缺乏兴趣、语言交流障碍及刻板重复的言行,可资鉴别。

(4)精神分裂症:儿童精神分裂症起病后表现为对母亲的一种依恋行为,如缠着母亲,一步也不肯离开,整天要母亲背着。但患儿病前能够离开母亲,病后还有其他精神分裂症的症状,如情感淡漠、孤僻、退缩、幻觉、妄想等。

## 五、治疗

1.支持性心理治疗　尽快帮助患儿适应新环境。新环境中的抚养人要向患儿主要依恋对象了解患儿的饮食起居及生活习惯、性格、惯用词汇及表达需要和要求的特殊方式。对幼儿宜采用非语言交流方式,在给予抚摸、哄劝、承诺过程中,减少陌生感。转移注意力,给患儿玩他喜欢的玩具,给他讲故事、听音乐,陪他做游戏等。能够引起患儿兴趣的事物或活动,可以使他的心情平静并获得愉悦体验。学龄前儿童除提供适当游戏、绘画、电视外,在治疗前,用患儿容易理解的词语和方法解释其过程,多使用鼓励性语言。学龄期儿童重点以语言交流为主,交流时态度诚恳、语言生动、表情温和,在进行各种操作及治疗前均说明目的、方法及操作会带来的不适,以取得合作,并尊重患儿的选择,尊重患儿的人格和自尊心,认真解答患儿的提问。

2.心理教育 对患儿及家庭同样重要,包括解释症状表现、治疗方法和步骤等。这样经过心理教育和疏导,可以提高治疗依从性。当患儿较小、症状轻或中等严重,可以进行心理教育、讲道理,告诉他爸爸妈妈要上班、要工作。让父母鼓励孩子如何面对新环境,不要过分责怪困境,要通过行动来解除分离焦虑。告诉患儿在学校需要团结合作,大家要相互帮助。一旦他同意到学校去,帮他把可能遇到的困境降低到最低程度。

3.行为治疗 行为治疗主要是针对儿童的异常行为和内心矛盾冲突而进行的。以此为基础,采用系统脱敏疗法、情境再现和处理意外事件等方法。Blagg 和 Yule 对 30 例拒绝上学的儿童进行行为治疗,另外两组分别采用住院和靠家庭辅导师进行个别心理治疗。结果1 年后行为治疗组83%的患儿能去上学了,另外两组分别为31%和 0。行为消退法,即对患儿不适当的情绪、行为反应不予注意,不予强化,使之渐趋减弱以致消失。例如,患儿常常以哭闹的方式来引起别人的注意,若对此不予理会,患儿慢慢就会自行停止此行为。对于一些过分依赖、任性的患儿,就可以采取这种方法。

4.家庭治疗 对一些分离焦虑的儿童有时需要进行家庭治疗,因为家长的知识水平、教育方法,直接影响孩子心理素质的发展,且父母的焦虑情绪和态度对孩子有暗示作用。父母与孩子交流他们的安全和自理,教孩子如何克服分离焦虑、按时上学的方法,培养孩子的顽强意志和良好的性格,锻炼适应新环境的能力。家庭治疗的核心应该放在调整父母与儿童的关系上,母亲和儿童有较强的亲和力,往往和爸爸有排斥力。

5.生物反馈治疗 此方法适合于年龄偏大的患儿,通过记录肌电、皮电、皮温、呼吸、心率、脑电等指标,通过反馈的方法改变这些指标,对患儿进行放松训练,可以缓解分离性焦虑情绪。

6.药物治疗 当心理干预和行为治疗效果不理想时,药物治疗可以作为辅助手段。SSRIs 类药物疗效肯定,被认为是治疗儿童分离性焦虑症的首选药物。

Susan 等在 128 例 6~17 岁社交恐惧、分离性焦虑和广泛性焦虑患儿中,与安慰剂随机双盲对照研究显示,氟伏沙明在小于 12 岁的儿童逐渐加量至每天 150mg,在 12~17 岁青少年逐渐加量至每天 200mg,儿童焦虑量表平均减分率达到 52%,而安慰剂仅有 16%。从每天 25mg 睡前顿服开始,根据患者的耐受情况每 4~7 天加量 25mg,直到最大有效治疗量。剂量达到或超过 50mg 时,药物要分 2 次服用。如果 2 次剂量不同,剂量大的一次放在睡前服。11 岁前最大剂量每天不要超过 200mg,女孩剂量一般小于男孩。在青少年每天剂量可以达到 200mg。在 6~17 岁社交恐惧、分离性焦虑和广泛性焦虑患儿中,氟伏沙明每天 50~200mg,无论在短程或长程治疗中都可以耐受。

氟伏沙明和其他 SSRIs 一样容易引起食欲下降和体重变化。常见的不良反应有腹部不适、头痛、运动性兴奋、嗜睡和镇静、入睡困难、恶心、流行性感冒或上呼吸道症状、口中异味、鼻部充血、疲倦、肌肉或关节疼痛、咽喉疼痛、腹泻、咳嗽、皮肤瘙痒等。

氟伏沙明不能与 MAOIs 合用,停用 MAOIs 2 周后才能用氟伏沙明,停用氟伏沙明 2 周后才能用 MAOIs。

当 SSRIs 类药物疗效不理想时,可以应用 TCAs 类药物治疗。可给予多虑平每天

0.5mg/kg,分 3 次服,待临床症状明显改善后,即逐渐减量至停药。疗程最长 6 周,最短 2 周。

由于 SSRIs 类药物和 TCAs 类药物需要数周时间才能见效,所以早期可以合并服用苯二氮䓬类药物,以尽快缓解症状,阿普唑仑每天 0.2mg,睡前顿服。要注意其成瘾性和避免滥用。对伴有心动过速、双手震颤、多汗的部分病例加服普萘洛尔 5~10mg,每天 3 次;谷维素 10mg,每天 3 次,用药时间为 1~2 周。

## 六、预后

大多数分离性焦虑症预后好,能够适应学校生活、适应社会。但有纵向研究提出分离性焦虑是焦虑症其他类型诸如惊恐发作、广场恐惧、抑郁症等发病的危险因素之一,成为恐惧发作谱系障碍的一个症状。成年人的分离性焦虑很难定义,症状变化不定,可以有惊恐发作,甚至有攻击行为。

# 第二节　儿童精神分裂症

儿童精神分裂症,也称为儿童少年精神分裂症,是指起病于 6~15 岁的,临床以基本个性改变、思维障碍、感知觉异常、情感与环境不协调等为主要特征的一种严重精神疾病。

## 一、流行病学

1.患病率　国内各地的调查结果各不相同,南京地区 2003 年报告,10 岁以下患精神分裂症患者占患精神分裂症总数的 0.28%;2008 年 6 月—2011 年 1 月住院的 14 岁以下的患者中精神分裂症占 24.3%。上海徐汇区 10 岁以下精神分裂症的平均发病率,2001—2004 年为 0.3%,2005—2008 年为 0.07%。

2.起病年龄　研究发现,15 岁以下起病的精神分裂症占 0.3%,年龄越小发病率越低,随年龄增长,发病逐渐增高,且男孩比女孩发病率高,男女之比为(2~3):1,与国外报告相仿。

## 二、病因

与成人患者一样,儿童精神分裂症的病因尚未完全阐明,现将各种论点归纳如下。

1.遗传因素

(1)高发病家系调查:许多研究发现精神分裂症患者的家系中,其一级亲属患精神分裂症的可能性明显增高,儿童精神分裂症的家系更明显。Bender 报道,患儿的双亲同病率母亲 43%,父亲 40%。美国 Ittlexon 中心报道,儿童精神分裂症双亲同患率母亲 28%,父亲 13%。我国的研究也有相近的报告,南京报道,儿童精神分裂症有阳性家族史占 27.8%,上海为 32%。

(2)双生子同病率:在双生子的研究中,精神分裂症的同病率很高。Kallman 和 Roth (1956 年)报告,儿童患者中双卵双生子精神分裂症的同病率为 17.1%,单卵双生子精神分裂症的同病率则高达 70.6%。

（3）寄养子研究:Heston、Rosenthal 分别进行研究,将精神分裂症患者的子女从小寄养出去作为实验组,同时设对照组。发现实验组在成年后患精神分裂症及病态人格的人数明显高于对照组,说明遗传因素在精神分裂症的发病中的作用。

（4）遗传基因:1988 年美国曾报道,精神分裂症是由第五对染色体中的基因缺陷所引起。但仍有待验证。

（5）遗传方式:Kallmen 曾提出精神分裂症是单基因隐性遗传的假说,1995 年 Slater 又提出了精神分裂症是单基因显性遗传伴外显率低的假说。也有人主张是多基因遗传,是由许多基因的积累作用造成的,没有隐性和显性基因明显的遗传规律,而是有一定的阈值。有学者提出,精神分裂症的发生是遗传的易感素质和环境因素共同作用造成的。提出了"遗传度"的概念,即遗传因素对产生遗传性状和遗传疾病的影响程度,遗传度高,说明遗传因素在发病中占主要地位。2003 年调查,辽宁铁岭地区的遗传度为 70% ~ 80%,黑龙江大庆地区为 75.7%。

2.环境因素　　发病有明显环境诱因的,成人患者有较多研究,各地报告不一,天津 44%,上海 54%,南京 77%。而在儿童精神分裂症中尚无精确统计数据。但可以肯定,儿童患者的发病与环境因素也有一定的关系。

（1）家庭因素:如家庭不和、父母不睦、亲子矛盾、单亲、父母一方或多方患精神疾病等。无疑给儿童的生长带来不良的影响。另一方面,当前的家庭,多为独生子女的三口之家,儿童在家庭中处于绝对的核心地位,即使不是三口之家,儿童也会得到祖父母或保姆的悉心照顾,他们娇生惯养,适应能力往往很弱,一旦环境改变如上学、就业等,"不良因素"会使儿童无力承受,容易诱发精神疾病。

（2）心理社会因素:随着经济的发展,心理因素社会应激因素不断增加,精神病患病率逐年增多。儿童虽然接触社会比成人单纯,但各种信息的影响、繁重的课业负担、升学的竞争、理想和现实的矛盾、同学师生间的冲突、前途、就业的压力等影响着儿童的心理,加重其心理负担而诱发精神疾病。

3.躯体因素

（1）中枢神经系统损伤说:Goldfarb 研究发现儿童精神分裂症患者中有中枢神经系统损伤者占 70%。有的学者提出精神分裂症患儿在围生期并发症发生率高,在步态、动作、平衡和协调运动、肌张力、多种刺激整合作用等方面,或多或少出现功能失调,表现出中枢神经系统的软体征。脑电图异常率和抽搐的发生率均较正常儿童多,提示有原发性缺陷。

（2）生化代谢异常:①多巴胺功能亢进假说:酚噻嗪类多巴胺受体阻滞药能有效控制精神分裂症的症状支持此学说。也有学者称这与体内多巴胺受体的敏感度增高有关;②单胺氧化酶活性下降和 5-羟色胺代谢异常假说:Wyatt 等证实,分裂症患者血小板单胺氧化酶活性下降。也有报道,患者血液中的 5-羟色胺较健康人含量少。也有报道称患者脑脊液中 γ-氨基丁酸和谷氨酸含量降低及内啡呔的含量增高。

4.个性特征　　不良的个性可能为精神分裂症的发生、发展提供条件。精神分裂症患儿病前多为孤僻,内向、敏感、怕羞等。患儿中性格不良者报告如下:轻度异常者新西兰为21%,美国为30%;中度或重度异常者,新西兰52%,美国57%。我国报告,患儿倾向内向性格者上海68%,南京54.2%。

5.大脑形态异常 CT发现部分患儿侧脑室扩大。脑皮质萎缩,丹麦学者报告患儿侧脑室及第三脑室扩大明显。

6.高级神经活动病理生理学因素 巴甫洛夫学派认为精神分裂症的症状产生于大脑皮质慢性催眠状态,其抑郁过程有不同的深度和广度,有时可以扩散至皮质下部,木僵状态是运动抑郁所致,冲动是以正诱导加强皮质下的兴奋所导致等。

### 三、临床表现

儿童少年分裂症与成年人患者的症状不完全相同,因为儿童大脑发育不成熟,其临床表现不似成人那么复杂,无论在思维、情感还是意志行为等方面均有差别。如妄想比较少见,即使有也较简单、不系统,常以病理性幻想代替妄想。行为异常较明显,常以行为异常被发现患病。若仔细分析,病儿个性、思维、感知、情感、意志等方面的改变均可发现。

1.起病形式 可分为急性、亚急性和慢性起病三种形式,通常认为急性起病仅占25%,而以慢性起病多见。可能的原因与人们对疾病的认识不够或有所忌讳有关。

2.早期症状

(1)以神经症性症状为主:如注意力不集中,萎靡不振,记忆力下降,失眠,学习成绩下降等。

(2)以性格改变为主:年龄偏大的患儿尤其多见,如变得违拗、怪异、被动、冷漠等。

(3)以行为问题为主:如好惹是生非、恶作剧、违纪、冲动等,常被管教但收效不显。

(4)以情绪障碍为主:如焦虑不安、情绪不稳、淡漠、自笑等。

3.发展期或称急性期症状

(1)个性明显改变:多数呈进行性加重的精神运动内向性倾向。有的古怪,不合群,对人冷淡,孤僻,退却,主动性差。总之,个性变化显而易见。

(2)感知觉障碍:幻觉多见,年龄小的幻视较多,年长的以幻听为多。幻觉以幻想性内容为主,多具体和形象化。幻视的色彩较为鲜明,多有恐怖性,幻听以言语性为主,多令患儿不愉快。其他类型的幻觉一般不多见。错觉和感知综合障碍也可见到。

(3)思维障碍:对年龄稍大的患儿,各种思维障碍均可出现。如联想散漫、思维破裂、思维贫乏、逻辑倒错或思维内容离奇,妄想综合征的患儿并不少见,但达到真正妄想程度的并不多,出现的妄想易变化,不系统。可见有"类妄想性幻想症状",是患儿病后荒谬的思维与生活中常见到的事情,再加上幻想内容发展形成。带有强迫性症状者也不少见。

(4)言语障碍:年龄较小的患儿易见到,患儿常有重复言语,有时含糊不清。有的有模仿言语,有的口吃或不成句的音调,也有的患儿缄默不语,等。

(5)智能障碍及自知力:患儿年龄越小,其智能受损越明显,如言语功能的削弱,其社会化功能、养成的生活习惯、某种技能也会消失。年龄稍大的患儿,在疾病的发展期智能会表现出下降,治疗后可恢复。患者存在自知力者少见,虽经治疗且疗效较好往往自知力也不全面,此与患儿认知不健全,对症状不能完全理解有关。

（6）情感障碍:情感平淡或自发性情绪波动是较特征性症状,如对亲人不亲,对任何事物都不感兴趣或时而自笑,时而哭泣,有时紧张恐惧,可伴发怒。年长儿则明显情感不协调。

（7）运动、意志行为障碍:患儿可有明显的紧张、违拗、冲动、刻板动作、模仿动作、模仿言语等。也有运动抑制,保持某一姿势或木僵。也有紧张性兴奋。也有明显的强迫性行为,或其他奇特别人不好理解的行为。

（8）其他:慢性病儿可见身体发育异常,过缓或过快。可有神经系统软体征:如痛觉减退、瞳孔对光反射迟钝、肌张力增高、腱反射亢进等,有的出现步态、姿势、平衡动作和对刺激的整合功能不协调。个别可见有病理反射和自主神经系统改变。也有人报告,患儿脑电图异常率及侧脑室扩大的检出率偏高。

## 四、诊断与鉴别诊断

1.诊断　目前,无论 ICD-10,还是 DSM-Ⅳ 及 CCMD-3 均无独立的儿童分裂症的诊断标准,都是按有关精神分裂症的诊断标准进行诊断的。有研究发现,按精神分裂症的标准诊断的儿童分裂症,到成年时仍诊断为精神分裂症的占 87%,说明儿童、成年的诊断符合率是很高的。然而,儿童毕竟是处于大脑发育和心理不断发展的阶段,其言语、思维、感知觉、情感及意志行为均不完善、不成熟,其症状表现不可能与成人完全相同。因此,对儿童分裂症的诊断,必须经过全面仔细地检查和评估后才能做出,并要确定精神症状不是由于器质性疾病或药物所致。病前的社会功能、个性、学习情况,发作时的状态、社会功能的改变,以及发育史、家族史都应仔细了解,对于伴有发育障碍的小龄儿童,尤其起病缓慢者,诊断较困难。

2.鉴别诊断

（1）孤独症:孤独症起病年龄在 36 个月以内具有严重的社会交往障碍和言语交流障碍。对周围环境反应异常,感觉过敏,智力低下等,没有幻觉、妄想、思维联想障碍等可资鉴别。

（2）精神发育迟滞:儿童分裂症由于孤僻、退缩等与外界隔离,常可出现智力低下和社会适应能力下降。但精神发育迟滞从小既有生长发育迟缓,且病程多不呈进行性,可伴有躯体发育异常或畸形。有的可有神经系统体征。等。

（3）颞叶癫痫:颞叶癫痫可出现分裂症样表现,如思维障碍、言语性幻听、紧张症及奇特行为,但详细的神经检查及脑电图检查,尤其是蝶骨电极的描记,可以帮助明确诊断。

## 五、治疗

1.药物治疗　可选用氯丙嗪 50~300mg/d、奋乃静 4~18mg/d、氟哌啶醇 2~20mg/d、利培酮 0.25~3mg/d、五氟利多每周 5~40mg、舒必利 25~300mg/d、氯氮平 12.5~200mg/d 等。诸多的抗精神病药物,其药理作用和临床应用大同小异,只是剂量大小、作用强弱和不良反应轻重而已。在用药治疗时,其剂量应因人而异,力求系统和充分,一般从小剂量开始,逐渐加量,达到一定治疗剂量时,能控制精神症状则停止加量,维持治疗两个月,视病情缓解情况减量至最低有效剂量,再维持数月或数年。对 6 岁以下的儿童最好不用抗精神病药物。

2.心理治疗　适用于恢复期的患儿,可个别心理治疗、集体心理治疗。有时家庭心理治疗是必要的。心理治疗的方法可灵活选择。在治疗过程中,不应忽视对患儿进行文化、品德、劳动等方面的教育与培养,否则对患儿回归社会不利。

3.工娱疗法　丰富多彩的工娱疗法,有助于患儿的全面康复。

### 六、病程和预后

患儿的病程大多呈慢性过程,表现为不规则波动性发作。药物治疗可使病情缓解较好。一般认为患儿预后不良,尤其年龄较小的慢性起病者。但随着治疗手段、药物的增多,消极悲观的看法似乎应改变,目前认为,有 1/3 预后良好,有 1/3 发展为慢性缺损及退化,另 1/3 处前两者之间。

## 第三节　儿童癔症

癔症是一类由精神因素如重大生活事件、内心冲突、情绪激动、暗示或自我暗示,作用于易病个体引起的精神障碍。主要表现为各种各样的躯体症状、意识范围缩小、选择性遗忘或情感暴发等精神症状,但不能查出相应的器质性损害作为其病理基础。

### 一、概述

在儿童情绪障碍中,与其他几种类型的疾病相比,癔症的患病率并不高。因为癔症患儿常有躯体症状,故常就诊于儿科。Robins 和 O′Neal 报道,他们在 15 年期间内共诊治了 51311 例儿童,其中癔症仅有 27 例。Rae 在 3 个儿科和儿童精神科病房中发现,按严格标准诊断为转换症状者仅占 3%~13%。Caplain 报道,在英国 Maudsley 医院,青春前期癔症患病率达 2%,但在后来的 4~11 年随访中,大约 1/2 发现为器质性疾病,这是一个十分值得重视的问题。

国内对儿童癔症报道资料不多,近年来尚无流行病学调查结果。王淑馨等报道北京大学医学部精神科儿童门诊 211 例中癔症占首位,共 41 例(其中集体癔症发作 10 例),占 19%。南京神经精神病防治院住院儿童 1155 例中,癔症 59 例,占住院患儿总数的 5.1%。在儿童期男女发病相当,但在青春期后女性较男性高。年龄较长一些的儿童又较幼童多见,文化和经济水平不发达地区还有群体发作。集体癔症发作的报道不断见诸文献。

### 二、病因

1.个性特征　癔症患者常具有某些特殊的性格特征,如情感丰富、情绪不稳、自我中心、好幻想、暗示性强、依赖性重等。受发育性因素影响,儿童本身就具有情绪不稳、易受暗示、幻想性等特点,因此儿童癔症的性格特征不像成人那么突出。Rock 报道了转换症状儿童的个性特征,发现 90%患儿智力水平高于平均水平,学业成绩差,伙伴关系不良,过度依赖,情绪抑郁。此外,就中学生本身的特征而言,独生子女较非独生子女易表现为自恋型人格特征。

2.心理因素 大多数患儿往往在负性精神因素作用下急性发病,如委屈、气愤、紧张、恐惧、突然的不幸事件,均可导致发作。Barbara 报道一名 9 岁的女孩因父母关系不佳、对她关注少而出现转换症状。父母当着孩子的面吵架时,高度敏感的孩子就会意识到:"他们为什么吵架,他们会不要我吗?"孩子一"生病",原本就以孩子为中心的父母马上停止了冲突,注意力转移到孩子的身上,这样就强化了儿童的症状,甚至导致症状转移(这也是儿童癔症的特征)。精神分析学派认为,癔症是个体在面对难于接受的思想、愿望和冲动时,精神内部冲突的结果。患者对冲突和伴随的焦虑予以阻抑,躯体症状代表了无意识中的冲突。行为学家则认为,转换症状是患者对遭受挫折的生活经历的适应方式,病后的获益则通过操作性条件反射使症状强化,癔症症状被看作是一种习得的行为,患儿发现这类症状可以减轻困难处境给他带来的焦虑,并使他的需要得到满足,症状便会被强化,持续存在,在以遇到困难时再次出现。再次发病时不一定具有明显的精神因素,可能是遇到与第一次发病因素在内容和情境上有关的因素而诱发,亦可能在别人谈论其发作或患儿本人回忆第一次发作的体验在暗示和自我暗示作用下发病。

3.躯体因素 躯体疾病、月经期、疲劳、睡眠不足等情况均易促使发病。

4.社会文化因素

(1)教养因素:父母溺爱、过度保护,使儿童变得任性,一旦受到挫折,缺乏应有的承受能力,常常是发病的基础。

(2)文化因素:proctor 提出癔症患者常来源于农村、教育水平和经济条件较低的区域,认为可能与文化因素有关,这些人群更容易接受迷信和偏见的影响。灾难、战争、社会变迁等因素造成儿童处于精神紧张中,也是重要的病因学基础。迷信或对自然、疾病现象的不科学解释,常导致癔症群体发作,近年国内报道较多。

(3)癔症群体发作:常发生于经济文化较落后的农村中小学生中,由于接种疫苗、某人患病、听信传言等,对疾病的恐惧、紧张心理,使密切接触的群体(如学校、村庄)受到暗示和自我暗示而发病。癔症和群体癔症的发病机制是有区别的,癔症是以性格因素占主要地位,而集体癔症则以环境因素为主。根据现代心理社会应激概念,紧张刺激可以是客观事件,也可以是象征性的威胁事件。应激既不伴随特定的刺激,也不伴随特定的反应,而是个体对觉察或估计一种有威胁的情境做出的一系列心身反应。

## 三、临床基本特征

癔症的临床表现多种多样,归纳起来,可分为躯体功能障碍和精神症状两大类,即转换性障碍和分离性障碍。在儿童,分离性障碍少见。

1.躯体功能障碍 多见于神经系统运动和感觉障碍,也可表现为躯体、内脏等躯体化障碍。常见的有以下几种。

(1)痉挛发作:发作无一定形式,四肢挺直、肢体抖动或角弓反张,发作过程中有时伴以肢体的各种动作如挣扎状、捶胸、抓人。这一发作形式与典型癫痫大发作不同,发作中无咬破舌、摔伤,一般无大小便失禁,无缺氧表现,面色正常,瞳孔对光反应存在,常持续数十分钟。也可表现为局部肌肉的抽动和阵挛。

(2)瘫痪:可表现为单瘫、偏瘫,以双下肢同时瘫痪较多见,发生突然,好转也突然,不伴有上、下运动神经元受损时的体征,肌肉张力正常或时高时低,肢体被动活动多有抵抗。

(3)失明、失聪、色盲、失音或其他形式的语言障碍:如口吃、耳语、声嘶等。

(4)躯体化障碍:可表现为自主神经功能紊乱,如腹痛、恶心、呕吐;头痛、头晕、软弱无力;心悸、气促;肢体、口唇发麻。

(5)症状可互相转化:如原为双下肢瘫痪,可能下次发作转成昏厥,也可能几种临床症状表现同在一患者身上存在。

2.精神症状

(1)情感暴发:表现为情绪的失控,如号啕大哭、喊叫,常伴以肢体乱动及冲动行为,或哭诉不愉快的体验,有的表现为狂笑不止,情绪变化迅速、激烈,有时伴有戏剧样夸张动作和表情。

(2)意识改变:常见的形式是"昏厥"。一般主诉"开始感到头晕,后来便不知道了",发作大多与精神因素有密切关系,但久病患者有时因为很小的事也会引起发作。昏厥表现为缓慢地倒地,常发生在没有危险性的地方,有时是在情感暴发(如大哭、大笑)后晕倒,有的又与痉挛发作同时存在。发作持续时间长短不等,事后部分遗忘,有的可回忆晕倒后周围的情况。这一症状需注意与不典型的癫痫发作、低血糖等症进行鉴别。另一意识障碍表现为嗜睡或昏睡,亦应排除其他器质性疾病。

(3)其他:如身份障碍、阶段性遗忘、癔症性漫游、假性痴呆等在儿童少见。

3.癔症的群体发作　多发生在共同生活且观念相似的群体中,发作的原因是各种能够导致团体成员产生恐惧、焦虑的因素,引起流行的原因可能是由于迷信或不科学解释的影响,对疾病产生恐惧、紧张的心理。起初有一个人发病,且这个人具有一定影响力,周围目睹者受到暗示而发病,出现类似症状,短期内可出现暴发性流行。国内报道多达200余人,以女生多见,流行一般历时数天。

癔症表现多种多样,但共同具有以下特点:①无器质性基础:症状不能用神经解剖、生理学、医学等知识解释;②症状变化的迅速性、反复性亦不符合一般器质性疾病的规律,如患者双下肢突然瘫痪,不到30分钟即痊愈,若遇精神因素又可重新发作;③自我中心性格:一般常在引人注目的时间地点发作,围观时加重,症状表现具有夸大性、表演性;④暗示和自我暗示性:容易受周围环境的暗示发病,加重或好转,有的还在自我暗示情况下发病。因此,有时客观的发病原因消除但症状发作并不能消失,在癔症发作时,对患者处理不当,如周围人的语言、行为,紧张的、焦虑的气氛,过分的关切和照顾,不必要的医疗检查措施等,都可能起到强化或加重发作的作用。

## 四、诊断与鉴别诊断

1.诊断标准　CCMD-3中没有儿童癔症的诊断标准。列出成人癔症的诊断标准如下。

(1)症状标准:有心理社会因素作为诱因,并至少有下列 1 项综合征:①癔症性遗忘;②癔症性漫游;③癔症性多重人格;④癔症性精神病;⑤癔症性运动和感觉障碍;⑥其他癔症形式。没有可解释上述症状的躯体疾病。

(2)严重标准:社会功能受损。

(3)病程标准:起病与应激事件之间有明确联系,病程多反复迁延。

(4)排除标准:排除器质性精神障碍(如癫痫所致精神障碍)、诈病。

2.鉴别诊断　对癔症转换型症状的鉴别诊断必须谨慎小心。应在完全排除了器质性疾病之后,才能考虑癔症的可能。有些器质性疾病(如脑炎)早期,其症状、体征尚未充分显露时,此时如患儿性格不良,即有暗示性强和(或)自我中心性人格倾向者,有心理因素,使症状带有"功能性"色彩,易被误诊为癔症。还有些是由于医师知识不全面或粗心大意,忽视某些重要的体征;或躯体疾病症状不典型、医师考虑问题时以偏概全而造成误诊。例如,Rutter 曾对 28 例原诊断为癔症的患儿追踪 4~11 年,发现其中 13 例应修改诊断为器质性疾病。因此,对任何可疑的病例,必须警惕有器质性疾病的可能,并进行详细的体检(包括神经系统检查)及必要的实验室检查,以求确诊。切忌将任何诊断不明的疾病或有心理因素诱发的患儿诊断为癔症。

暗示治疗不仅对治疗癔症有效,而且可用于协助诊断。如能通过医师的诱导使症状复制,又通过心理暗示而达到治愈,则对诊断为癔症十分有帮助,须注意儿童易接受暗示,对暗示治疗可能部分有效,故对于癔症痉挛发作和癫痫大发作鉴别有困难的患儿,在脑电图检测的同时诱导发作,对于鉴别诊断意义更大。暗示治疗不能使症状完全缓解者,需进一步观察,以免误诊。另一方面,有的患儿,患病较久,求医太多,或心因无法消除,以致病情十分顽固;或由于医师准备不够充分,治疗方法不对,医患关系未建立好,患儿对暗示治疗缺乏信心、产生对抗情绪等也可导致治疗失败,因此,对于暗示无效者,也应具体分析,不能仅凭治疗失败而推翻诊断。

(1)癫痫大发作:在临床上,类似于癔症的痉挛发作、癫痫大发作多数无诱因,发作呈典型的强直-阵挛状,脑电图有痫样放电。

(2)瘫痪、失明、失聪:要与有相应器质性基础的瘫痪、失明、失聪相区别,癔症所致的上述障碍没有神经分布相一致的体征,"失明"时行走可绕过障碍物,"失聪"者对外界的声音有相应的反应。

(3)感应性精神障碍:与癔症流行相鉴别,前者往往受占支配地位又患偏执性精神病患者的影响,出现与感应者相类似的幻觉或妄想,经与感应者隔离后,被感应者的症状旋即消失。

## 五、治疗

治疗以综合性治疗为原则,包括心理治疗、环境治疗、暗示治疗和药物治疗等。医师要始终保持镇静和自信的态度,首先要安慰和安置好家长和周围环境,父母和患儿可以分开报告病史和检查,对患儿进行详细体检及必要而精确的实验室检查是确立诊断所必需的,亦是建立患儿信任感的前提,以树立治疗者的权威性,但要避免引起患儿的紧张、恐慌和暗示而加重症状。治疗过程中交谈语言要亲切,多用肯定和鼓励性语言。

1.心理治疗 治疗前应详细了解病史,包括个人生长史、个性特征、家庭环境及成长之间的关系、病因及症状表现等。医师应取得患儿的信任,然后制订治疗计划,安排时机进行心理治疗。

(1)暗示疗法:是治疗癔症的经典方法,即使用语言暗示,消除患儿的症状。一旦确定诊断,便可及时进行暗示治疗。治疗之前要取得患儿的充分信任和合作,用简短、明确的语言向患儿解释他(她)的疾病是一种短暂的神经功能失调,根据患儿的理解能力,还可以解释为经络不通、气血不畅等。用坚定的口吻告诉患儿即将采取的治疗方法能够使失去的功能完全恢复正常。同时要做好家长的工作,不但在治疗当时要配合,并且在治疗好后避免暗示作用而再发。对于正在发作者,可采用一些能产生躯体效应的手段进行治疗,如按压穴位、针灸、电兴奋治疗、注射用水肌内注射或10%葡萄糖酸钙静脉注射等,治疗师在治疗过程中配合言语暗示,告诉患儿当按压穴位、针灸产生酸麻胀痛的感觉,或电兴奋治疗产生麻感,或注射用水肌内注射产生痛感,或10%葡萄糖酸钙静脉注射产生喉头和全身发热感时症状就好了。暗示疗法适用于急性发作而且暗示性较强的患儿,会收到良好效果。对癔症性痉挛发作、嗜睡状态、木僵状态可采用针刺治疗,对于癔症性瘫痪、挛缩、失语、失明、失聪等采用直流感应电兴奋较为有效。治疗前要了解患儿以往治疗史,避免重复使用已经用过的方法,力争一次成功。

对于就诊时症状已经消失的患儿,可以使用诱导治疗,即用暗示方法将症状在治疗室诱发出来,再运用暗示方法将症状消失。这种先诱发出症状再终止症状的方法,使患儿相信医师能“呼之即来,挥之即去”,能够对医师产生信任感,消除症状的效果更持久。治疗前要仔细了解患儿发作的过程,如先是头晕,接着口唇发麻,然后手足发硬,再出现上肢抽搐,最后全身抽搐……治疗前可以告诉患儿,只有将症状都发出来,才能彻底断根,就好比“引蛇出洞”,再打它的7寸。诱出的方法可以让患儿嗅乙醚或10%葡萄糖酸钙静脉注射,当患儿闻到乙醚气味或注射葡萄糖酸钙产生喉头发热时,治疗师就可以按照症状出现的次序,暗示患儿:“你开始头晕了,口唇发麻了,现在手足发硬了,上肢开始抽了,现在全身抽筋了,病全发出来了,现在我们打一支‘特效针’,将它止住。”终止的方法可以使用蒸馏水皮下注射,也可以使用微弱电流刺激等。此法适用于年龄较大、具备充分理解能力的患儿,治疗前务必使患儿理解治疗的意义及过程,产生迫切求治的愿望。此法不宜多次反复使用。对于分离性障碍,诱发后存在轻度意识障碍、大哭大闹、情绪激动,无法接受终止暗示,也不宜采用。

(2)个别心理治疗:为巩固疗效、预防复发,应对患儿进行支持性心理治疗。医师以热情、诚恳、温和、认真的态度对待患儿,以谈话方式鼓励患儿谈出存在的问题和内心矛盾,然后共同寻找症结,帮助患儿了解所患疾病的原因,讲明该病可以治愈,使其建立治病的信心,消除紧张、不安的情绪。同时,根据存在的症结,寻找解决问题的办法,分析患儿不适当的应付方式和情绪反应,提高耐受挫折的能力,以达到治愈的目的。每次心理治疗不超过40分钟,治疗次数视病情转归而定。

（3）集体心理治疗：选择病情、年龄、文化程度相近似的患儿组成小组，但人员不宜太多，采取多种方式进行。如系统讲解、小组座谈、集体游戏等方式，发挥互相鼓励和暗示的作用，提高医疗效果。必要时请康复后的患儿为其讲解。并把治疗成功的录像片让患儿观看，使其增强战胜疾病的信心。

（4）行为疗法：对于年龄较大的患儿，可采取系统脱敏疗法，使原能诱发癔症的精神因素逐渐失去诱发的作用，减少发作或达到治愈。

2.针对家长的治疗　父母在儿童癔症的治疗中有特殊地位，父母及家庭能正常而有效地发挥其功能，对于儿童的康复起积极作用。癔症的疗效、预后与家长的处理方式密切相关。因此，在治疗儿童的同时，要给家长以耐心、细致的指导。

（1）避免不良暗示：患儿出现急起的神经或躯体功能障碍或精神障碍，家长往往十分紧张。因此，癔症确诊后，医师应将本病的知识传授给家长，消除家长的紧张情绪，避免对患儿暗示作用而导致复发。要向家长解释暗示对于病情复发和康复的作用，劝阻家长对患儿症状的过分关注，不宜做过多的躯体检查，不宜四处求医。避免当着患儿的面谈论其发作的表现和经过。在日常生活中忽视儿童的症状，不宜反复询问其感受，如"头晕不晕?""眼睛看得见吗?"病情一旦缓解，就应该恢复学业、体育锻炼，不宜长期服药，以免给儿童以"我的病很严重""我的病还没好"的暗示。许多顽固性癔症往往是家庭不良暗示的结果。

（2）合理应付心理刺激因素：许多患儿是在明显精神刺激下起病，如被殴打、被辱骂、在学校打了防疫针、交通事故等，家长往往归咎于这些刺激因素，要为孩子讨回公道，有的还牵涉到索赔问题，将孩子卷入长期的诉讼中，进行各种检查、鉴定，这些因素会使儿童的症状不断被强化而迁延不愈。应向家长解释患儿的主观因素和家长的暗示所起的作用，避免将儿童卷入诉讼中。对于这类事件的赔偿，应该一次了断，而不宜采用"用多少赔多少，治好为止"的方法解决纠纷。

患儿病后往往变得更加任性，提出无理要求。家长往往怕精神刺激引起发病而百依百顺。根据精神分析理论，患儿潜意识中通过"发病"来回避困难处境，使需要得到满足。要告诉家长改变对儿童的教养方式，不要怕发病而事事予以满足，使症状强化。即使是合理要求，也可以延迟满足，让儿童学会理性处理学习、生活中的困难，培养健全的人格。

（3）改善家庭功能：除了家庭结构、家庭社会经济地位等家庭因素外，父母的消极个性特征、不恰当的教养态度和教养方法、不良的亲子关系和不安全的依恋、家庭的情绪冲突等都可能是导致儿童癔症的重要因素。癔症不仅给儿童的成长和社会适应造成困难，而且也对父母造成负面影响，还是影响家庭的应激事件，可能导致家庭社会系统的改变。因此，治疗集中在两方面：①指导父母在家里实施心理治疗的措施。具体做法主要用消退法和替代强化消除过去由暗示、不恰当的正强化形成的心身症状，辅以放松疗法;②改善家庭关系，特别是夫妻关系，调整家庭内的动力关系。父母要共同投入更多的精力来营造温馨的家庭氛围，让家庭成员感到家庭是个人生活中不可缺少的一部分，其他家庭成员的教育态度和方式对孩子也会产生深刻的影响，如果儿童的发病是缘于家庭危机，在解决儿童的问题之前，应当解决父母的矛盾冲突、潜在的婚姻危机。

3.药物治疗

（1）在精神创伤下急性起病的患儿，常常伴随焦虑情绪，可以给予小剂量抗焦虑剂（如地西泮、阿普唑仑）或抗抑郁剂（如舍曲林、多塞平）等短期治疗。

（2）儿童癔症一般不用抗精神病药。对于癔症情感暴发、精神发作或某些痉挛性发作的患儿，不宜用暗示疗法，或暗示治疗失败者，可给予地西泮5~10mg或奋乃静5mg肌内注射使患儿入睡，不少患儿醒后症状即消失。亦可口服小剂量抗焦虑剂或抗精神病药物。但须注意，儿童癔症不宜长期使用药物治疗，以免增强暗示作用，使其病情迁延。

4.住院治疗　起病急、症状较严重、家庭难于护理的患儿，可以住院治疗。住院有利于减轻家属的焦虑和医疗手段的尽快实施。对于由于家长的暗示而使症状迁延不愈的患儿，住院可使患儿与父母隔离，从而打断恶性循环。但癔症患儿不宜久住院，因为他们可能通过观察其他患者的临床表现而"习得"其他症状。一般以短期住院为宜。

5.癔症群体发作的治疗　接到癔症群体发作的报告后，有关部门应保持镇静。①向家长、教师、学生宣传解释发病的原因和机制，消除恐惧心理；②隔离分散管理患儿，以防其作为"传染源"波及其他儿童。在学校流行的应立即停课；③对患儿进行语言暗示治疗和对症治疗；④严重者可以短期住院治疗；⑤开展健康教育，提高人群心理卫生素质，树立讲科学、讲义明、讲卫生的社会风尚，创造良好的外部环境和心理环境，以防初愈患儿再复发。

## 六、预防复发

癔症是一种容易复发的疾病，对于儿童，要力争一次治愈，以免迁延一生。因为儿童期是可塑性最大的时期，如果处理得当，是可以完全治愈的。预防复发的措施包括：对有精神因素的要消除不利的因素，尽快解决或淡化精神刺激因素；对学习成绩差、压力重的儿童，老师和家长均要进行正面引导，安慰儿童，切不可打骂或变相惩罚，使他们产生自卑心理。对家庭成员进行健康教育，动员家庭、学校各方面的力量帮助儿童培养健全的人格，提高对挫折的耐受性，正确面对困难，改变自我中心的教育模式；这些儿童不是装病，学校、老师要满腔热情地接纳，而不应推诿，更不应歧视；培养儿童广泛的兴趣爱好，让其多参加些学校组织的文体活动，多与同学接触，一起读些有益的课外书籍等；注意劳逸结合，保证充足的睡眠。对教育方法不当的家长，医护人员要指出其问题所在，教育患儿的父母及其亲属要避免对其过分宠爱，如对某些不正当的要求应予拒绝，避免对儿童的不良暗示，以预防该病的反复发作。长期疗效的巩固在于心因的解除及帮助患儿培养健全的人格，特别是夫妻关系，调整家庭内的动力关系。父母要共同投入更多的精力来营造温馨的家庭氛围，让家庭成员感到家庭是个人生活中不可缺少的一部分，其他家庭成员的教育态度和方式对孩子也会产生深刻的影响，如果儿童的发病是缘于家庭危机，在解决儿童的问题之前，应当解决父母的矛盾冲突、潜在的婚姻危机。

# 参考文献

［1］陈福国.实用认知心理治疗学.第 2 版［M］.上海：上海人民出版社,2017.

［2］丁成标.催眠与心理治疗［M］.武汉：武汉大学出版社,2015.

［3］杜亚松.儿童青少年情绪障碍［M］.北京：人民卫生出版社,2013.

［4］黄凌谊.心理咨询操作指南［M］.广州：广东高等教育出版社,2018.

［5］李洁,梁笛作.公共精神卫生.翻译版.第 2 版［M］.北京：人民卫生出版社,2021.

［6］李智慧.心理咨询的理论与方法［M］.北京：北京理工大学出版社,2019.

［7］刘勉,王一博.精神分裂症［M］.北京：中国医药科技出版社,2019.

［8］陆林,马辛.精神病学［M］.北京：人民卫生出版社,2020.

［9］孟红.中西医结合心身疾病治疗精要［M］.天津：天津科技翻译出版有限公司,2015.

［10］聂晶.儿童与青少年心理障碍的防治［M］.北京：中央广播电视大学出版社,2014.

［11］施慎逊.精神病学高级教程［M］.北京：中华医学电子音像出版社,2019.

［12］孙学礼.精神病学［M］.北京：高等教育出版社,2020.

［13］唐宏宇,方贻儒.精神病学［M］.北京：人民卫生出版社,2020.

［14］王海民,景溪萍.军人心理治疗理论与案例分析［M］.北京：国防工业出版社,2014.

［15］王文强.儿童行为与精神障碍症状表现及其干预［M］.厦门：厦门大学出版社,2015.

［16］王枭冶.突发公共卫生事件相关心理问题识别及干预［M］.北京：人民卫生出版社,2020.

［17］杨慧芳,张长征.创伤后应激障碍与认知［M］.北京：中央编译出版社,2021.

［18］张小宁,石美森.司法精神病学［M］.北京：中国政法大学出版社,2019.

［19］赵静波.睡眠障碍［M］.北京：中国医药科技出版社,2019.

［20］赵静波,尹绍雅,陈瑜.创伤后应激障碍［M］.北京：中国医药科技出版社,2019.

［21］郑瞻培.司法精神病学鉴定实践［M］.北京：知识产权出版社,2017.

［22］郑直.心理咨询与治疗技术［M］.北京：知识产权出版社,2018.